W0256155

SONDERABDRUCK AUS DEN
„ERGEBNISSEN DER INNEREN MEDIZIN UND KINDERHEILKUNDE"
BAND 26

Ursprünglich erschienen bei Verlag von Julius Springer in Berlin 1924

ISBN 978-3-662-27417-0 ISBN 978-3-662-28904-4 (eBook)
DOI 10.1007/978-3-662-28904-4

DIE SENKUNGSREAKTION

ALLGEMEIN-KLINISCHE ERGEBNISSE
PRAKTISCHE BEDEUTUNG BEI TUBERKULOSE

Akademisk avhandling som med tillstånd av Kungl. Karolinska Institutets Lärarekollegium för vinnande av medicine doktorsgrad offentligen försvaras å patologisk-anatomiska institutionens föreläsningssal Onsdagen den 28 Maj 1924 kl. 11 f. m.

av

ALF WESTERGREN
medicine licentiat.

Die Senkungsreaktion.

Allgemein-klinische Ergebnisse. Praktische Bedeutung bei Tuberkulose.

Von

Alf Westergren-Stockholm.

Mit 23 Abbildungen und IV Tafeln.

Inhalt.

Literatur.

Das Verzeichnis umfaßt hauptsächlich jene Publikationen über die Suspensionsstabilität des Blutes, welche im Laufe der letzten 6 Jahre veröffentlicht wurden, aber auch verschiedene Untersuchungen aus angrenzenden Gebieten der Hämatologie, die in der vorliegenden Arbeit direkt berührt werden. Sie macht keinen Anspruch auf absolute Vollständigkeit, besonders gilt dies für solche Veröffentlichungen, die später als im Sommer 1923 erschienen sind. Betreffs der hierhergehörigen Untersuchungen aus der Zeit vor dem Jahr 1918 sei auf Fåhraeus (71) verwiesen.

1. Abderhalden: Die Prüfung der Senkungsgeschwindigkeit der roten Blutkörperchen als diagnostisches Hilfsmittel. Münch. med. Wochenschr. 1921. Nr. 31, S. 973.
2. — Die Beziehungen der Senkungsgeschwindigkeit der roten Blutkörperchen zu im Blutplasma vorhandenen, dialysierbaren Verbindungen. Beziehungen zu den Abwehrfermenten. Fermentforschung 1921. Nr. 3, S. 230.
3. — Weitere Forschungen über die Senkungsgeschwindigkeit der roten Blutkörperchen bei gleichen und bei verschiedenen Tierarten und unter verschiedenen Bedingungen (II. Mitteilung). Pflügers Arch. f. d. ges. Physiol. Bd. 193, S. 236. (1922).
4. Adelsberger-Rosenberg: Über Hämoklasie und Kolloidoklasie. Dtsch. med. Wochenschr. 1923. Nr. 20, S. 639.
5. Alder: Anhaltspunkte für die Prognosenstellung der Lungentuberkulose aus refraktometrischen und viscosimetrischen Serumuntersuchungen. Zeitschr. f. Tuberkul. Bd. 31, S. 10. 1919.
6. Alessandro: La velocità di sedimentazione del sangue nelle malattie spleniche ed in altri morbi discrasici. Contributo alla genesi del fenomeno. Folia med. 1923. Nr. 13, S. 481.
7. Alexander: Über die Einwirkung des galvanischen Stromes auf den Agglutinationstypus und die Senkungsgeschwindigkeit der Erythrocyten. Med. Klinik 1923. Nr. 36, S. 1232.
8. Altertum: Über die Senkungsgeschwindigkeit der roten Blutkörperchen bei der Lungentuberkulose. Brauers Beitr. Bd. 55, S. 511. 1923.
9. Amerling-Prusik: Über den Einfluß einiger Stoffe auf die Sedimentierung roter Blutkörperchen. (Ungarisch.) Casopis lek. ceskych. Bd. 51, S. 414. 1912.
10. Aresu: La velocita di sedimentazione del sangue malarico. Rif. med. 1922. Nr. 26, S. 601.
11. Asal-Falkenheim: Der hämoklinische Status bei der Beurteilung der Tuberkulose des Kindes. Münch. med. Wochenschr. 1923. Nr. 10, S. 291.
12. Ascher: Die Senkungsgeschwindigkeit der roten Blutkörperchen bei Glaukomkranken. Ber. üb. d. 42. Versamml. d. Dtsch. Ophth. Ges. Heidelberg 1920.
13. — Beziehungen zwischen der Beschaffenheit des Blutes und Kammerwassers und dem Augendrucke. Med. Klinik 1922. Nr. 43, S. 1366.
14. Bätzold: Über die Senkungsgeschwindigkeit der roten Blutkörperchen im Citratblut luetischer Säuglinge. Münch. med. Wochenschr. 1922. Nr. 23, S. 857.
15. Bardach: Über die Suspensionsstabilität der Blutkörperchen im Kindesalter. Arch. f. Kinderheilk. Bd. 70, S. 114. 1921.

16. Baum-Schuman: Beiträge zur Serodiagnose der aktiven Tuberkulose. Fortschr. d. Med. 1922. Nr. 37/38, S. 567.
17. Bechhold-Reiner: Die Stalagmone des Harns. Biochem. Zeitschr. Bd. 108, S. 98. 1920.
18. — Die Stalagmone. Münch. med. Wochenschr. 1920. Nr. 31, S. 891.
19. Behrens: Über den Einfluß der Verdünnungsflüssigkeit auf das Zählresultat bei Erythrocytenzählungen. Pflügers Arch. Bd. 195, S. 266. 1922.
20. Bennighof: Klinische Untersuchungen über die Senkungsgeschwindigkeit der roten Blutkörperchen im Citratblut. Münch. med. Wochenschr. 1921. Nr. 41, S. 1319.
21. Berczeller-Stanker: Physiko-chemische Untersuchungen über die roten Blutkörperchen. Internat. Zeitschr. f. physikal.-chem. Biol. Bd. 3, S. 133. 1917.
22. Berczeller-Wastl: Über die Sedimentierung von Suspensionen und die Senkung der roten Blutkörperchen. Biochem. Zeitschr. Bd. 140, S. 368. 1923.
23. — Über die Standardisierung der Untersuchung der Senkung der roten Blutkörperchen. Biochem. Zeitschr. Bd. 142, S. 524. 1923.
24. — Über die Wirkung der Blutgase auf die Senkung der roten Blutkörperchen. Biochem. Zeitschr. Bd. 143, S. 236. 1923.
25. — Über die Wirkung des Schüttelns auf die Senkung der roten Blutkörperchen. Biochem. Zeitschr. Bd. 143, S. 333. 1923.
26. — Über die Senkung der roten Blutkörperchen im fließenden Blut. Klin. Wochenschr. 1924. Nr. 5, S. 193.
27. — Über die Sedimentierung der roten Blutkörperchen. (Ungarisch). Gyogyaszat 1923. Nr. 28, S. 412.
28. Berg: Aussprache über die Senkungsreaktion bei Tuberkulose (s. 317).
29. de Besche: Aussprache über die Senkungsreaktion bei Tuberkulose (s. 317).
30. Bircher: The value of the refracto-viscosimetric properties of the blood serum in cases of tuberculosis. Journ. of laborat. a. clin. med. Vol. 7, Nr. 12, p. 733. 1922.
31. Bischoff-Dieren: Senkungsgeschwindigkeit der Erythrocyten und Pirquetreaktion. Med. Klin. 1923. Nr. 29, S. 1017.
32. Bloch-Oelsner: Untersuchungen an menschlichen roten Blutkörperchen. Zeitschr. f. d. ges. exp. Med. Bd. 35, S. 404. 1923.
33. Blumenthal: Einige Nebenbeobachtungen bei der Bestimmung der Senkungs-Geschwindigkeit der roten Blutkörperchen, Klin. Wochenschr. 1924. Nr. 3, S. 115.
34. Bönniger-Herrmann: Blutkörperchen-Senkungsgeschwindigkeit und -Volumen. Klin. Wochenschr. 1923. Nr. 16, S. 744.
35. — Weitere Untersuchungen über die Blutkörperchen-Senkungsgeschwindigkeit, Klin. Wochenschr. 1924. Nr. 10, S. 403.
36. Bohland: Kapitel „Blut“ in Brauer-Schröder-Blumenfelds Handb. d. Tuberkulose. 3. Aufl. Bd. 3, S. 480. 1923.
37. Boycott: Sedimentation of blood corpuscles. Nature. Vol. 105, p. 532. 1920.
38. Brieger: Über den Wasserhaushalt des tuberkulösen Organismus und sein Verhalten bei spezifischer und unspezifischer Behandlung. Klin. Wochenschr. 1923. Nr. 25, S. 1162.
39. Brinkmann-Wastl: Über die Bedeutung des Verhältnisses Cholesterin-Lecithin der Körperchenoberfläche für die Stabilität der Blutkörperchensuspension und der natürlichen Hämolyse. Biochem. Zeitschr. Bd. 124, S. 25. 1921.
40. Brünecke: Besitzen wir in der Kombination von Erythrocyten-Senkungsgeschwindigkeit und Injektion von Alttuberkulin nach Grafe-Reinwein eine klinisch brauchbare Tukerkulosereaktion? Brauers Beitr. Bd. 57, S. 154. 1923.
41. Bürker-Ederle-Kircher: Über Änderung der sauerstoffübertragenden Oberfläche des Blutes bei Änderung der respiratorischen Oberfläche der Lungen. Pflügers Arch. f. d. ges. Physiol. Bd. 167, S. 148. 1917.
42. Bürker: Die Senkungsgeschwindigkeit der Erythrocyten als diagnostisches Hilfsmittel. Münch. med, Wochenschr. 1922. Nr. 16, S. 577.
43. — Probleme der Blutuntersuchung. Skandinav. Arch. f. Physiol. Bd. 43. 1923.
44. Büscher: Zur Frage der Senkungsbeschleunigung der roten Blutkörperchen. Berl. klin. Wochenschr. 1921. Nr. 14, S. 323.

45. Burckhardt: Die Senkungsreaktion in ihrer Beziehung zur Geburtshilfe und Gynäkologie. Ref. Klin. Wochenschr. 1924. Nr. 7, S. 297.
46. Casal: Differentialdiagnose der Extrauteringravidität vermittelst der Blutsenkungs-Geschwindigkeitsreaktion. (Spanisch.) Rev. espanola de obst. y gin. 1922. Nr. 74.
47. Caspari-Eliasberg-Fiegel: Verhalten der Erythrocytensenkung bei physikalisch-chemischen Zustandsänderungen im Blute. Klin. Wochenschr. 1923. Nr. 9, S. 390.
48. Cieszynski: Über die Bedeutung von Laboratoriumsmethoden für die Prognosenstellung bei Kindertuberkulose. Monatsschr. f. Kinderheilk. Bd. 22, S. 663. 1922.
49. Csáki: Die Volummessung der roten Blutkörperchen bei verschiedenen Krankheiten. Zeitschr. f. klin. Med. Bd. 93, S. 405. 1922.
50. v. Daranyi: Blutserumreaktion auf Kolloidlabilität in Fällen von Toxinbildung, besonders bei aktiver Tuberkulose. (Ungarisch.) Orvosi Hetilap. 1921. Nr. 47, S. 409.
51. — Eine Reaktion der Kolloidlabilität des Serums bei Toxinbildung im Organismus, besonders bei aktiver Tuberkulose. Dtsch. med. Wochenschr. 1922. Nr. 17, S. 553.
52. — Die Bedeutung der Kolloidlabilität im Blute. Wien. klin. Wochenschr. 1922. Nr. 45, S. 885.
53. — Neuere biologische Verfahren bei Tuberkulose. 5. Generalvers. d. Vereins ungar. Tuberkul.-Ärzte, Budapest, Sept. 1922. Ref. Zentralbl. f. d. ges. Tuberkuloseforschung. Bd. 20, S. 523. 1923.
54. Dehoff: Die Bestimmung der Senkungsgeschwindigkeit der Erythrocyten bei kindlicher Tuberkulose. Dtsch. med. Wochenschr. 1923. Nr. 18, S. 579.
55. — Über den klinischen Wert der Senkungsgeschwindigkeit der roten Blutkörperchen bei der Lungentuberkulose (Aussprache). Brauers Beitr. Bd. 56, S. 223. 1923.
56. Delhaye: La réaction de la sedimentation des globules rouges dans la tuberculose; sa valeur diagnostique et prognostique. Rev. de la tubercul. Tom. 4, Nr. 6. 1923.
57. Dreyfuß: Beitrag zur diagnostischen Bedeutung der Blutkörperchen-Senkungsgeschwindigkeit (Fall von Myelitis nach Pneumonie). Klin. Wochenschr. 1922. Nr. 18, S. 898.
58. Dreyfuß-Hecht: Über die Bedeutung der Senkungsprobe der roten Blutkörperchen für die prognostische Beurteilung der chronischen Lungentuberkulose. Münch. med. Wochenschr. 1922. Nr. 21, S. 775.
59. Durand: Bestimmung der Veränderungen des Verhältnisses der Albuminkörper des Blutserums während der verschiedenen Evolutionsstadien der Lungentuberkulose. (Italienisch.) Rif. med. 1922. Nr. 22, p. 505.
60. Duzar: Einfluß des Alters auf die Kolloidlabilität des Blutserums im Säuglingsalter. Jahrb. f. Kinderheilk. Bd. 100, S. 237. 1922.
61. — Kolloidchemische Blutuntersuchungen bei Säuglingstuberkulose. Jahrb. f. Kinderheilk. Bd. 102, 3. Folge; Bd. 52, S. 69. 1923.
62. — Die Bedeutung der Eiweißfraktionen des Blutplasmas bei Säuglingen. Ref. klin. Wochenschr. 1923. Nr. 31, S. 1479 u. Nr. 34, S. 1622.
63. — Untersuchungen über Kolloidlabilität im Säuglingsalter. Ref. Klin. Wochenschr. 1923. Nr. 32, S. 1525.
64. Ehrismann: Über die Beeinflussung der Senkungsgeschwindigkeit der Erythrocyten durch einige Elektrolyte. Biochem. Zeitschr. Bd. 141, S. 531. 1923.
65. Elschnig: Das Auftreten körniger Strömung in den Netzhautgefäßen und die Beziehung zur Senkungszahl des Blutes. Med. Klinik 1921. Nr. 1, S. 9.
66. Epstein, A contribution to the study of the chemistry of bloodserum. Journ. of exp. med. Vol. 16, p. 719. 1912.
67. — Further studies to the chemistry of blood-serum. Journ. of exp. med. Vol. 17, p. 444. 1913.
68. Fåhraeus: Om hämagglutinationen särskilt med hänsyn till havandeskapet och möjligheten av att diagnostiskt utnyttja densamma. Hygiea 1918. Nr. 7, S. 369.
69. — Über die Ursachen der verminderten Suspensionsstabilität der Blutkörperchen während der Schwangerschaft. (Vorläufige Mitteilung.) Biochem. Zeitschr. Bd. 89, S. 355. 1918.

70. Fåhraeus: Die Suspensionsstabilität der Blutkörperchen. Tagung d. Dtsch. physiol. Ges., Hamburg, Mai 1920. Ref. Ber. über d. ges. Physiol. Bd. 2, H. 2.
71. — The suspension-stability of the blood. Acta med. scandinav. Vol. 55, p. 1. 1921.
72. — Die Suspensionsstabilität des Blutes. Abderhaldens Handb. d. biol. Arbeitsmethoden. Abt. 4, Teil 3, S. 373. 1923.
73. Fiedler: Untersuchungen über die Senkungsgeschwindigkeit der roten Blutkörperchen und über das Verhalten physikalischer Eigenschaften des Blutes und Plasmas nichtträchtiger und trächtiger Rinder. Pflügers Arch. f. d. ges. Physiol. Bd. 200, S. 330. 1923.
74. Fohr: Über Blutkörperchen-Senkungsgeschwindigkeit. Ref. Klin. Wochenschr. 1923. Nr. 2, S. 104.
75. Freund-Henschke: Die Bedeutung der Senkungsbeschleunigung der Erythrocyten für die Klinik der Lungentuberkulose. Dtsch. med. Wochenschr. 1924. Nr. 5, S. 142.
76. — Zur Kombination der Erythrocytensedimentiermethode mit der Injektion kleiner unterschwelliger Tuberkulindosen nach Grafe und Reinwein. Brauers Beitr. Bd. 57, S. 476. 1924.
77. Frisch: Über Bluteiweißuntersuchungen bei Tuberkulose. Brauers Beitr. Bd. 48, S. 145. 1921.
78. — Berichtigende Bemerkungen zu der Arbeit von Dr. G. Katz, „Die Senkung usw.“. Bd. 35, H. 6 dieser Zeitschr. Zeitschr. f. Tuberkul. Bd. 36, S. 360. 1922.
79. — Über Nierenfunktion und Wasserhaushalt bei Lungentuberkulose. Brauers Beitr. Bd. 56, S. 1. 1923.
80. Frisch-Starlinger: Über die klinische Verwertung der Senkungsgeschwindigkeit der Erythrocyten bei der Lungentuberkulose. Med. Klinik 1921, Nr. 38, S. 1147 u. Nr. 39, S. 1177.
81. — Chemisch-physikalische Blutuntersuchungen zur Frage der Protoplasmaaktivierung. Zeitschr. f. d. ges. exp. Med. Bd. 24, S. 142. 1921.
82. — Über das Flockungsvermögen des Blutplasmas bei Lungentuberkulose, Med. Klinik. 1922. Nr. 8, S. 247.
83. Froelich: Über genaue Bestimmung des Färbeindex der roten Blutkörperchen; Färbeindex (Zahl) und Färbeindex (Volumen). Fol. haematol. Bd. 27, S. 109. 1922.
84. Frostell: Om den eventuella betydelsen av suspensionsstabilitetsmätningar hos blodet vid kirurgisk tuberkulos. Nordisk Ortopedisk Kongress, Stockholm, Juni 1923.
85. Gänßle: Klinisches über die Fåhraeussche Schwangerschaftsreaktion. Münch. med. Wochenschr. 1922. Nr. 16, S. 578.
86. Geppert: Zentralbl. f. Gynäkol. 1921. Nr. 1, S. 39.
87. — Die Bedeutung der Blutsedimentierungsreaktion nach Fåhraeus für die Geburtshilfe und Gynäkologie. Berl. klin. Wochenschr. 1921. Nr. 10, S. 226.
88. — Wert und Methode der Blutsenkungsreaktion in der gynäkologischen Praxis. (Bemerkungen zu der Arbeit v. Molnár in Nr. 21 d. Zeitschr.). Zentralbl. f. Gynäkol. 1923. Nr. 32, S. 1292.
89. v. Gerlóczy: Die Kombination der Hitzeeinwirkung und Hofmeisters Anionreihe als Plasmalabilitätsreaktion. Klin. Wochenschr. 1922. Nr. 43, S. 2134.
90. v. Gerlóczy-Faludi: Stabilitätskoeffizient der Blutstruktur. Biochem. Zeitschr. Bd. 135, S. 158. 1923.
91. Giesecke: Zentralbl. f. Gynäkol. 1921. Nr. 1, S. 39.
92. Gilbert-Tzanck: Mesure de la sedimentation sanguine. Cpt. rend. des séances de la soc. de biol. Tom. 88, Nr. 12, p. 873. 1923.
93. Glaus-Zutt: Beitrag zur Frage der Senkungsgeschwindigkeit der roten Blutkörperchen bei Geisteskrankheiten, insbesondere bei den Schizophrenen. Zeitschr. f. d. ges. Neurol. u. Psychiatrie. Bd. 82, S. 66. 1923.
94. Gottlieb: Über den klinischen Wert der Senkungsgeschwindigkeit der roten Blutkörperchen bei der Lungentuberkulose (Aussprache). Brauers Beitr. Bd. 56, S. 229. 1923.

95. Gottlieb-Heller: Zum Problem der Tuberkulosebehandlung auf perkutanem Wege. IV. Ergebnisse der Ektebinbehandlung gemessen am hämoklinischen Status. Münch. med. Wochenschr. 1923. Nr. 10. S. 295.
96. Grafe: Zur Differentialdiagnostik der Tuberkulose vermittels der Bestimmung der Sedimentierzeit der Erythrocyten. Münch. med. Wochenschr. 1922. Nr. 17, S. 651.
97. — Zur Differentialdiagnose der Lungentuberkulose vermittels der Bestimmung der Sedimentierzeit der Erythrocyten. Klin. Wochenschr. 1922. Nr. 19, S. 937.
98. — Zur Differentialdiagnose der Lungentuberkulose usw. Bemerkungen zu den Ausführungen des Herrn Dr. Georg Katz in Nr. 27 dieser Zeitschr. Klin. Wochenschr. 1922. Nr. 33, S. 1655.
99. Grafe-Reinwein: Zur Verfeinerung und Verbesserung der biologischen Diagnose der Lungentuberkulose. (Kombination der Erythrocyten-Sedimentierungsmethode mit der Injektion kleiner unterschwelliger Tuberkulindosen.) Brauers Beitr. Bd. 54, S. 402. 1923.
100. Gragert: Die Bedeutung der Senkungsgeschwindigkeit der Erythrozyten für die Diagnostik des Carcinoms und für die Feststellung der Rezidivfreiheit nach operativer Behandlung. Arch. f. Gynäkol. Bd. 118, S. 421. 1923.
101. — Über Fehlerquellen bei der Bestimmung der Erythrocyten-Senkungsgeschwindigkeit mit der Linzenmeierschen Methode. Münch. med. Wochenschr. 1923. Nr. 24, S. 765.
102. Gram: Studier over fibrinmaengden i menneskets blod og plasma samt nogle hermed forbundne problemer. Verlag Hasselbalch, Kopenhagen 1921.
103. — A new method for the determination of the fibrin percentage in blood and plasma. Journ. of biol. chem. Vol. 49, p. 279. 1921.
104. — The results of a new method for determining the fibrin-percentage in blood and plasma. Acta med. scandinav. Vol. 56, p. 107. 1922.
105. — On the causes of the variations in the sedimentation of the corpuscles and the formation of the crusta phlogistica („size“, „buffy coat“) on the blood. A preliminary communication. Arch. of internal med. Vol. 28, p. 312. 1921.
106. — Volume des globules du sang et rapport de ce volume à l'hemoglobine et au nombre des cellules. Cpt. rend. des séances de la soc. de biol. Tom. 84, p. 151. 1921.
107. — Un procedé noveau pour le dosage de la fibrine dans le plasma et dans le sang. Ebenda. Tom. 84, p. 637. 1921.
108. — Formations couenneuses sur le sang veineux. Ebenda Tom. 84. p. 1043. 1921.
109. — La vitesse de sédimentation des globules du sang. Ebenda Tom. 84, p. 1047. 1921.
110. Gram-Norgaard: Relation between hemoglobin, cell count and cell volume in the venous blood of the normal human subjekts. Arch. of intern. med. Vol. 31, p. 164. 1923.
111. Grawitz: Klinische Pathologie des Blutes. 4. Aufl. Verlag Thieme. Leipzig 1911.
112. Gueissaz: „Time curve of sedimentation“ Ref. Journ. of the Americ. med. assoc. Vol. 81, p. 425. 1923.
113. Gutstein: Über ein typisches Verhalten des Blutes unter dem Einfluß des Sauerstoffmangels. Fol. haematol. (Archiv). Bd. 26, S. 211. 1921.
114. György: Über die Senkungsgeschwindigkeit der roten Blutkörperchen im Säuglingsalter, im besonderen bei Lues congenita. Münch. med. Wochenschr. 1921. Nr. 26, S. 808.
115. — Notiz zur Kenntnis der Senkungsgeschwindigkeit von roten Blutkörperchen. Biochem. Zeitschr. Bd. 115, S. 71. 1921.
116. de Haan: Über die Senkungsgeschwindigkeit der Blutkörperchen verschiedener Blutarten im Hinblick auf deren Verwendbarkeit für Phagocytoseuntersuchungen. Biochem. Zeitschr. Bd. 86. 1918.
117. Hachez: Zur Diagnose der Encephalitis lethargica. Dtsch. med. Wochenschr. 1923. Nr. 7, S. 217.
118. Hallberg: Några erfarenheter om värdet av Fåhraeus reaktion å kirurgiska fall. Hygiea 1923. Nr. 16, S. 675.
119. Haller: Die Verwertung der Senkungsgeschwindigkeit der Blutkörperchen in der chirurgischen Diagnostik. (Ungarisch.) Orvosi Hetilap 1923. Nr. 22, S. 258.

120. Haller: Zur Verwendung der Senkungsgeschwindigkeit der Blutkörperchen in der chirurgischen Diagnostik. Arch. f. klin. Chirurg. Bd. 125, S. 739. 1923.
121. Haselhorst: Praktische Brauchbarkeit der Senkungsprobe der Erythrocyten in der Gynäkologie nebst Untersuchungen über Fehlerquellen des Verfahrens. Dtsch. med. Wochenschr. 1922. Nr. 33, S. 1100.
122. Hecht: Über den klinischen Wert der Senkungsgeschwindigkeit der roten Blutkörperchen bei der Lungentuberkulose (Aussprache). Brauers Beitr. Bd. 56, S. 227. 1923.
123. Hedén: Etudes sur la stabilité de suspension du sang chez des syphilitiques en traitment antisyphilitique. Acta dermato-venereol. Vol. 2, p. 74. 1921.
124. — La relation entre la stabilité de suspension du sang et le poids du corps durant le traitment antisyphilitique. Acta dermato-venereol. Vol. 3, p. 32. 1922.
125. Herzfeld-Klinger: Eiweiß-chemische Grundlagen der Lebensvorgänge. Biochem. Zeitschr. Bd. 83, S. 42. 1917.
126. Heß: Vergleichende Untersuchungen am arteriellen, capillaren und venösen Blut des Menschen. Dtsch. Arch. f. klin. Med. Bd. 137, S. 200. 1921.
127. Hilarowicz: Blutsenkungsgeschwindigkeit und Urochromogen bei chirurgischer Tuberkulose. (Polnisch.) Polska gazeta lekarska 1922. Nr. 49, S. 913.
128. Hirschfeld: Über ein neues Blutsymptom bei Malariakrankheit. Korresp.-Blatt f. Schweizer Ärzte 1917. S. 1007.
129. Höber: Über die Bedeutung einiger Ionengleichgewichte für Physiologie und Pathologie. Dtsch. med. Wochenschr. 1920. Nr. 16.
130. Höber-Mond: Physikalische Chemie der Blutkörperchensedimentierung. Klin. Wochenschr. 1922. Nr. 49, S. 2412.
131. Horvat: Bemerkungen zur Methodik der Blutsenkungsprobe. Münch. med. Wochenschrift 1922. Nr. 50, S. 1729.
132. v. Horvath, B.: Blutsenkungsgeschwindigkeit bei Augenerkrankungen. Ref. Klin. Wochenschr. 1923. Nr. 36, S. 1717.
133. Joachim: Senkungsgeschwindigkeit der Blutkörperchen und Wassermannsche Reaktion. Fol. haematol. Bd. 29, S. 34. 1923.
134. Johansson: Bid ag till kännedomen om ben- och ledtubeıkulossn i barnaåldern. Svenska läkaresällskapets handl. 1924. (Manuskr. des Verf.)
135. de Jong-Wolff-Azerad: La reaction de Daranyi chez les tuberculeux. Rev. de la tubercul. Tom. 4, S. 150. 1923.
136. Josefowicz: Über Fehlerquellen bei der Bestimmung der Senkungsgeschwindigkeit der roten Blutkörperchen. Med. Klinik 1922. Nr. 40, S. 1288.
137. Joseph-Marcus: Die klinische Bedeutung der Senkungsgeschwindigkeit der roten Blutkörperchen als differentialdiagnostisches Hilfsmittel bei akuter Appendizitis und Adnexitis. Med. Klinik 1923. Nr. 18, S. 607.
138. Kämmerer-Geisenhofer: Zur Frage des Erythrocytenvolumens bei Tuberkulose. Münch. med. Wochenschr. 1921. Nr. 27, S. 844.
139. Kanai: Zur Theorie der Sedimentierung der roten Blutkörperchen. (Über den Einfluß von Erwärmen und Schütteln von Eiweißlösungen.) Pflügers Arch. f. d. ges. Physiol. Bd. 197, S. 583. 1923.
140. Katz: Die Senkung der roten Blutkörperchen im Citratblut bei Lungentuberkulose. Zeitschr. f. Tuberkul. Bd. 35, S. 401. 1922.
141. — Zur Differentialdiagnose der Lungentuberkulose vermittels der Bestimmung der Sedimentierzeit der Erythrocyten. Klin. Wochenschr. 1922. Nr. 27, S. 1368.
142. — Entgegnung auf die berichtigenden Bemerkungen von Dr. A. O. Frisch. Zeitschr. f. Tuberkul. Bd. 36, S. 361. 1922.
143. — Zur Methodik der Senkungsreaktion. Dtsch. med. Wochenschr. 1923. Nr. 18, S. 585.
144. Katz-Rabinowitsch Kempner: Spezifische Kutanreaktion, Komplementablenkung mit Besredka-Antigen und Blutkörperchen-Senkungsreaktion in ihrer Bedeutung für Diagnose und Prognose der Lungentuberkulose. Zeitschr. f. Tuberkulose. Bd. 38, S. 401. 1923.
145. Kausz: Die Daranyische Kolloidlabilitätsreaktion des Blutserums in der Diagnostik und Prognostik der Lungentuberkulose. (Ungarisch.) Orvosi Hetilap 1923. Nr. 18, S. 210.

146. Kersting: Über die Senkungsgeschwindigkeit der roten Blutkörperchen, mit besonderer Berücksichtigung der Haut- und Geschlechtskrankheiten. Dermatol. Zeitschr. Bd. 39, S. 33. 1923.
147. Keutzer: Über den klinischen Wert der Senkungsgeschwindigkeit der roten Blutkörperchen bei der Lungentuberkulose (Aussprache). Brauers Beitr. Bd. 56, S. 225. 1923.
148. Klare: Über den klinischen Wert der Senkungsgeschwindigkeit der roten Blutkörperchen bei der Lungentuberkulose (Aussprache). Brauers Beitr. Bd. 56, S. 222. 1923.
149. Kok: Über den Einfluß eines Entzündungsherdes auf das Blut. Zeitschr. f. d. ges. exp. Med. Bd. 14, S. 220. 1921.
150. — Zur praktischen Ausführung der Blutsenkungsprobe für die klinische Diagnostik. Münch. med. Wochenschr. 1923. Nr. 9, S. 264.
151. Kollert-Starlinger: Die Albuminurie als Zeichen vermehrten Eiweißzerfalles bei geschädigter Nierenfunktion. Zeitschr. f. d. ges. exp. Med. Bd. 30, S. 293. 1922.
152. Kovács: Der Wert der Senkungsreaktion der roten Blutkörperchen bei inneren Erkrankungen. Dtsch. med. Wochenschr. 1923. Nr. 24, S. 785.
153. Krimphoff: Über den praktischen Wert der Senkungsgeschwindigkeit der roten Blutkörperchen bei der Lungentuberkulose. Brauers Beitr. Bd. 55, S. 365. 1923.
154. Kürten: Die Senkungsgeschwindigkeit der roten Blutkörperchen und ihre Beziehung zu Cholesterin und Lecithin. Pflügers Arch. f. d. ges. Physiol. Bd. 185, S. 248. 1920.
155. Kürten-Gabriel: Körnige Strömung und Senkungsgeschwindigkeit der Erythrocyten. Zentralbl. f. inn. Med. 1923. Nr. 21, S. 337.
156. Landsberg: Über die Senkungsgeschwindigkeit der Blutkörperchen im Verlaufe der crise hémoclasique. (Polnisch.) Przeglad epidemjol. Bd. 2, S. 231. 1922.
157. Lattes: Echte Hämagglutination und Pseudoagglutination in bezug auf die Bluttransfusion. Klin. Wochenschr. 1923. Nr. 26, S. 1219.
158. Leendertz: Untersuchungen über die Sedimentierungsgeschwindigkeit der Erythrocyten im Citratblut. Dtsch. Arch. f. klin. Med. Bd. 137, S. 234. 1921.
159. — Ist Serum zu quantitativen Bluluntersuchungen brauchbar? Dtsch. Arch. f. klin. Med. Bd. 140, S. 279. 1922.
160. — Eine klinische Methode zur Bestimmung des Blutfibrinogens. Klin. Wochenschr. 1923. Nr. 16, S. 746.
161. Leendertz-Gromelski: Zwei neue Methoden zur Fibrinogenbestimmung. Eiweißbestimmungen in Salzplasma. Zugleich ein Beitrag zur Frage der Brauchbarkeit von Serum zu quantitiven Bluluntersuchungen. Arch. f. exp. Pathol. u. Pharmakol. Bd. 94, S. 114. 1922.
162. Leffler: Aussprache über d e Senkungsreaktion bei Tuberkulose (s. 317).
163. Ley: Über die Senkungsgeschwindigkeit der roten Blutkörperchen. Zeitschr. f. d. ges. exp. Med. Bd. 26, S. 59. 1922.
164. — Untersuchungen über die Agglutination der roten Blutkörperchen. Pflügers Arch. f. d. ges. Physiol. Bd. 197, S. 599. 1923.
165. Linder-Lundsgaard-van Slyke-Stillman: I. The cause of low plasma protein concentration in nephritis. II. The globulin and albumin content of the plasma in nephritis. Proc. of the soc. f. exp. biol. a. med. Vol. 20, p. 319. 1923.
166. Lindhagen: Aussprache über die Senkungsreaktion bei Tuberkulose (s. 317).
167. Linzenmeier: Eine neue Schwangerschaftsreaktion und ihre theoretische Erklärung. Zentralbl. f. Gynäkol. 1920. Nr. 30, S. 816.
168. — Untersuchungen über die Senkungsgeschwindigkeit der roten Blutkörperchen. I. Mitt. Beobachtungen am menschlichen Blut. Pflügers Arch. f. d. ges. Physiol. Bd. 181, S. 169. 1920.
169. — Untersuchungen über die Senkungsgeschwindigkeit der roten Blutkörperchen. Arch. f, Gynäkol, Bd. 113, S. 608. 1920.
170. — Untersuchungen über die Senkungsgeschwindigkeit der roten Blutkörperchen. II. Mitt. Pflügers Arch. f. d. ges. Physiol. Bd. 186, S. 272. 1921.
171. — Neue Untersuchungen über die Senkungsgeschwindigkeit der roten Blutkörperchen. Zentralbl. f. Gynäkol. 1921. Nr. 10, S. 347.

172. — Die Blutkörperchen-Senkungsgeschwindigkeit als differentialdiagnostisches Hilfsmittel bei Adnexerkrankungen. Zentralbl. f. Gynäkol. 1922. Nr. 14, S. 535.
173. — Kritisches Sammelreferat über die Blutkörperchen-Senkungsgeschwindigkeit. Dtsch. med. Wochenschr. 1922. Nr. 30, S. 1023.
174. — Capillar-mikroskopische Untersuchungen. Zentralbl. f. Gynäkol. 1922. Nr. 25, S. 1010.
175. — Zur Deutung der Capillarstasen. Zentralbl. f. Gynäkol. 1922. Nr. 36, S. 1428.
176. — Die Senkungsgeschwindigkeit der roten Blutkörperchen und ihre praktische Bedeutung. Münch. med. Wochenschr. 1923. Nr. 40, S. 1243.
177. Linzenmeier-Hagge: Capillar-mikroskopische Untersuchungen. Arch. f. Gynäkol. Bd. 118, S. 398. 1923.
178. Löhr, Hanns: Die Beeinflussung der Blutkörperchen-Senkungsgeschwindigkeit durch Reizstoffe. Klin. Wochenschr. 1922. Nr. 10, S. 483.
179. — Die Beeinflussung der Blutkörperchen-Senkungsgeschwindigkeit durch Reizstoffe. Zeitschr. f. d. ges. exp. Med. Bd. 27, S. 1. 1922.
180. — Haben parenteral einverleibte Proteinkörper und Nichteiweißkörper („Reizkörper") dieselbe Wirkung auf den intravitalen Eiweißabbau in der Leber? (VIII. Mitt. zur Proteinkörperwirkung.) Zeitschr. f. d. ges. exp. Med. Bd. 30, S. 344. 1922.
181. Löhr, Wilhelm: Der Wert der Blutkörperchen-Senkungsgeschwindigkeit als diagnostisches Hilfsmittel in der Chirurgie. Zentralbl. f. Chirurg. 1921. Nr. 35, S. 1267.
182. — Die Senkungsgeschwindigkeit der roten Blutkörperchen als diagnostisches Hilfsmittel bei chirurgischen Erkrankungen. Mitt. a. d. Grenzgeb. d. Med. u. Chirurg. Bd. 34, S. 229. 1921.
183. — Weitere Ergebnisse bei Anwendung der Blutkörperchen-Senkungsprobe in der Diagnostik chirurgischer Erkrankungen. Dtsch. med. Wochenschr. 1922. Nr. 12, S. 388.
184. — Der Einfluß von chirurgischen Operationen und Erkrankungen auf den Gesamtorganismus, insbesondere auf das Blut. Arch. f. klin. Chirurg. Bd. 121, S. 390. 1922.
185. Löhr, Wilhelm und Hanns: Über die Veränderung der physikalisch-chemischen Struktur der Blutflüssigkeit bei beschleunigter Blutkörperchen-Senkung im Gefolge von Reizkörpertherapie, chirurgischen Operationen und Erkrankungen. Zeitschr. f. d. ges. exp. Med. Bd. 29, S. 139. 1922.
186. — Blutzucker und alimentäre Glykosurie bei Proteinkörpertherapie und chirurgischen Erkrankungen sowie ihre Beziehung zur Hämagglutination und spez. Agglutination. (VII. Mitt. zur Proteinkörperwirkung.) Zeitschr. f. d. ges. exp. Med. Bd. 31, S. 19. 1923.
187. Löwenberg: Über die Senkungsgeschwindigkeit der roten Blutkörperchen bei Psychosen. Ref. Klin. Wochenschr. 1923. Nr. 33, S. 1576.
188. Löwenhjelm: Aussprache über die Senkungsreaktion bei Tuberkulose (s. 317).
189. Maccabruni: La sedimentatione dei globuli rossi ed il peso specifico del plasma. Ann. di ostretica e ginecologica. Vol. 43, p 8. 1922.
190. Mahnert-Horneck: Über die Senkungsgeschwindigkeit der roten Blutkörperchen bei puerperal-septischen Prozessen im besonderen über ihr Verhalten nach intravenösen Injektionen von kolloidalem Silber (Dispargen) und Preglscher Jodlösung bei diesen Erkrankungen. Arch. f. Gynäkol. Bd. 116, S. 383. 1922.
191. Marloff: Die früheren Zählungen der Erythrocyten im Blute verschiedener Tiere sind teilweise mit großen Fehlern behaftet. Pflügers Arch. Bd. 175, S. 355. 1919.
192. Mátéfy: Eine neue Blutserumreaktion zur Bestimmung der Aktivität der Tuberkulose. Med. Klinik 1923. Nr. 21, S. 725.
193. Mathé: Die Senkungsgeschwindigkeit der roten Blutkörperchen unter besonderer Berücksichtigung der Verhältnisse bei Lungenphthise. Zeitschr. f. Tuberkul. Bd. 39, S. 261. 1924.
194. Mayr: Die Senkungsgeschwindigkeit der Blutkörperchen im Citratblut. Arch. f. Dermatol. u. Syphilis. Orig., Bd. 134, S. 225. 1921.
195. Meulengracht-Gram: Hämatologisk teknik. Verlag Hasselbalch, Kopenhagen 1922.
196. Meyer Bisch: Über die Wirkung des Tuberkulins auf den Wasserhaushalt. Dtsch. Arch. f. klin. Med. Bd. 134, S. 185. 1920.

197. Meyer Bisch: Untersuchungen über den Wasserhaushalt II—IV. Zeitschr. f. d. ges. exp. Med. Bd. 24, S. 381; Bd. 25, S. 295; Bd. 25, S. 307. 1921.
198. — Wasserhaushalt und Blutveränderung bei Tuberkulose. Klin. Wochenschr. 1922. Nr. 38, S. 1879.
199. v. Mikulicz-Radecki: Röntgenbestrahlung und Blutkörperchen-Senkungsgeschwindigkeit. Zentralbl. f. Gynäkol. 1923. Nr. 27, S. 1075.
200. Mierzecki: Über Blut-Senkungsgeschwindigkeit und Bluteosinophilie bei akuter Gonorrhöe. Dermatol. Wochenschr. 1923. Nr. 37, S. 1101.
201. v. Molnar: Der diagnostische Wert der Senkungsgeschwindigkeit der roten Blutkörperchen in der Gynäkologie. Zentralbl. f. Gynäkol. 1923. Nr. 21.
202. Mond: Zur Theorie der Sedimentierung der roten Blutkörperchen. Der Einfluß der Bestrahlung mit ultraviolettem Licht. Pflügers Arch. f. d. ges. Physiol. Bd. 197, S. 574. 1923.
203. v. Moraczewski: Kapitel Chemie des Blutes in A. Otts „Die chemische Pathologie der Tuberkulose". Verlag Hirschwald, Berlin 1903.
204. Moral: Die Bedeutung der Senkungsreaktion der roten Blutkörperchen bei inneren Krankheiten. Dtsch. med. Wochenschr. 1923. Nr. 3, S. 74.
205. Moro: Habituelle Hyperthermie und Tuberkuloseverdacht. Brauers Beitr. Bd. 56, S. 231. 1923.
206. Morawitz: Physikalische Blutuntersuchung. Zeitschr. f. ärztl. Fortbild. 1922. Nr. 15, S. 449.
207. Müller: Die Bedeutung der Blutkörperchen-Senkungsreaktion für die Beurteilung der Lungentuberkulose. Zeitschr. f. Tuberkul. Bd. 38, S. 425. 1923.
208. Murakami: Über die Bildung der Crusta phlogistica auf venösem Blut. Journ. of orient. med. Vol. 1, p. 3. 1923.
209. Musa: Über die Senkungsreaktion der roten Blutkörperchen und ihre Ursachen. Klin. Wochenschr. 1923. Nr. 34, S. 1591.
210. Nadolny: Über die Senkungsgeschwindigkeit der Blutkörperchen bei Säuglingen. Berl. klin. Wochenschr. 1921. Nr. 34, S. 998.
211. Naegeli: Blutkrankheiten und Blutdiagnostik. 4. Aufl. Verlag Springer, Berlin 1923.
212. Nast: Über den Eiweißgehalt des Blutes im Kindesalter mit besonderer Berücksichtigung der Tuberkulose. Zeitschr. f. Kinderheilk. Orig. Bd. 11, S. 92. 1914.
213. Nathan-Herold: Die Senkungsgeschwindigkeit der roten Blutkörperchen in den verschiedenen Stadien der Syphilis. Berl. klin. Wochenschr. 1921. Nr. 24, S. 642.
214. Noltze: Die Senkungsgeschwindigkeit der roten Blutkörperchen bei der infektiösen Anämie der Pferde als Diagnosticum. Monatsschr. f. prakt Tierheilk. Bd. 33, S. 481. 1921.
215. v. Oettingen: Beiträge zur Frage der Senkungsgeschwindigkeit der roten Blutkörperchen im menschlichen Blute. Biochem. Zeitschr. Bd. 118, S. 67. 1921.
216. Opitz-Frei: Über die Senkungsgeschwindigkeit der roten Blutkörperchen bei Kindern unter Berücksichtigung ihrer Abhängigkeit von dem spezifischen Gewicht des Plasmas und der Erythrocyten. Jahrb. f. Kinderheilk. Bd. 100, 3. Folge; Bd. 50, S. 55. 1922.
217. Oske: Die Bedeutung der Blutkörperchen-Senkungsgeschwindigkeit und der Urochromogenreaktion für die Prognostik der Lungentuberkulose. Brauers Beitr. Bd. 57, S. 371. 1924.
218. Pagniez: De la sedimentation des globules rouges et la valeur biologique de ce phenoméne. Presse méd. 1921. Nr. 41, p. 405.
219. Paulian-Tomovici: Untersuchungen über die Blutkörperchen-Senkungsgeschwindigkeit bei Nervenkrankheiten. Klin. Wochenschr. 1923. Nr. 47, S. 2174.
220. — Sur une nouvelle méthode de diagnostie differential entre la maladie de Parkinson et le Parkinsonism. Rev. neurol. 1923 (II.) Août, p. 121.
221. Peters: Viscosimetrische und refraktometrische Serumuntersuchungen und ihre Bedeutung für die Diagnose und Prognose der Lungentuberkulose. Zeitschr. f. Tuberkul. Bd. 35, S. 196. 1921.
222. Petschacher: Die Serumeiweißkörper bei Tuberkulose und deren Beziehungen zur Viscosität des Blutserums und zur Blutkörperchen-Senkungsgeschwindigkeit. Zeitschr. f. d. ges. exp. Med. Bd. 36, S. 22. 1923.

223. Pewny, W.: Über Blutkörperchen-Senkungsgeschwindigkeit. Dermatol. Wochenschr. 1922. Nr. 23, S. 537.
224. — Die Blutkörperchen-Senkungsprobe in der Urologie. Wien. klin. Wochenschr. 1922. Nr. 30, S. 655.
225. — Zur Theorie der Blutkörperchen-Senkungsprobe. Erwiderung auf den Artikel W. Starlingers in Nr. 42 ds. Wochenschr. Wien. klin. Wochenschr. 1922. Nr. 46.
226. Pewny, Rudolf: Die Blutkörperchen-Senkungsgeschwindigkeit als diagnostisches Hilfsmittel in der Gynäkologie. Zentralbl. f. Gynäkol. 1922. Nr. 49, S. 1951.
227. Peyre: Rapport de sédimentation globulaire. Cpt. rend. des séances de la soc. de biol. Tom. 87, p. 406. 1922.
228. Plaut: Untersuchungen über die Senkungsgeschwindigkeit der Blutkörperchen im Citratblut bei Nerven- und Geisteskrankheiten. Münch. med. Wochenschr. 1920. Nr. 10, S. 279.
229. Ploman: Oftalmoskopiskt påvisande av variationerna i blodkroppssuspensionens stabilitet. Hygiea 1920. Nr. 11, S. 363.
230. — Demonstration ophthalmoscopique des variations de stabilité dans la suspension des globules rouges. Ann. d'oculist. Tom. 157. 1920.
231. Poindecker-Sieß: Über die Sinkgeschwindigkeit der Blutkörperchen bei Lungentuberkulose. Wien. klin. Wochenschr. 1922, Nr. 50, S. 971 u. Nr. 51, S. 997.
232. Popper-Wagner: Über die Senkungsgeschwindigkeit des Luetierblutes. Med. Klinik 1920. Nr. 36, S. 922.
233. Pribram-Klein: Klinische Studien über die Senkungsgeschwindigkeit der roten Blutkörperchen mit besonderer Berücksichtigung ihrer Abhängigkeit vom Eiweißabbau. Acta med. scandinav. Vol. 58, p. 132. 1923.
234. Price Jones: The diurnal variations in the sizes of red blood cells. Journ. of pathol. and bacteriol. Vol. 23, p. 371. 1920.
235. — The sizes of red blood cells in emphysema. Journ. of pathol. a. bacteriol. Vol. 24, p. 326. 1921.
236. Puxeddu: Il plasma nella velocitá di sedimentazione degli eritrociti. Rif. med. 1922. Nr. 35, p. 819.
237. Rabinowitsch Kempner: Über den klinischen Wert der Senkungsgeschwindigkeit der roten Blutkörperchen bei der Lungentuberkulose (Aussprache). Brauers Beitr. Bd. 56, S. 223. 1923.
238. Raue: Zur Senkungsgeschwindigkeit der Erythrocyten. Arch. f. exp. Pathol. u. Pharmakol. Bd. 93, S. 150. 1922.
239. Raykowski: Blutkörperchen-Senkungsgeschwindigkeit bei Lungentuberkulose. Zeitschrift f. Tuberkul. Bd. 39, S. 343. 1924.
240. Reich: Blutkörperchen-Volumenbestimmung. Häufigkeit von Mikrocytose bei Tuberkulose. Zeitschr. f. klin. Med. Bd. 90, S. 329. 1921.
241. Reiner: Physikalische Blutplasma- und Serumveränderungen bei verschiedenen Krankheiten. Fortschr. d. Med. 1923. Nr. 3.
242. Reiner-Marton: Über die Wirkung der Eiweißabbauprodukte im Blute bei Schwangerschaft, Carcinom, Infektionskrankheiten usw. Zeitschr. f. Immunitätsforsch. u. exp. Therapie, Orig. Bd. 36, S. 503. 1923.
243. Rennebaum: Die Senkungsgeschwindigkeit der Erythrocyten bei der Tuberkulose des Kindes. Brauers Beitr. Bd. 57, S. 263. 1923.
244. Richter: Über Isohämagglutination und Blutkörperchensenkung. Biochem. Zeitschr. Bd. 141, S. 28. 1923.
245. Risse: Über einige Blutveränderungen nach Bestrahlungen. Zentralbl. f. Gynäkol. 1923. Nr. 27. S. 1075.
246. Ritter: Über den klinischen Wert der Senkungsgeschwindigkeit der roten Blutkörperchen bei der Lungentuberkulose. Vortrag, Mannheim Mai 1923. Brauers Beitr. Bd. 56, S. 216. 1923.
247. v. Rokay: Suspensionsstabilität des Blutes bei der Bronchialdrüsentuberkulose der Kinder. Klin. Wochenschr. 1922. Nr. 46, S. 2280.
248. Rona-György: Untersuchungen über Sedimentierung. Biochem. Zeitschr. Bd. 105, S. 133. 1920.

249. Rosenberg-Adelsberger: Beiträge zum physikalisch-chemischen Verhalten des Blutes nach intravenösen Injektionen, besonders von Proteinkörpern (unter Berücksichtigung der Anaphylaxie). Zeitschr. f. Immunitätsforsch. u. exp. Therapie, Orig. Bd. 34, S. 36. 1922.
250. Rothe: Über den Wert der Blutkörperchen-Senkung in der Chirurgie. Zentralbl. f. Chirurg. 1923. Nr. 34, S. 1328.
251. Rumpf: Die Verwendung der Bestimmung der Blutkörperchen-Senkungsgeschwindigkeit in der Gynäkologie. Zentralbl. f. Gynäkol. 1922. Nr. 30, S. 1242.
252. Runge: Über die Senkungsgeschwindigkeit der roten Blutkörperchen bei Gesunden und Geisteskranken. Münch. med. Wochenschr. 1920. Nr. 33, S. 953.
253. Runnström: Die Einwirkung einiger Elektrolyte und Anelektrolyte auf die Senkungsgeschwindigkeit der roten Blutkörperchen des Pferdes. Biochem. Zeitschr. Bd. 123, S. 1. 1921.
254. Runnström-Schou: Note sur la sedimentation des globules rouge du sang des chèvres thyroidectomsées. Acta zoologica 1920.
255. Sachs: Über Beziehungen zwischen physikalisch-chemische Konstitution und Biologie des Blutserums. Kolloid-Zeitschr. Bd. 24, S. 113. 1919.
256. — Zur Frage der Proteinkörpertherapie. Therap. Halbmonatsschr. 1920. S. 379 u. 405.
257. Sachs-v. Oettingen: Zur Biologie des Blutplasmas. Münch. med. Wochenschr. 1921. Nr. 12, S. 351.
258. Sadlon: Die Blutkörperchen-Senkungsgeschwindigkeit bei Blutkrankheiten. Klin. Wochenschr. 1922. Nr. 40, S. 1997.
259. Sakae-Tsutsumi: On the causes of rapid sedimentation of red corpuscles of blood of pregnant woman. Japan med. world. Vol. 1, p. 1. 1921.
260. Schaffler: Klinische Beiträge zur Gerlóczyschen Plasma-Kolloid-Labilitätsreaktion. (Ungarisch.) Orvosi Hetilap 1923. Nr. 8, S. 85.
261. Schellenberg: Über den klinischen Wert der Senkungsgeschwindigkeit der roten Blutkörperchen bei der Lungentuberkulose (Aussprache). Brauers Beitr. Bd. 56, S. 226. 1923.
262. Schellenberg-Naucke: Über die Senkungsgeschwindigkeit der roten Blutkörperchen bei Lungentuberkulose. Brauers Beitr. Bd. 57, S. 81. 1923.
263. Schemensky: Vergleichende Untersuchungen über die Senkungsgeschwindigkeit der Blutkörperchen im Citratblut und den „Stalagmometrischen Quotienten“. Münch. med. Wochenschr. 1920. Nr. 43, S. 1228.
264. — Stalagmone und Blutsedimentierung. Verhandl. d. dtsch. Ges. f. inn. Med. 35. Kongr. Wien 1923. S. 227.
265. Schilling-Schulz: Die Senkungsgeschwindigkeit der Leukocyten, ihre Abhängigkeit von deren Agglutinationsgrade und ihre Unabhängigkeit von der Suspensionsstabilität der Erythrocyten. Klin. Wochenschr. 1923. Nr. 48, S. 2199.
266. Schmidt: Über die klinische Bedeutung der Blutkörperchen-Senkungsprobe für die Diagnose der Lungentuberkulose. Brauers Beitr. Bd. 55, S. 378. 1923.
267. Schneider: Bedeutung der Blutsenkungsprobe beim künstlichen Pneumothorax. Zeitschr. f. Tuberkul. Bd. 38, S. 420. 1923.
268. Schönfeld: Untersuchungen über die Senkungsgeschwindigkeit des menschlichen Blutes unter besonderer Berücksichtigung des Blutes von Syphilitikern. Arch. f. Dermatol. u. Syphilis, Orig. Bd. 136, S. 89. 1921.
269. Schürer-Eimer: Über die klinische Bedeutung der Senkungsgeschwindigkeit der roten Blutkörperchen. Berl. klin. Wochenschr. 1921. Nr. 42, S. 1251.
270. Schumacher-Vogel: Die Bedeutung der Blutkörperchen-Senkungsgeschwindigkeit für die Diagnostik gynäkologischer Erkrankungen. Arch. f. Gynäkol. Bd. 119, S. 127. 1923.
271. Sebök: Blutkörperchen-Senkung und Tuberkulose. (Ungarisch.) Gyógyászat 1923. Nr. 28, S. 413.
272. Sei: Über den Einfluß von „Bayer 205“ auf das Blut. Arch. f. Schiffs- u. Tropenhyg. Bd. 27, S. 130. 1923.
273. Seuffer: Wasserhaushalt bei Lungentuberkulose und seine Beeinflussung durch spezifische und unspezifische Maßnahmen. Brauers Beitr. Bd. 55, S. 1. 1923.

274. Simó: Die Blut-Senkungsgeschwindigkeit bei Gelenkserkrankungen. Wien. klin. Wochenschr. 1922. Nr. 46, S. 901.
275. Spieß: Über die Blutkörperchen-Senkungsprobe bei Lungentuberkulose. Brauers Beitr. Bd. 56, S. 67. 1923.
276. Starlinger: Über Agglutination und Senkungsgeschwindigkeit der Erythrocyten. Biochem. Zeitschr. Bd. 114, S. 129. 1921.
277. — Über Agglutination und Senkungsgeschwindigkeit der Erythrocyten. II. Mitt. Biochem. Zeitschr. Bd. 122, S. 105. 1921.
278. — Über das Flockungsvermögen des menschlichen Blutplasmas. Biochem. Zeitschr. Bd. 123, S. 215. 1921.
279. — Über die physikalisch-chemische Beeinflussung des Blutes durch Tuberkulin, gemessen an der Suspensionsstabilität der Erythrocyten und dem Flockungsvermögen des Plasmas. Zeitschr. f. d. ges. exp. Med. Bd. 27, S. 305. 1922.
280. — Bemerkungen zur Mitteilung von W. Pewny in Nr. 30 dieser Wochenschr. über die Blutkörperchen-Senkungsprobe in der Urologie. Wien. klin. Wochenschr. 1922. Nr. 42, S. 828.
281. — Zum Funktionsnachweis und Funktionsprüfung der Schilddrüse. (Vorl. Mitt.) Wien. klin. Wochenschr. 1922. Nr. 21, S. 473.
282. — Über die Bedeutung der physikalisch-chemischen Eiweißstruktur des Blutplasmas und eine einfache klinische Methodik zu ihrer Beurteilung. Klin. Wochenschr. 1923. Nr. 29, S. 1354.
283. — Über die Methodik der quantitativen Bestimmung des Fibrinogens. I. Biochem. Zeitschr. Bd. 140, S. 203. 1923.
284. — Über die Methodik der quantitativen Bestimmung des Fibrinogens. II. Biochem. Zeitschr. Bd. 143, S. 179. 1923.
285. Sterling: Beschleunigte Blutkörperchen-Senkung als Zeichen aktiver Tuberkulose. (Polnisch.) Polska gazeta lekarska 1922. Nr. 8, S. 147.
286. Stückgold: Hydro- und thermotherapeutische Beeinflussung des Blutes. Veränderungen des Blutes durch die Lichtkastenbehandlung. Med. Klinik 1922. Nr. 46. S. 1465.
287. Stuhlmann: Die Senkungsgeschwindigkeit der roten Blutkörperchen und im besonderen ihr Verhalten bei der Malaria. Verlag L. Friedrichsen u. Co. Hamburg 1923.
288. Tegtmeier: Die Senkungsgeschwindigkeit der roten Blutkörperchen im Citratblut bei der Lungentuberkulose. Dtsch. med. Wochenschr. 1923. Nr. 34, S. 1113.
289. — Zur Verfeinerung und Verbesserung der biologischen Diagnose der Lungentuberkulose. Manuskr. des Verf.
290. Tinozzi: Beitrag zur Frage der Kolloidlabilität des Serums im Organismus, besonders bei Tuberkulose. Zeitschr. f. Tuberkul. Bd. 39, S. 338. 1924.
291. Torday: Die Senkungsgeschwindigkeit der roten Blutkörperchen bei Lungentuberkulose. Ref. Zentralbl. f. d. ges. Tuberkuloseforsch. Bd. 20, S. 524.
292. — Die Bedeutung der Senkungsgeschwindigkeit der roten Blutkörperchen in der Prognostik der Lungentuberkulose. (Ungarisch.) Orvosi Hetilap 1923. Nr. 32, S. 389.
293. Tranter-Rowe: The refractometric determination of albumin, globulin and nonprotein. Journ. of the Americ. med. assoc. Vol. 65, p. 1433. 1915.
294. Troell: Morbus Basedowii: diagnostiska och prognostiska synpunkter. Svenska läkaresällskapets handl. 1922. S. 1.
295. Vey: Die Hämagglutination im Dienste der Prognose bei fieberhaften Erkrankungen. Dtsch. med. Wochenschr. 1923. Nr. 17, S. 537.
296. Vida: Über die Verwendung der Blutkörperchen-Senkungsgeschwindigkeit in der Gynäkologie. Münch. med. Wochenschr. 1923. Nr. 9, S. 265.
297. Vignes-Hermet: „Sedimentation of the blood in the pregnant.“ Ref. Journ. of the Americ. med. assoc. Vol. 80, p. 805. 1923.
298. Völckers: Über die praktische Verwendbarkeit der Senkungsgeschwindigkeit der roten Blutkörperchen für die Diagnose und Prognose der Tuberkulose im Kindesalter. Brauers Beitr. Bd. 57, S. 359. 1924.

299. Vorschütz, Joh. und Jos.: Die Bedeutung der Hämagglutination und Bakterienagglutination als Diagnostikum und ihre Erklärung. Grenzgeb. Med.-Chirurg. Bd. 34, S. 662. 1922.
300. Vorschütz, Jos.: Die Blutkörperchen-Senkung im Lichte neuerer Forschung sowie kritisches Sammelreferat über dieses Blutzellenphänomen und seine Parallelen zur unspezifischen Gruber-Widal-Reaktion. Med. Klinik 1923. Nr. 9, S. 269.
301. — Verschiedene Hämagglutinationsbilder bei Ikterusfällen und ihre Deutung. Arch. f. exp. Pathol. u. Pharmakol. Bd. 95, S. 235. 1922.
302. — Die Wirkung der Röntgenstrahlen und Proteinkörper auf das Blut, resp. auf die rote Blutzelle. Verhandl. d. dtsch. Ges. f. inn. Med., 35. Kongr. Wien, April 1923.
303. — Worauf beruht das Wesen der einfachen wie der Gruppenhämagglutination und die verschiedene Ladung der roten Blutkörperchen. I. Mitt. Zeitschr. f. klin. Med. Bd. 96, S. 383. 1923.
304. — Worauf beruht die verschiedene Ladung der Erythrocyten verschiedener Menschen- und Tierrassen? Zeitschr. f. klin. Med. Bd. 97, S. 39. 1923.
305. — Die Blutkörperchen-Senkungsgeschwindigkeit bei Polycythämie. Klin. Wochenschr. 1924. Nr. 7, S. 276.
306. Wallgren: Aussprache über die Senkungsreaktion bei Tuberkulose (s. 317).
307. Wastl: Einige Beobachtungen über den Einfluß der Kastration auf die Suspensionsstabilität des Blutes. Pflügers Arch. f. d. ges. Physiol. Bd. 200, S. 654. 1923.
308. Weck: De Stabilitet der Erytrocyten. Nederlandsch tijdschr. Genesk. 1921. II. Nr. 12.
309. Weise: Über eine Flockungsreaktion des Blutplasmas und ihr Verhältnis zur Senkungs-Geschwindigkeit der Erythrocyten. Brauers Beitr. Bd. 57, S. 367. 1924.
310. Westergren: Über die Suspensionsstabilität des Blutes bei Lungentuberkulose. Brauers Beitr. Bd. 46, S. 285. 1921.
311. — Studies of the suspension stability of the blood in pulmonary tuberculosis. Acta med. scandinav. Vol. 54, p. 247. 1921.
312. — Studier av blodets suspensionsstabilitet vid lungtuberkulos. Svenska läkaresällskapets förhandl. Nov. 1920.
313. — On the stabilitary reaction of the blood in pulmonary tuberculosis. Brit. journ. of tubercul. Vol. 15, p. 72. 1921.
314. — Über die Stabilitätsreaktion des Blutes, nebst Vergleichswerten bei verschiedener Methodik. Klin. Wochenschr. 1922. Nr. 27, S. 1350 u. Nr. 44, S. 2188.
315. — Zur Methodik der Senkungsreaktion. Dtsch. med. Wochenschr. 1923. Nr. 7, S. 218.
316. — Einige Beobachtungen über die Senkungsreaktion. Verhandl. XI. Nord. Kongr. f. inn. Med. Kristiania, Juli 1923. (Acta med. scandinav. 1924.)
317. — Några iakttagelser ang. sänkningsreaktionen, särskilt vid lungtuberkulos. Dritte nordische Tuberkuloseärztetagung, Kristiania, Juli 1923. (Nord. Bibl. f. Therapi 1924.)
318. Wiechmann: Über die Sedimentierung der roten Blutkörperchen. (Sammelreferat). Klin. Wochenschr. 1923. Nr. 13, S. 601.
319. Wiechmann-v. Schröder: Einige Beobachtungen über das Verhalten der Senkungsgeschwindigkeit der roten Blutkörperchen bei der hämoklastischen Krise. Klin. Wochenschr. 1923. Nr. 6, S. 261.
320. Wiese: Über den klinischen Wert der Senkungreaktion der roten Blutkörperchen bei der Lungentuberkulose (Aussprache). Brauers Beitr. Bd. 56, S. 230. 1923.
321. Wittkower: Die Veränderungen des Blutes bei der Anaphylaxie. Zeitschr. f. d. ges. exp. Med. Bd. 34, S. 108. 1923.
322. — Die Veränderungen des Blutes bei der Anaphylaxie. Klin. Wochenschr. 1923. Nr. 10, S. 450.
323. Wuth: Untersuchungen über die körperlichen Störungen bei Geisteskranken. Verl. Springer, Berlin 1922.
324. Zöckler: Der Wert der Senkung der roten Blutkörperchen für die Diagnose und Prognose der Lungentuberkulose in graphischen Darstellungen. Brauers Beitr. Bd. 57, S. 293. 1924.

Vorwort.

Die vorliegende Abhandlung gründet sich, ausgehend von den Publikationen Fåhraeus, auf Untersuchungen, die im Juli 1919 begonnen und später allmählich ausgeweitet wurden. Gewisse Teile davon sind früher in kürzerer Form veröffentlicht worden. Der Verfasser hofft binnen kurzem seine weiteren einschlägigen Untersuchungen auf verschiedenen Gebieten der inneren Medizin vorlegen und eine Zusammenstellung der speziell-klinischen Resultate geben zu können, die sich aus der reichhaltigen Literatur der letzten Jahre ergeben.

Ich empfinde es als eine angenehme Pflicht den Vorständen und Chefärzten der Anstalten, an welchen diese Arbeit ausgeführt ist, den Herren: Dr. A. Gullbring und Dr. J. Leffler am Krankenhaus Söderby, Doz. C. Kling an der Staatsmedizinischen Anstalt, Doz. O. Lindbom am Krankenhaus St. Erik und Prof. H. C. Jacobaeus am Seraphimerlazarett, meinen ergebensten und wärmsten Dank für alle ihre gütige Unterstützung und ein in jeder Hinsicht unbegrenztes Entgegenkommen auszudrücken. So auch Herrn Doz. R. Fåhraeus, der mir auch im Laufe der fortgesetzten Untersuchungen seine Erfahrung in freundschaftlicher Weise zur Verfügung stellte. Es ist mir leider nicht möglich hier alle übrigen Kollegen und anderen Mitarbeiter namhaft anzuführen, welchen ich bei dieser Arbeit aus verschiedenen Anlässen zu großem Dank verpflichtet bin.

Stockholm, den 3. April 1924.

I. Historischer Rückblick.

Die Humoralpathologie der letzten Jahre hat durch die Arbeiten von Fåhraeus eine Grundlage von Tatsachen und eine mächtige Anregung erhalten. Dabei haben sich auch gewisse, höchst wünschenswerte Anknüpfungspunkte zwischen der alten und modernen Pathologie ergeben, und es hat sich, sicher zur Verwunderung Vieler, herausgestellt, daß die Humoralpathologen vor 2000 Jahren ihre Aufmerksamkeit auf ähnliche Erscheinungen gerichtet hatten wie ihre Kollegen vom Jahre 1924.

Wir wissen nun, daß schon in der antiken griechischen Medizin die Crusta sanguinis eine wichtige Rolle spielte. Die Terminologie und die Auffassung der Krankheitserscheinungen war damals zum großen Teil auf direkte Beobachtungen am gelassenen Blut basiert, und hauptsächlich auf Grund seiner verschiedenen Grade von Suspensionsstabilität sprach man von richtigen oder unrichtigen Mischungsverhältnissen zwischen Sanguis, Phlegma, Cholera und Melancholia. Aber nicht nur theoretisch, sondern auch rein praktisch, als Prognostikum und Diagnostikum am Krankenbette, war die Crusta sicher schon für die Griechen bedeutungsvoll. In der Medizin des Westens, die ja in wesentlichen Teilen die Beobachtungen und Lehren der antiken griechischen Medizin als Erbe übernahm, ist die Crusta weit in das letztvergangene Jahrhundert immer noch ein genau beobachtetes Krankheitszeichen gewesen. Aus der Entwicklungsgeschichte des Crustaproblemes während der letzten Jahrhunderte wollen wir hier nur an die Namen Hewson, Nasse, Joh. Müller erinnern.

Einen näheren Einblick in die interessante und lehrreiche Geschichte der Suspensionsstabilität des Blutes vor Fåhraeus, gewährt dessen 67 Seiten starke Behandlung des historischen Teils von „The Suspension Stabilitity of the Blood" [1]), auf den ich diesbezüglich verweisen möchte.

Um die Mitte des 19. Jahrhunderts wußte man über die Suspensionsstabilität des Blutes und die damit verknüpften Fragen im großen ganzen etwa folgendes:

Die Crusta besteht aus dem oberen Teil des Fibrinkoagulums, das keine Blutkörperchen enthält. Die Höhe dieser Schichte ist in erster Reihe und hauptsächlich durch die verschiedene Senkungsgeschwindigkeit der Blutkörperchen bedingt, die ihrerseits von dem Grad der Zusammenballung der Blutzellen abhängt. Aber auch die Koagulationszeit des Blutes spielt dabei eine Rolle, insofern als in einem langsam koagulierenden Blut die Senkung der Blutkörperchen Zeit hat, weiter fortzuschreiten. Es zeigte sich, daß zwischen Fibrinvermehrung und vermehrter Senkungsgeschwindigkeit im allgemeinen ein ausgesprochener Parallelismus herrscht, aber aus mehreren Gründen bezweifelte man, daß das Fibrin direkt senkungsfördernd wirke.

Bei Gesunden findet sich in der Regel keine Crustabildung. Von physiologischen Verhältnissen, unter welchen sie vorkommt, war ihr Auftreten wenigstens bei Gravidität bekannt. Als Krankheitszeichen war sie mehr weniger regelmäßig bei allen schwereren Erkrankungen zu finden. Vor allem waren es die eigentlichen entzündlichen Krankheiten (Phlegmasien): Pleuritis, Bronchitis, Peritonitis, Hepatitis, Splenitis, Enteritis, Arthritis, Erysipel usw. usw., die sich durch Crustabildung auszeichneten, und darunter besonders die Pleuritis (Pneumonie), aber auch die Nephritis und die Phthisis pulmonum, welch letztere jedoch nicht als eigentliche Phlegmasien betrachtet wurden. Im Gegensatz zu dieser Krankheitskategorie wurde die der nicht entzündlichen Krankheiten aufgestellt, mit einer weniger häufigen und weniger ausgesprochenen Crustabildung und einem etwas abweichenden Aussehen der Crusta: bei den letzteren durchsichtig und locker, bei den ersteren weiß, voluminös und fest. Als wichtigste nicht entzündliche Krankheitsgruppe werden die Pyrexien genannt (Masern, Scharlach, Blattern, Malaria, Typhus usw.). Auch bei schweren Anämien, bei Gicht und Diabetes hielt man die Crustabildung für einen typischen Befund.

Wichtig ist es, bei Beurteilung dieser älteren Studien über die Senkungsgeschwindigkeit der Erythrocyten einesteils zu beachten, daß Crustabildung und erhöhte Senkungsgeschwindigkeit nicht völlig gleichwertige Begriffe sind, vor allem aber, wie äußerst primitiv und unsicher die quantitative Abschätzung der Erscheinung ist, welche die Crustabildung erlaubte. Aus diesen Gründen schien es mir zwecklos oder sogar nicht berechtigt, mich im einzelnen bei den älteren Crustaarbeiten aufzuhalten.

In der ersten Hälfte des 19. Jahrhunderts war die Crusta und die damit verbundenen Probleme Gegenstand eines lebhaften Studiums. Während der zweiten Hälfte desselben Jahrhunderts gerät die Erscheinung allmählich, praktisch genommen, vollständig in Vergessenheit. Dies ist vor allem aus dem Durchbruch der Cellularpathologie zu erklären. Die Reaktion gegen die Humoralpathologie wurde so stark, daß nicht nur ihre Lehren, sondern auch ihre direkten Beobachtungen wie fortgefegt waren. Da gleichzeitig damit, daß die Zelle das

[1]) Es muß gleichzeitig betont werden, daß das Verdienst, diese historische Entwicklung als erster und eingehend studiert und mitgeteilt zu haben ausschließlich Fåhraeus zukommt.

Zentrum wurde, um welches sich das medizinische Denken bewegte, der Aderlaß außer Mode kam, fiel auch das wichtige Stimulans zur Forschung fort, das die Beobachtung der elementaren Erscheinung immer bietet.

Von ungefähr 1850 bis 1918 ist also das Studium der Erythrocyten-Senkungsgeschwindigkeit nicht nur beiseite gelegt, sondern das Phänomen überhaupt fast gänzlich der Vergessenheit anheimgefallen. In den 90iger Jahren des vorigen Jahrhunderts wurde Biernacki ohne Kenntnis der älteren Literatur auf die Erscheinung aufmerksam und erwähnte in mehreren Arbeiten „die spontane Blutsenkung als eine wissenschaftliche und klinische Untersuchungsmethode". Biernackis Beobachtungen sind sicherlich im großen ganzen richtig und es ist ebenso bemerkenswert als bezeichnend für die Zeit, daß seine Untersuchungen kein nennenswertes Interesse erweckt zu haben scheinen. Hierzu trugen jedoch einigermaßen auch die zum großen Teil offenbar falschen Erklärungen des Verfassers über den Verlauf der Erscheinung bei.

Bei Durchsicht der medizinischen Literatur aus den letzten 30—40 Jahren findet man, daß einzelne Verfasser gewisse Details betreffs der Suspensionsstabilität des Blutes bemerkten, aber es war, praktisch genommen, etwas vollständig Neues, als Fåhraeus bei der Chirurgen- und Gynäkologentagung in Stockholm am 1. Dezember 1917 (im Druck in Hygiea April 1918) seine Beobachtung veröffentlichte, daß die Blutkörperchen im Blute schwangerer Frauen rascher sedimentierten als im Blute gesunder, nicht gravider. Er fand ferner, daß die Erscheinung in erster Reihe durch die Hämagglutination, wie er es damals nannte, bedingt wurde, und daß die vermehrte Senkungsgeschwindigkeit sich in vivo nachweisen lasse. Er stellte fest, daß Männer eine geringere Senkungsgeschwindigkeit zeigen als Frauen, daß während der Gravidität die Senkungsgeschwindigkeit regelmäßig ansteige, daß sie aber auch bei den meisten pathologischen Zuständen, und zwar oft sehr hochgradig, gesteigert sei, „so bei sämtlichen Infektionskrankheiten, am stärksten bei denen, die mit hohem Fieber einhergehen, bei manchen Fällen von malignen Tumoren und auch bei gewissen Formen von Psychosen".

Nach Veröffentlichung dieser seiner ersten Beobachtungen arbeitete Fåhraeus einige Zeit im Laboratorium Höbers, um zu versuchen, näher in das Wesen der Suspensionsstabilität des Blutes einzudringen. Das Resultat dieser Arbeit wurde in der Biochemischen Zeitschrift 1918 publiziert. Er konnte da im Anschluß an die früheren Beobachtungen Höbers über die negative elektrische Ladung der Erythrocyten zeigen, daß das Zusammenballen (die Aggregation) der Erythrocyten durch eine Ladungsherabsetzung derselben bewirkt wurde. Fåhraeus, der schon im Jahre 1918 auf die oben angedeutete frühere historische Entwicklung des Problems aufmerksam wurde, setzte später seine Untersuchungen in Kopenhagen, Lund und Stockholm fort, und widmete sich hauptsächlich einem eingehenderen Studium seiner physikalischen Chemie. Im April 1921 (Acta Med. Scand. Vol. 55) legte er das gesammelte Resultat seiner Untersuchungen vor [1]).

Wir wollen nun die von unserem Standpunkt wichtigsten Teile dieser umfassenden Arbeit in Kürze durchgehen.

---

[1]) Mit Rücksicht auf verschiedene Prioritätseinzelheiten sei bemerkt, daß wesentliche Teile dieser Resultate bereits bei der Tagung der Deutschen Physiologischen Gesellschaft in Hamburg, 26.—28. V. 1920, öffentlich mitgeteilt wurden.

Eingeleitet wird sie mit dem eingehenden Bericht über die historische Entwicklung des Problems. Danach legt Fåhraeus den Ausfall der Reaktion an etwa 400 gesunden und kranken Personen vor und konstatiert, daß die durchschnittliche Sedimentierung bei neugeborenen Kindern 0,5 mm, bei gesunden Männern 3,3 mm, bei Frauen 7,4 mm in 1 Stunde beträgt. Pathologische Reaktionsausschläge werden bei allerhand Infektionskrankheiten erhalten, besonders starke bei Sepsis, ferner beispielsweise bei malignen Tumoren. Unter den Geisteskrankheiten ist es besonders die Paralyse, bei der pathologische Werte festgestellt werden. Dann wird konstatiert, daß man nach unkomplizierten Frakturen und nach chirurgischen Eingriffen erhöhte Ausschläge erhält. Zusammenfassend weist Fåhraeus darauf hin, daß gesteigerte Senkungsgeschwindigkeit vielleicht das häufigste Krankheitszeichen ist, das existiert, daß bei Fieber immer, aber auch ohne Fieber häufig pathologische Ziffern erhalten werden. Zwischen der Höhe des Fiebers als Ausdruck der Intensität eines pathologischen Prozesses und der Größe des Reaktionsausschlages liegt seiner Ansicht nach ein gewisser Parallelismus vor. Betreffs der Diagnostizierung der Gravidität, des einzigen Gebiets, auf dem er systematische klinische Untersuchungen vornahm, spricht Fåhraeus die Ansicht aus, daß eine negative Reaktion mit großer Wahrscheinlichkeit Gravidität — eine solche der frühesten Stadien ausgenommen — ausschließt. Für die Graviditätsdiagnose wird die Bedeutung wiederholter Proben betont, da die Reaktion während der Schwangerschaft regelmäßig an Stärke zunimmt. Bei Komplikation mit Albuminurie hatte Fåhraeus stärkere Ausschläge, bei Eklampsie dagegen in der Regel schwächere erhalten.

Nach Vorlegung seiner klinischen Beobachtungen geht Fåhraeus zur Behandlung der physikalisch-chemischen Ursachen für die reduzierte Suspensionsstabilität des Blutes über. Er konstatiert, daß Stokes Gesetz, betreffs der Beziehung zwischen Größe und Fallgeschwindigkeit suspendierter Partikel sich mit gewissen Modifikationen auch für das vorliegende Problem als gültig nachweisen läßt. Nachdem er festgestellt, daß im Unterschied des spezifischen Gewichts zwischen Blutkörperchen und Plasma ebenso wie in der Viscosität des Plasmas oder in der Größe der Blutkörperchen keine nennenswerten senkungsfördernden Faktoren vorliegen können, wird die Aggregationstendenz der Blutkörperchen näher behandelt. Diese muß offenbar in erster Linie als der weitaus wesentlichste ursächliche Faktor betrachtet werden. Die stärkere Aggregation der Erythrocyten (Geldrollenbildung) in einem Blut, bei dem sie starke Senkungsgeschwindigkeit zeigen, läßt sich leicht makroskopisch und mikroskopisch demonstrieren. Nach Untersuchung der Fallgeschwindigkeit der Einzelerythrocyten und mit Anwendung des Stokeschen Gesetzes u. a., wird als Beispiel dafür, wie stark ausgesprochen das Aggregationsphänomen ist, die Berechnung angeführt, daß die Aggregate in einem sehr stark sedimentierenden Blut aus etwa 58000 Erythrocyten bestehen müssen, während die entsprechende Zahl für die Blutprobe von einem gesunden männlichen Individuum etwa 11 sein dürfte. Fåhraeus setzt ferner aus Erythrocyten und Plasma (Serum) Blutmischungen mit verschiedenen Erythrocytenkonzentrationen zusammen und zeigt so, daß Änderungen in der relativen Anzahl der Blutkörperchen einen deutlichen Einfluß in dem Sinne ausüben, daß bei verminderter Erythrocytenzahl größerer, bei vermehrter geringerer Senkungsausschlag erhalten wird.

Im weiteren versucht Fåhraeus die Ursachen der Aggregation zu erforschen. Durch Austausch- und Verdünnungsversuche wird dargelegt, daß die aggregierenden Eigenschaften hauptsächlich an das Plasma geknüpft sind, daß die Erythrocyten aber durch Waschen nicht vollständig von diesen Eigenschaften befreit werden können. Im Plasma hat man die aggregierenden Eigenschaften offenbar in den Eiweißkörpern zu suchen und Fåhraeus zeigt nun, daß eine reine Fibrinogenlösung enorm stark, eine Serumglobulinlösung wesentlich schwächer und eine Serumalbuminlösung sehr wenig Aggregation und Senkungsbeschleunigung bewirkt, und daß diese Wirkung mit der Konzentration der betreffenden Eiweißkörper regelmäßig ansteigt. Bei vollständigen Eiweißanalysen und bei Bestimmung der Senkungsgeschwindigkeit in Blutproben von 18 normalen und pathologischen Fällen erhält Fåhraeus eine deutliche Übereinstimmung zwischen dem, was er Globulinvermehrung nennt (in welchen Begriff er auch Vermehrung des Fibrinogens einbezieht) und Senkungsbeschleunigung. Er zeigt auch durch eine eingehende Literaturzusammenstellung, wie die Vermehrung von Fibrinogen oder Serumglobulin von verschiedenen Untersuchern und mit verschiedenen Methoden gerade bei solchen Zuständen nachgewiesen worden ist, bei welchen Senkungsbeschleunigung stattfindet. Indem er aus mehreren Gründen ausschließt, daß ein spezifisches Agglutinin im serologischen Sinne als Ursache der Aggregation wirksam wäre, kommt

Fåhraeus zu dem Schlusse, daß die Globulinvermehrung die gesteigerte Aggregation und damit Senkungsbeschleunigung verursacht.

Fåhraeus erörtert dann einige Erscheinungen im lebenden Organismus, für deren Deutung er die Beobachtungen über die Suspensionsstabilität des Blutes wichtig findet. Er weist mit Hilfe Plomans nach, daß die verschiedenen Grade von Suspensionsstabilität sich durch den Augenspiegel in den Blutgefäßen des Augenhintergrundes demonstrieren lassen. Er findet auch, daß der Blutstrom in den Capillaren des Nagelfalzes bei Patienten mit erhöhter Senkungsgeschwindigkeit gleichsam körnig ist, was bei Gesunden nicht beobachtet wird. Auf Grund seiner eigenen Überlegungen und nach Studium der einschlägigen Literatur ist er der Meinung, daß die vermehrte Aggregation als hämostyptischer Faktor von Bedeutung sein und eine wesentliche Rolle bei der Thrombenbildung, wie auch für das Aussehen der Leichenkoagula spielen muß.

Schließlich weist Fåhraeus nach umfassender experimenteller Untersuchung nach, daß Wärmebehandlung die aggregierenden Eigenschaften des Plasmas (Serum) verändert. Ein markiertes Maximum von senkungshemmendem Effekt findet sich bei der Temperatur von 42°. Die Wirkung bleibt aus, wenn das Plasma während der Wärmebehandlung geschüttelt wird. Wenn die Erythrocyten in entsprechender Weise wärmebehandelt werden, vermindert sich ihre Aggregabilität mit steigender Temperatur, am stärksten bei 46°. Dieser Effekt wird durch Schütteln nicht verhindert. Bei Wärmebehandlung von Vollblut erhält man bei Temperaturen über 40—42° eine beträchtlich verminderte Aggregation und Senkungsgeschwindigkeit. Mit der Vorlegung dieser Beobachtungen über die ungemein hochgradige Veränderung, welche die Suspensionsstabilität des Blutes gerade innerhalb des ziemlich engen Variationsgebietes für die Körpertemperatur der warmblütigen Organismen erleidet, wird die Arbeit abgeschlossen.

Die Beobachtungen von Fåhraeus, in einer Zeit vorgelegt, da das Blut und seine physikalische Chemie Gegenstand so regen Interesses ist, weckten gleich lebhafte Aufmerksamkeit. Schon seine ersten Mitteilungen inspirierten mehrere Arbeiten, von welchen die ersten im Jahre 1920 publiziert wurden.

Unabhängig von Fåhraeus hat Plaut, wie er erklärt, Untersuchungen über die Senkungsgeschwindigkeit bei Psychosen gemacht und mehrere von den Angaben des ersteren bestätigen können. Senkungsbeschleunigung wurde besonders bei Paralyse, Tabes und Arteriosklerose gefunden. Etwas später konnte Runge ähnliche Beobachtungen mitteilen. Linzenmeier konnte Fåhraeus klinische Beobachtungen bei Schwangerschaft und seine Angaben betreffs der Entladung der Erythrocyten bestätigen und auch nachweisen, daß nach Ausschüttelung des Plasmas mit Stoffen, welche positiv geladene Teilchen absorbieren, die Suspensionsstabilität des Blutes erhöht und die negative Ladung der Erythrocyten verstärkt wurde. Schemensky, der sich besonders mit vergleichenden Untersuchungen über die Senkungsgeschwindigkeit und gewisse Abbauprodukte, mit Bestimmung durch den „stalagmometrischen Quotienten“, befaßte, fand die gesuchte Beziehung und konnte bei verschiedenen Krankheiten, die sich durch einen hohen stalagmometrischen Quotienten auszeichneten, Senkungsbeschleunigung nachweisen. Ähnliche Ansichten hatten auch Bechold-Reiner ausgesprochen. Popper-Wagner berichtete über Untersuchungen bei Lues, wo sehr oft Senkungsbeschleunigung zu finden war, besonders regelmäßig bei florider, seropositiver Sekundärlues. Westergren veröffentlichte eingehende Untersuchungen bei Lungentuberkulose und zeigte, daß die Senkungsreaktion mit der Aktivität und mit der Ausbreitung des pathologischen Prozesses verstärkt werde. Durch die Reaktion wurden — zuverlässiger als durch die Temperaturmessung — besonders für die Prognosestellung wichtige klinische Anhaltspunkte erhalten. Tuberkulin konnte eine typische Senkungsbeschleunigung bewirken.

Wenn wir in der kurzen Übersicht über die weitere Entwicklung unseres Problems nun zunächst die Untersuchungen mit vorwiegend theoretischem Inhalt in Betracht ziehen, möge erwähnt sein, daß Starlinger bald zu Resultaten kam, die mit den Untersuchungen von Fåhraeus über die Bedeutung des Fibrinogens ziemlich gut übereinstimmten, und daß er diese mit den Theorien Herzfelds und Klingers in Verbindung brachte, nach welchen durch Adsorption von grobdispersen Eiweißabbauprodukten (und Lipoiden) an die Erythrocyten, eine Agglutinierung derselben eintrete. In weiteren, gemeinschaftlich mit Frisch ausgeführten Untersuchungen wird diese Betrachtungsweise ausgebaut und mündet in dem Schlußsatz, daß Senkungsbeschleunigung ein Maß für den Zellzerfall im Organismus ausmacht. Auf den Zusammenhang zwischen der Suspensionsstabilität des Blutes einerseits und den Eiweißkörpern des Plasmas, deren Dispersität, Fällbarkeit u. dgl. anderseits, wurde auch von Sachs-Oettingen, Oettingen, H. C. Gram u. a. hingewiesen. Allmählich gelang es, die Beobachtungen über die Entladung der Blutkörperchen mit den Beobachtungen über Globulinvermehrung, Dispersitätsveränderungen, Abbauprodukten usw. zu vereinen und Höber hat kürzlich die Erklärung formuliert, daß Globulinvermehrung mit einer starken Adsorption grobdisperser Eiweißkörper an die Erythrocyten verbunden sei und daß dadurch die Entladung der ersteren mit folgender Aggregation und Senkungsvermehrung bewirkt wird.

Die meisten Forscher dürften darüber einig sein, in den nun berührten Plasmaveränderungen die physikalisch-chemischen wesentlichen Bedingungen für die Senkungsbeschleunigung der Blutkörperchen zu sehen. (Die eventuelle Bedeutung der Lipoide des Blutes usw. soll später näher besprochen werden.) Von Vielen wird indes direkt oder in Form eines Vorbehalts die Möglichkeit angedeutet, daß „gewisse Eigenschaften der Blutkörperchen selbst mitspielen können“. Besonders gegenüber den Faktoren des Plasmas ist der Einfluß der Blutkörperchen vorläufig noch ziemlich wenig erforscht, aber aller Wahrscheinlichkeit nach relativ untergeordneter Natur. Da wir später Gelegenheit haben werden, etwas eingehender auf die hierher gehörenden Fragen zurückzukommen, beschränken wir uns hier darauf, von weiteren Namen die Bürkers, Abderhaldens und Vorschütz' zu nennen.

Parallel mit den Untersuchungen über die theoretischen Bedingungen der Suspensionsstabilität war auch eine große Anzahl rein klinischer und experimentell-klinischer Arbeiten über dieselbe Erscheinung veröffentlicht worden. So sind im obigen außer Fåhraeus bereits die Namen Plaut, Linzenmeier, Schemensky, Runge, Popper-Wagner, Westergren genannt worden.

Schon 1920 waren verschiedene Methoden zur Messung der Senkungsgeschwindigkeit angegeben worden. Das Blut wurde in verschiedenen Verhältnissen mit Citratlösung ungleicher Stärke gemischt. Man ließ das Blut in Gefäßen absetzen, die in Inhalt und Form wesentlich differierten und bezeichnete die Stärke der Sedimentierung entweder dadurch, daß man angab, wieweit sie nach einer bestimmten Zeit fortgeschritten war (Fåhraeus, Plaut, Westergren u. a.) oder durch Angabe der Zeit, die für eine gewisse Sedimentierung nötig war (Linzenmeier). Der Umstand, daß die Urheber gewisser Methoden und noch mehr ihre Nachfolger einige Grundbedingungen für eine gleichförmige Methodik übersahen, führte dazu, daß viele Angaben betreffs der Größe der

Reaktionsausschläge ziemlich wertlos oder jedenfalls schwer miteinander vergleichbar sind, und daß sich auf diesem Gebiet zweifellos eine gewisse Verwirrung geltend gemacht hat.

Im Laufe des Jahres 1921 wurde eine große Anzahl klinischer Arbeiten veröffentlicht. Geppert ging von der Prüfung der Senkungsreaktion als Graviditätsdiagnostikum zu Untersuchungen an verschiedenen chirurgisch-gynäkologischen Fällen über und fand, daß die Reaktion wichtige praktische Winke gab, besonders als Indicator für das Vorhandensein septischer Prozesse. Linzenmeier (und später viele andere) konnten bald auch diese Resultate bestätigen. György untersuchte die Reaktion bei Säuglingen und fand, u. a., daß bei schwereren Krankheitszuständen und ganz besonders bei kongenitaler Lues stark pathologische Zahlen erhalten wurden. Nach den umfassenden Untersuchungen W. Löhrs wäre die Reaktion in der Chirurgie für verschiedene differential diagnostische oder prognostische Probleme von Bedeutung. Er konnte auch zeigen, daß nach intravenöser Einverleibung von Reizkörpern (Proteinkörpern usw.) sehr rasch eine Senkungsbeschleunigung nachzuweisen war. Kok fand eine typische Senkungsbeschleunigung nach Verbrennung. Leendertz veröffentlichte verschiedene klinische und klinisch-experimentelle Beobachtungen und wies besonders darauf hin, daß bei cyanotischen Zuständen auffallend niedrige Senkungsausschläge erhalten wurden. Von Frisch-Starlinger sowie Schürer-Eimer und später von Katz, Dreyfuß-Hecht, Grafe und vielen andern wurde der Wert der Senkungsreaktion bei Lungentuberkulose bestätigt.

Während der letzten zwei Jahre ist eine weitere große Anzahl von Untersuchungen publiziert worden und derzeit dürften zusammen gegen 300 Aufsätze über die Senkungsgeschwindigkeit der Erythrocyten erschienen sein. Die wichtigsten Resultate der theoretischen Forschungen wurden eben erwähnt. Auf einige weitere hierher gehörige Arbeiten werden wir noch später zu sprechen kommen. In diesen Jahren wurden in einer großen Zahl klinischer Untersuchungen auch die früher angedeuteten Forschungsgebiete, besonders Gynäkologie und Lungentuberkulose, weiter bearbeitet. Auf diese Arbeiten werden wir auch später Gelegenheit haben näher einzugehen.

Schließlich müssen in dieser Übersicht Arbeiten erwähnt werden, die das Phänomen der Erythrocyten-Senkungsgeschwindigkeit allerdings nicht immer direkt berühren, aber doch in biologischer Beziehung außerordentlich enge damit verknüpft sind; nämlich Untersuchungen der Eiweißkörper des Plasmas oder Serums.

So finden wir, daß derartige Untersuchungen jedenfalls zu Beginn des 19. Jahrhunderts vorgenommen wurden und daß sie auch damals oder vielleicht richtiger, besonders damals auf Grund der elementaren Beobachtungen über die Crusta phlogistica und die Senkungsgeschwindigkeit der Blutkörperchen zustande kamen. Schon Hewson hatte die Frage berührt, Scudamore und besonders Andral-Gavarret wiesen die Koinzidenz von Fibrinvermehrung und Vorhandensein der Crusta nach. Das Phänomen der Speckhautbildung trat allmählich in den Hintergrund und wurde vergessen, aber chemische Untersuchungen des Plasmas sind, größtenteils von ganz anderen Gesichtspunkten aus, vorgenommen worden, besonders in den letzten 20 Jahren [1]).

[1]) Literatur bei Fåhraeus (71), Gram (102), Löhr (185).

Um die Zeit, da die Forschung der Gegenwart sich über den Zusammenhang zwischen Senkungsbeschleunigung und Globulinvermehrung klar geworden war, lagen also, wie erwähnt, genügend klinische und experimentelle Arbeiten über die Eiweißkörper des Plasmas vor, um den Schlußsatz zuzulassen, daß die beiden Erscheinungen ein Ausdruck derselben biologischen Reaktion seien. — Die hierher gehörigen Untersuchungen betreffen teils das Fibrinogen oder Fibrin, teils das Serumglobulin, besonders in seinem Verhalten zum Serumalbumin und sind mittels Ausfällung und Wägung oder durch refraktometrische evtl. vereint mit viskosimetrischen Untersuchungen ausgeführt. Unter den neueren Namen seien Alder, Gram erwähnt. Kürzlich sind Methoden zur Bestimmung der Globulinvermehrung oder der Kolloidstabilität angegeben worden, die einfach genug sein sollen, um eine allgemeinere klinische Verwendung zu erlauben. Die klinischen oder experimentell-klinischen Resultate, die durch alle diese mehr oder minder exakten Eiweißanalysen erhalten werden, sind den durch die Senkungsreaktion erhaltenen außerordentlich nahestehend.

Methodik.

II. Die Senkungsreaktion.

Fåhraeus schätzte die Senkungsgeschwindigkeit, indem er in ein etwa 17 cm hohes und 1 cm weites Reagenzrohr, das 2 ccm Natriumcitratlösung enthielt, 8 ccm durch Venäpunktion erhaltenes Blut einfließen ließ und nach 1 Stunde die Höhe der klaren Plasmaschichte maß, aus der sich die Blutkörperchen abgesetzt hatten. Es wurde schon vom Beginn an nötig, diese Methodik für den klinischen Gebrauch zu modifizieren.

Im folgenden sollen erst einige die Methodik betreffende Fragen besprochen werden, und danach soll ein eingehender Bericht über die Ausführungsweise der Probe gegeben werden. Einige wesentliche Teile davon sind bereits früher teils von Fåhraeus (71, 72) teils von mir (311, 314, 315) vorgelegt worden. Da es sich jedoch auch noch in der letzteren Zeit gezeigt hat, daß grobe Mißverständnisse über die Grundbedingungen der Senkungsreaktion nur zu häufig sind, schien es mir notwendig, hier ziemlich eingehend, wenn auch zum Teil ganz schematisch, gewisse elementare Begriffe zu berühren. Daß auch praktische Details behandelt werden, beruht gleichfalls auf bedauerlichen Erfahrungen darüber, wie sie vernachlässigt werden können.

Die Verhinderung der Koagulation.

Aus mehrfachen Gründen wurde für diesen Zweck meistens Natriumcitrat in Lösung benützt. Dabei schien es mir wichtig, es in einer dem Blut möglichst isotonen Lösung zu gebrauchen. Eine Lösung von 3,8 g krystallisierten dreibasischen Natriumcitrats in 100 g Wasser hat einen Gefrierpunkt von etwa $-0{,}56^0$ und wurde durch Zellvolumbestimmung als indifferent befunden. Von dieser 3,8%igen Lösung wird 1 Teil mit 4 Teilen Blut gemischt und das erhaltene Citratblut besteht also aus 80% Blut und 20% Citratlösung. Dabei müssen wir damit rechnen, daß ein Teil des Natriumcitrats beim Fällen der Kalksalze des Blutes verbraucht wird. Da dieser Teil aber äußerst gering ist und in seiner osmotischen Wirkung ungefähr durch neugebildetes Natriumchlorid ersetzt werden dürfte, besonders aber, da kleine Variationen in der Citratkonzentration keinen merklichen Effekt auf die Senkungsreaktion zeigen, hatte ich keine Veranlassung die blutisotone Natriumcitratlösung mit einem größeren Grad von

Genauigkeit anzugeben [1]). Auch recht große Variationsbreite hat nur einen ziemlich unwesentlichen, wenn auch ganz charakteristischen Einfluß auf die Senkungsreaktion. Als Beispiel sei auf Abb. 1 verwiesen, wo die ausgezogene Linie (5 verschiedene Fälle) den Senkungsverlauf bei Verwendung von 3,8⁰/₀, die punktierte Linie eine Parallelprobe von demselben Patienten zeigt, bei der statt dessen 2⁰/₀ige Citratlösung verwendet wurde. Wir finden hier, daß die Sedimentierung anfangs mit der schwächeren Citratkonzentration etwas langsamer vor sich geht, daß sie indes im allgemeinen bei einem gewissen Grad weiter vorgeschrittener Senkung vergleichsweise stärker ist und daß bei vollzogener Sedimentierung das größere Blutkörperchenvolumen in der hypotonen Lösung

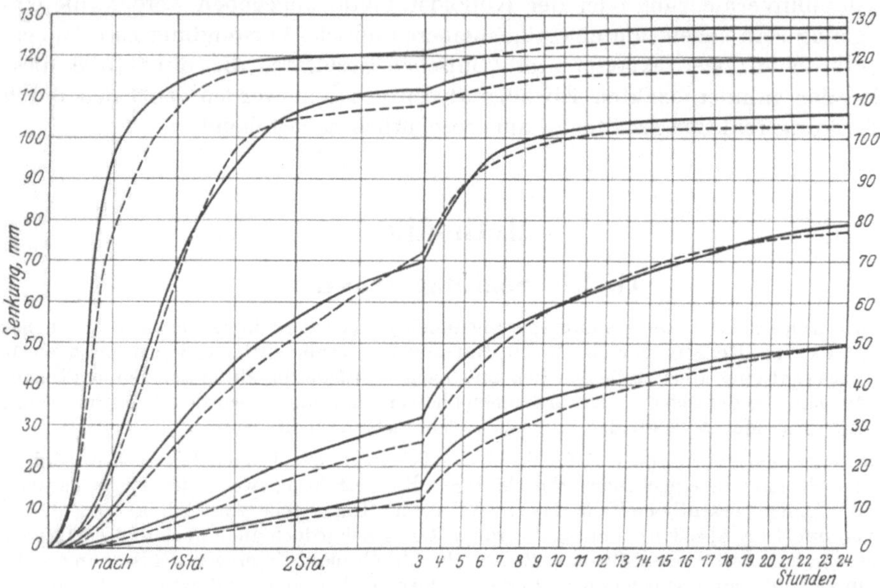

Abb. 1. Typischer Senkungsverlauf bei 5 Fällen mit verschieden starker Senkungsreaktion. (Ausgezogene Linie: 3,8 ⁰/₀ige Citratlösung, gestrichelte Linie 2⁰/₀ige Citratlösung.)

zu konstatieren ist. — Der Unterschied zwischen 3,8⁰/₀iger und 5⁰/₀iger Lösung pflegt noch geringer zu sein als der zwischen 3,8⁰/₀iger und 2⁰/₀iger.

Wesentlich wichtiger ist das Mischungsverhältnis Blut : Citratlösung. In Abb. 2 ist die Senkung nach 1 Stunde bei verschiedenen Mischungsverhältnissen wiedergegeben. Mit stärkerer Verdünnung des Blutes erhält man eine verminderte Senkungsgeschwindigkeit. Wir sehen, daß schon Variationen des Mischungsverhältnisses um 5⁰/₀ einen deutlichen Effekt mit sich bringen (Vermehrung oder Verminderung des 1 Stundenwerts um durchschnittlich etwa 10⁰/₀).

[1]) Verschiedene Verfasser haben die Lösung von 2⁰/₀ bis 5⁰/₀ stark verwendet, ohne dies näher zu motivieren. Gram bezeichnet eine 3⁰/₀ige Lösung als isoton.

Meine Angabe betreffs der 3,8⁰/₀igen Lösung als der annähernd isotonen ist von Leendertz bestätigt worden. Wenn dieser die Zahl 3,55⁰/₀ angibt, so ist damit vermutlich Natr. citr. 3,55, Aq. dest. ad 100 gemeint. (Wollte man die „3,8⁰/₀ige“ nach demselben Prinzip darstellen, so würde sie ungefähr als 3,7⁰/₀ig zu bezeichnen sein.) Auch wenn der Unterschied doppelt oder dreifach wäre, würde er für unsere Zwecke praktisch ohne jede Bedeutung sein.

Bei geringer Senkungsreaktion ist diese Einwirkung praktisch unwesentlich, bei mittelstarker oder starker Senkung dagegen wird das Mischungsverhältnis wichtig.

Die Citratmenge wäre völlig ausreichend, wenn man sie von 20% bis auf 10% oder weniger verringern würde. Das Mischungsverhältnis 80% Blut, 20% Citratlösung, nach dem Beispiele **Fåhraeus'**, wurde beibehalten, da mit einer geringeren Citratmenge, besonders für den weniger Geübten, das Risiko der Gerinnung steigt und weil von einer geringeren Reduktion der Menge der Citratlösung kein wesentlicher Gewinn zu erwarten ist. Dem Koagulationsrisiko entgeht man ferner am besten durch Ausführung der Venäpunktion mit einer Spritze, die schon vor der Punktion die gewünschte Citratlösungsmenge enthält. Die Möglichkeiten eine Koagulation zu verhindern ohne gleichzeitig eine nennenswerte Verdünnung des Blutes vorzunehmen, sollen später erörtert werden.

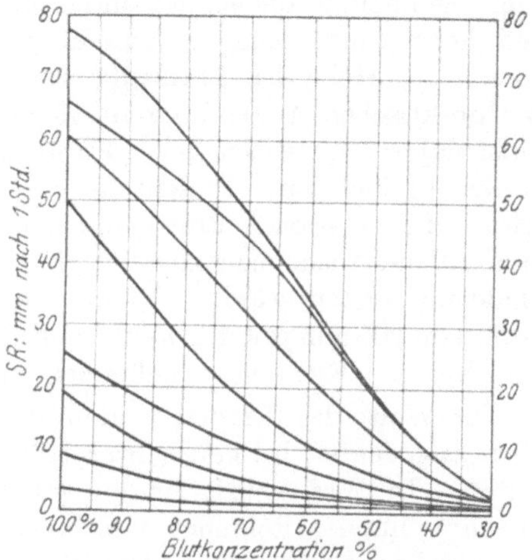

Abb. 2. Der Einfluß verschiedener Mischungsverhältnisse zwischen Blut und Citratlösung.

Der Verlauf der Sedimentierung und ihre Messung.

Der vollständige Verlauf der Sedimentierung der Erythrocyten im Citratblut wird zweckmäßigerweise graphisch wiedergegeben. Bei Betrachtung der Sedimentierungskurve (z. B. Abb. 1), die auf diese Weise durch dicht nacheinander vorgenommene Ablesungen erhalten wird, finden wir zunächst, daß die meßbare Sedimentierung nicht unmittelbar einsetzt. Die Aggregation der Blutkörperchen stellt sich nicht auf einmal ein, sondern erst nachdem eine Plasmaschicht von 5—10 mm Höhe passiert ist, was je nach Stärke der Aggregation eine Zeit von einigen Minuten bis zu ein oder zwei Stunden erfordert, ist die definitive Senkungsgeschwindigkeit erreicht. Wenn wir nur die Verhältnisse in Betracht ziehen, die bei einem Gefäß mit vertikalen Wänden herrschen, ist diese eigentliche Senkungsgeschwindigkeit im Prinzip unabhängig von der Blutmenge und Gefäßform. Die Erythrocytenaggregate von einer gewissen Größe sinken — im Prinzip — in einer gewissen Zeit eine gewisse absolute Strecke, und wir dürfen also nicht sagen, daß diese freie Sedimentierung einen gewissen Bruchteil der Höhe oder des Volumens umfaßt. Wir finden auch, daß die Sedimentierungskurve, wenn die Sedimentierung einmal richtig in Gang gekommen ist, eine Tendenz zu geradlinigem Verlauf zeigt. Nach kurzer Zeit, wenn die Höhe der Blutsäule gering ist, immer später bei größerer Höhe derselben, merken wir indes, daß die Senkungsgeschwindigkeit mehr minder rasch abnimmt. Das wird natürlich dadurch bedingt, daß die Blutkörperchen beginnen, sich gegen den Gefäßboden zusammenzubacken. Wenn wir den Grad der Aggregation als den wichtigsten Faktor für die eigentliche Senkungsgeschwindigkeit betrachten, so können wir dem Blutkörperchenvolumen eine entsprechende Bedeutung für die Größe des Volumens, das sie nach abgeschlossener Sedimentierung einnehmen, beimessen [1]). — Beim Studium einer großen Zahl unter verschiedenen Bedingungen erhaltener Sedimentierungskurven findet man, daß die Geschwindigkeit abzunehmen beginnt, d. h. daß sich Zusammenbacken geltend macht, wenn die Sedimentierung ungefähr bis zur Hälfte der definitiven Senkung fortgeschritten ist.

Wenn die Senkungsgeschwindigkeit in einer gewissen Blutprobe im Prinzip eine absolute Zahl ist, so ist dagegen der Zellanteil des Blutes und das dadurch bedingte Zusammenbacken der Erythrocyten ein Faktor, dessen Größe in Teilen des ganzen Blutvolumens ausgedrückt werden muß. Die dadurch entstehenden Ungelegenheiten können wir indes in einfacher Weise umgehen, indem wir die Sedimentierung immer in einem aufrechtstehenden zylindrischen Gefäß mit konstanter Höhe der Blutsäule vor sich gehen lassen. Diese Höhe darf in der praktischen Anwendung nicht zu gering sein, da die Blutkörperchen sich sonst nahezu zur selben Zeit zusammenbacken, als die Aggregation ihren Höhepunkt erreicht hat. Praktische Schwierigkeiten verschiedener Art (die dazu erforderlichen großen Blutmengen, schwerhantierliche Instrumente usw.) verhindern die Ausnützung der prinzipiellen Vorteile, die eine sehr hohe Blutsäule vielleicht bieten würde. Wenn ich bei meinen Untersuchungen eine Blutsäule von 200 mm gewählt habe, so bedeutet dies ein Kompromis zwischen den in verschiedene Richtungen gehenden Forderungen.

Die Weite des Gefäßes, in dem die Sedimentierung vor sich geht, kann, wie oben angedeutet, bei konstanter Höhe der Blutsäule als prinzipiell gleichgültig gelten. In Wirklichkeit finden wir indes fürs erste, daß die Sedimentierung in sehr schmalen Röhrchen viel langsamer vor sich geht, besonders bei Proben mit starker Aggregation. Die Verlangsamung beruht wahrscheinlich darauf, daß die Aggregate nicht die volle Größe erreichen können oder dgl. Die durch zu schmale Röhren bedingten Ungelegenheiten treten in der Regel bei einer Weite unter etwa 2 mm ein [2]). Die Sedimentierung in Röhren von 2—3 mm Weite ist mitunter etwas rascher als bei größerer Weite (5—10 mm). Dieser Unterschied, der häufiger fehlt als er zu finden ist, übersteigt kaum 2—3 mm Plasmahöhe.

Um die ebengenannte Höhe der Blutsäule mit einer möglichst geringen Blutmenge zu erreichen, verwende ich pipettenähnliche Glasröhren von etwa 2,5 mm innerem Durchmesser, die bei 200 mm Höhe von der Spitze ungefähr 1 ccm Citratblut fassen. Für die Weite ist ein Variieren zwischen ungefähr 2,4 und 2,7 mm zulässig, welche Variationsbreite bei etwa 100 Doppelproben mit Röhrchen dieser Breiten sich in praxi als völlig bedeutungslos erwies.

---

[1]) Es ist jedoch zu beachten, daß einesteils das durch spontane Sedimentierung erhaltene Erythrocytenvolumen in Wirklichkeit in ungefähr ebenso hohem Grade wie vom wirklichen Zellvolumen vom Aggregationsgrad der Blutkörperchen bedingt ist, andererseits, daß auch die Geschwindigkeit der freien Sedimentierung von der Größe des Zellvolumens beeinflußt wird.

[2]) Die folgenden Zahlenangaben gelten nur für verdünntes Citratblut vom Menschen (80% Blut, 20% Citratlösung). Für Pferdeblut z. B. sind zu einer ungestörten Sedimentierung weitere Röhren erforderlich, ein Umstand, der wegen seiner Bedeutung für experimentelle Arbeiten besondere Aufmerksamkeit verdient.

Graphisch läßt sich, wie erwähnt, ein vollständiges Bild der Sedimentierung erhalten und wenn die darauf verwendete Arbeit auch leicht unfruchtbar bleibt, so darf man bei gewissen eingehenderen Studien über die Senkungsgeschwindigkeit der Erythrocyten doch nicht auf den Einblick verzichten, den man auf diese Weise in den Verlauf der Sedimentierung gewinnen kann [1]). Für den klinischen Gebrauch muß man die Senkungsgeschwindigkeit auf einfachere Weise angegeben werden können. Fåhraeus empfiehlt auch noch weiter (72) sich auf die Angabe der Senkung nach 1 Stunde zu beschränken. Wenn nur eine Ablesung gemacht werden soll, ist die 1 Stundenzahl ohne Zweifel die wichtigste. Wir erhalten gerade zu diesem Zeitpunkt auf die leichteste Weise einen beobachtbaren Unterschied zwischen verschiedenen Graden von Suspensionsstabilität. Da man indes mit unbedeutender Vermehrung der Ablesungsarbeit durch Angabe der Senkung nach 1, 2 und 24 Stunden einen wesentlich größeren und in manchen Fällen sehr bedeutungsvollen Einblick in den Verlauf der Sedimentierung gewinnt, so habe ich diese Ablesungsweise empfohlen. Ich will mich hier nicht auf Mutmaßungen über die Ursachen der Variationen im Verlauf der Senkungskurve einlassen, die vorkommen können. (Ein interessantes Detail Senkungsreaktion bei Ikterus — wird in Kap. VII näher besprochen.) Die rein praktischen Gründe, warum ich auch weiterhin mehr als eine Ablesung empfehle, sind in Kürze folgende:

1. Durch Beobachtung der Schlußsedimentierung, und diese läßt sich praktisch am einfachsten durch die 24 Stundenziffer [2]) ausdrücken, erhält man bei Vergleich mit der 1 Stundensenkung eine ziemlich gute Schätzung des Blutkörperchenvolumens, das bei nur einer Messung bloß ausnahmsweise angedeutet wird. Wie eine solche Schätzung ausgeführt werden soll, wird in Kap. III auseinandergesetzt. Die Bedeutung, die sie für das Senkungsreaktions-Resultat haben kann, soll später berührt werden.

2. Durch die 2 Stundenbeobachtung erhält man, besonders bei niedriger Senkungsgeschwindigkeit, eine größere Ausschlagsbreite und eine verläßlichere Angabe der Größe des Ausschlags. Wenn die 1 Stunden- und 24 Stundensedimentierung zweier Proben gleich ist, z. B. 6 und 6, resp. 90 und 90 mm, die eine Probe aber nach 2 Stunden 15, die andere 20 mm sedimentiert hat, so ist es wahrscheinlich begründet, den Reaktionsausschlag in der letzteren (6, 20, 90 mm in 1, resp. 2 und 24 Stunden) als etwas stärker zu betrachten als in der ersteren (6, 15, 90 mm); wenn dagegen zwei andere Proben, 6, 16, 90, resp. 7, 16, 91 mm aufweisen, so können wir die Reaktionsausschläge in den beiden letzteren Proben als praktisch gleichwertig ansehen.

3. Die Ablesungen nach 2 und 24 Stunden bedeuten eine nicht zu unterschätzende Kontrolle. Da man die Ablesungen, evtl. das ganze Entnehmen

[1]) In Übereinstimmung mit meinen eigenen früheren Angaben hat Kok vorgeschlagen, den ganzen Verlauf der Sedimentierung graphisch wiederzugeben und ihn außerdem durch die Angabe darüber auszudrücken, wie weit die Sedimentierung in der Hälfte jener Zeit fortgeschritten ist, welche die vollständige Senkung erfordert. Diese Messungsweise dürfte gewisse Vorteile haben, ist aber unnötig kompliziert und bedeutet u. a. eine so ungeheuer vermehrte Arbeit, daß sie kaum zu empfehlen ist. Dasselbe gilt von seiner andern, theoretisch wohlberechtigten Messungsmethode, mit der er die eigentliche Fallgeschwindigkeit direkt ausdrücken will.

[2]) In Wirklichkeit ist zur Vollendung der Senkung eine Zeit notwendig, die je nach den verschiedenen Aggregationsgraden zwischen 3—4 Stunden bis 3—4 mal 24 Stunden variiert.

der Probe oft einer Hilfskraft überläßt, gewährt es eine gewisse Sicherung, daß man mehrere Ziffern erhält, die innerhalb gewisser Grenzen einander proportional sein müssen. Hierdurch erreicht man eine gewisse, wenn auch keineswegs vollständige Sicherheit, daß keine groben Fehler in der Methodik (Koagulation, unrichtige Mischungsverhältnisse, ungenügende Höhe der Blutsäule) vorliegen.

Also: Durch Ablesung nach 1, 2, 24 Stunden erhält man eine für die meisten Zwecke hinreichend vollständige Kenntnis über den Verlauf der Sedimentierung. Wo es ohne Schwierigkeiten geschehen kann (in Krankengeschichten und Versuchsprotokollen) sollen immer alle diese 3 Ziffern angegeben werden. Wenn der Reaktionsausschlag mit nur einer Ziffer angegeben werden muß, wird nur die Sedimentierung nach 1 Stunde [1]) angeführt. Wer vor allem Einfachheit anstrebt, kann die 2 Stundenablesung und evtl. auch die 24 Stundenablesung beiseite lassen, dadurch verliert aber die Probe an Schärfe und Zuverlässigkeit. Der Übersichtlichkeit halber habe ich, besonders in den rein klinischen Teilen dieser Arbeit, im allgemeinen von 2 Stunden- und 24 Stundenbeobachtungen abgesehen und ziehe, wenn ich über die Stärke der Senkungsreaktion spreche, so gut wie ausschließlich die 1 Stundenziffer in Betracht. In die hier wiedergegebenen Kurven von Serienproben, ist durchgehend nur die 1 Stundenziffer aufgenommen.

Vergleich einiger verschiedener Messungsmethoden.

Bei der von Linzenmeier (169, 172 usw.) angegebenen Methodik werden kleine Proberöhrchen von 5 mm Weite verwendet, die mit je 1 ccm Citratblut (4 Teile Blut, 1 Teil 5%ige Citratlösung) gefüllt werden. Eine Marke bezeichnet die Stelle, die einem Fassungsraum von 1 ccm entspricht und 18 mm tiefer ist eine zweite Marke angebracht. Es soll nun angegeben werden, wie lange Zeit für diese Sedimentierung von 18 mm erforderlich ist. Die Dauer variiert von einigen Minuten bis zu 24 Stunden oder mehr. Während dieser Zeit muß man eine Reihe von Proben vielleicht ununterbrochen im Auge behalten. Schon die damit verbundenen bedeutenden praktischen Schwierigkeiten verdienen ernstliche Beachtung und diese wesentlich vermehrte Arbeit dürfte ausreichen, um die Methode für den klinischen Gebrauch verwerfen zu lassen. Vor allem sind es aber einige prinzipielle, aber darum keineswegs praktisch unwichtige Einwendungen, die man gegen diese Methodik erheben muß.

1. Linzenmeier hat offenbar die Bedeutung einer konstanten Höhe der Blutsäule nicht eingesehen. Die Höhe wird nie angegeben, auf dem Bilde im Arch. f. Gynäkol., Bd. 113, S. 612, finden wir die Höhe anscheinend variierend (nach den Bildern zu urteilen ungefähr zwischen 44 und 54, die Mittelzahl muß wohl etwa 51 mm sein).

2. Zur Zeit, da die Sedimentierung in einem solchen Röhrchen 18 mm fortgeschritten ist, hat in der Regel ein Zusammenbacken der Blutkörperchen stattgefunden und Linzenmeiers Reaktionsausschläge werden darum im allgemeinen bedeutend mehr durch die Größe des Blutkörperchenvolumens

[1]) Den früher von mir (311) empfohlenen Vergleich des 1 Stundenwertes mit dem halbierten 2 Stundenwert habe ich als relativ entbehrlich bei den Zusammenstellungen aufgegeben. Der berechnete Mittelwert, den Katz (140) vorgeschlagen hat, mag bei kleinen Reaktionsausschlägen verwendbar sein, bei den großen Zahlen wird er aber geradezu irreführend und ist also zu verwerfen.

beeinflußt als die Ziffern, die nach 1 Stunde mit meiner Methode erhalten werden. (Da Linzenmeier, wie es scheint, prinzipiell nur die freie Sedimentierung messen will, wäre es in Anbetracht der geringen Höhe der Blutsäule besonders wichtig gewesen, diese Höhe konstant zu nehmen.)

Beim Gebrauch der Linzenmeierschen Methodik haben einige Verfasser eine etwas abweichende Messungsweise angewendet. So mißt W. Löhr die Sedimentierungszeit für die Strecke 24 mm, was eine Steigerung desselben Fehlers mit sich bringt, welcher der ursprünglichen Methode anhaftet, während Morals Angabe der Senkungszeit für die Strecke von 12 mm als eine Verbesserung betrachtet werden kann. Frisch - Starlinger (80) geben die Mittelzei für die Senkung auf 6 resp. 12 und 18 mm an. Eine wesentliche Modifikation wurde kürzlich von Stuhlman vorgenommen. Er hat offenbar meine Einwendungen gegen die Methodik Linzenmeiers beachtet und versucht, die oben angeführten Fehler zu vermeiden, aber die auch für dieses Verfahren notwendige allzu zeitraubende Ablesungsarbeit wird nicht durch entsprechende Vorteile aufgewogen.

Bei den übrigen Messungsverfahren für die Senkungsgeschwindigkeit (und es gibt ihrer eine Unzahl) wird dieselbe im Anschluß an Fåhraeus so abgeschätzt, daß nach einer gewissen Zeit (im allgemeinen 1 Stunde) die Höhe der freien Plasmaschicht gemessen wird. Auf diese Weise wird der Reaktionsausschlag von Plaut u. a. angegeben. Plauts Methodik, wie die von Gram u. a., erfordert eine ziemlich große Blutmenge (5—10 ccm), ohne daß damit irgendwelche technischen Vorteile verbunden wären. Da diese Methoden auch keine größere Verbreitung gefunden haben, kann ich von einem näheren Eingehen auf dieselben absehen.

Die Forderung, daß eine Methode die Untersuchung der Suspensionsstabilität in der tunlich kleinsten Blutmenge ermöglichen soll, muß als wichtig bezeichnet werden, namentlich weil für klinische wie für experimentelle Zwecke oft wiederholt Blutproben genommen werden müssen. Fåhraeus (68, 71) arbeitete schon frühzeitig eine Methodik aus, zu der nur einige Tropfen Capillarblut nötig sind, verwarf sie aber nach kürzester Zeit. Poindecker - Sieß haben später eine ungefähr gleichartige, etwas weniger leicht durchführbare Methode vorgeschlagen, die keine Vorteile bietet. Ich habe mich der Meinung Fåhraeus' angeschlossen, daß jede solche „Mikromethode“ allzu unzuverlässig werden muß. Sowohl die Höhe der Blutsäule als die Weite der Röhre werden mit solchen Methoden unzureichend.

Daß bei der stetig zunehmenden klinischen Verwendung der Senkungsreaktion nunmehr hauptsächlich Linzenmeiers und meine eigene Methodik zur Verwendung kommen, beruht wahrscheinlich nicht zum wenigsten darauf, daß bei diesen Methoden nur eine Blutmenge von etwa 1 ccm notwendig ist. Die wesentlichsten der prinzipiellen und praktischen Fehler, die meiner Meinung nach der Methode Linzenmeiers anhaften, sind oben vorgebracht. Zugunsten der Methode Linzenmeiers ist offenbar eine energische Propaganda betrieben worden, aber der einzige, der die Methode nach Vornahme von Vergleichen zu verteidigen sucht, ist Horvat. Da die Wichtigkeit jener Grundbedingungen, die dieser ebenso wie früher Linzenmeier außer acht läßt, aus der obigen Darstellung hervorgehen dürfte, halte ich eine eingehende Entgegnung auf seine Arbeit für überflüssig (vgl. meinen Aufsatz 315). Für alle anderen, welche

Gelegenheit gehabt, verschiedene Verfahren zu vergleichen, waren die Vorteile meiner Methode deutlich. Fåhraeus empfiehlt sie warm, ebenso haben mit verschiedener Motivierung Geppert (vgl. meinen Aufsatz 314), Katz, Gänßle, Rumpf, Haselhorst, Altertum, Tegtmeier, Schmidt, Kovacs, Spieß, Krimphoff u. a. ihr nach kritischer Prüfung den Vorzug gegeben. In diesen und anderen Arbeiten werden die oben gemachten Angaben, u. a. betreffs der Röhrenweite, bestätigt, was ich nur erwähne, weil Linzenmeier (der diesem Detail meiner Meinung nach zu Unrecht einen großen Einfluß zuschreibt) diesen Punkt als eine Schwäche meiner Methode bezeichnet.

Zur Ermöglichung eines Vergleichs der Reaktionsausschläge, die verschiedene Verfasser mit verschiedenen Methoden gefunden haben, habe ich früher (314) eine Vergleichstabelle zwischen meiner Methode und der Linzenmeiers, Plauts und Grams veröffentlicht. Diese Tabelle, die unten in etwas erweiterter Form wiedergegeben wird, ist auf Grundlage von etwa 200 Doppelbestimmungen mit den betreffenden verschiedenen Methoden aufgestellt. Die angegebenen Reaktionsausschläge sind natürlich als Durchschnittsziffern zu betrachten.

Tabelle 1.

Westergren 200 mm Blutsäule	Plaut 113 mm Blutsäule		Linzenmeier 51 mm Blutsäule							Gram 50 mm Blutsäule
Plasmahöhe, mm 1/St.	Plasmahöhe, 1 St.		Senkungszeit, Minuten						Plasmahöhe mm/1 St.[2]	Plasmahöhe cm/10 min.
	cc/10	mm	18 mm männl.	18 mm weibl.	24 mm männl.	24 mm weibl.	S. Mw.[1] männl.	S. Mw.[1] weibl.		
1	1	1	1500	—	—	—	850	—	1	0
2	1,5	1,5	800	700	1800	1300	470	400	2	Sp.
4	2	2,5	450	400	1050	850	260	225	4	Sp.
6	3,5	4	350	300	850	725	200	175	5,5	Sp.
8	4,5	5	275	225	700	600	160	130	7	Sp.
10	5,5	6	225	175	600	475	130	100	8,5	Sp.
12	7	7,5	175	150	475	400	100	90	10	Sp.
15	9	10	135	115	350	300	80	70	12	Sp.
20	12	13	100	85	230	190	63	55	14	0,1
30	17	19	70	60	150	120	47	40	17	0,1
40	22	25	50	45	90	75	35	30	20	0,2
50	28	32	35		50		25		23	0,3
70	40	44	25		35		18		28	0,5
90	50	57	20		25		15		30	0,8
110	62	70	15		18		10		31	1,4
130	73	83	10		12		7		32	2,5

Für ihre praktische Verwendbarkeit ist fürs erste erforderlich, daß die betreffende Originalmethodik in allen wichtigen Einzelheiten eingehalten wird (was besonders bei einigen, die angeblich nach Linzenmeiers Methode gearbeitet haben, sicherlich nicht immer der Fall war), andererseits ist bei Vergleich mit der Methode Linzenmeiers in ihren verschiedenen Variationen notwendig, daß die Blutkörperchenanzahl (das Zellvolumen) ungefähr normal ist. So sehen wir, daß schon der geringe diesbezügliche physiologische Unterschied zwischen

[1]) Frisch-Starlinger. [2]) Poindecker-Sieß, Grafe u. a.

Männern und Frauen hinreicht, um sich in der Tabelle geltend zu machen, und bei größeren pathologischen Abweichungen im Zellvolumen sind die angegebenen Vergleichszahlen unsicher [1]). Da die Ausschläge mit der Methode Linzenmeiers bei geringer Senkungsgeschwindigkeit für Variationen im Blutkörperchenvolumen besonders empfindlich sind, darf man die Tabelle nur mit Vorsicht anwenden und die Resultate des Vergleichs sind immer als ungefähre zu betrachten.

Wo in den folgenden klinischen Teilen dieser Arbeit ein oder das andere Mal Reaktionsausschläge sozusagen in meine Methode übersetzt sind, wird durch ? nach einer Ziffer im allgemeinen bezeichnet, daß die Zahl umgerechnet und als etwas unsicher zu betrachten ist [2]). Die Unsicherheit, mit der bei den Primärangaben selbst wegen technischer Mängel oft zu rechnen ist, wird auf diese Weise nicht nennenswert erhöht.

Bedeutung der Zimmertemperatur.

Von allem Anfang an habe ich darauf hingewiesen, daß die Reaktion bei einer Zimmertemperatur von 17°—20° ausgeführt werden sollte. Daß mit

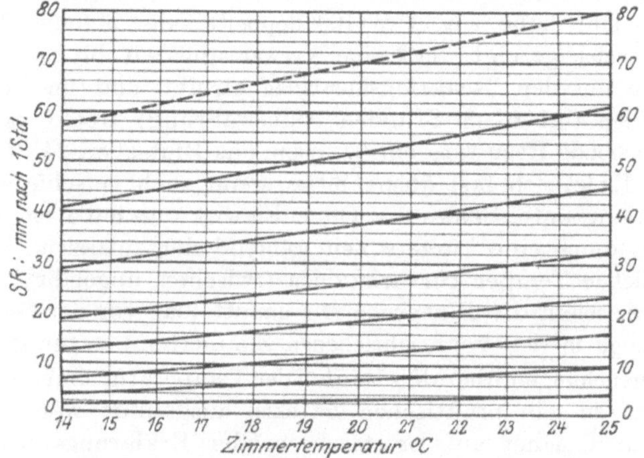

Abb. 3. Der Einfluß der Zimmertemperatur.

höheren Temperaturen stärkere Ausschläge erhalten werden, ist später von mehreren Verfassern hervorgehoben worden.

Um angeben zu können, daß die Ausführung einer bestimmten Senkungsprobe bei einer gewissen Temperatur geschehen, ist es notwendig, daß sowohl das Blut als das Gefäß, in dem die Sedimentierung vor sich gehen soll, schon im vorhinein diese Temperatur besitzen. Unter Aufteilung einer Blutprobe in mehrere Portionen habe ich nach einer Verwahrungszeit von einigen Stunden die Reaktion in verschiedenen Zimmern mit verschiedener Temperatur angestellt und auf Grund einer großen Anzahl derartiger geteilter Proben die schematische Zusammenstellung gemacht, die in Abb. 3 wiedergegeben ist. Wir sehen z. B.,

---

[1]) Bei Anämie erhält man also mit Linzenmeiers Methode relativ stärkere Ausschläge als mit meiner.

[2]) Ich habe im allgemeinen nur Umrechnungen von Durchschnittszahlen vorgenommen.

daß in einer Probe, die bei 15° einen Ausschlag von 30 mm in einer Stunde gibt, die entsprechende Senkungsziffer bei 18° 35 und bei 22° 41 mm wird. Der Einfluß der Temperatur scheint bei den mittelstarken Reaktionsausschlägen praktisch am wichtigsten zu sein, bei kleinen Ausschlägen ist er relativ geringer und auch bei den starken Ausschlägen (wo ich das Resultat dieser Untersuchung als unsicher betrachten muß) ist er wahrscheinlich praktisch weniger hervortretend. Daß Variationen der Zimmertemperatur zwischen 17° und 20° als praktisch belanglos gelten können, kann ich auf Grund weiterer Erfahrungen bestätigen. Bei sicheren Abweichungen in der Temperatur kann unter Verwendung von Abb. 3 eine ungefähre Korrektur vorgenommen werden[1]). Bei Ausschlägen über 60 mm halte ich es für unsicher, ob eine Korrektur berechtigt ist. Als Standardtemperatur möchte ich 18° vorschlagen. Einige Untersucher haben die Sedimentierung im Brutschrank bei 37° Temperatur vor sich gehen lassen. Davor möchte ich auf das entschiedenste warnen (vgl. Fåhraeus 71).

Verwahrung der Blutproben.

Um zu eruieren, ob sich ein Unterschied geltend macht, je nachdem, ob man die Sedimentierung kürzere oder längere Zeit nach Entnahme der Blutprobe erfolgen läßt, habe ich etwa 100 doppelte oder geteilte Proben untersucht. Es hat sich gezeigt, daß eine Verwahrungszeit bis zu 4—5 Stunden keinen Einfluß auf den Reaktionsausschlag ausübt und im Verlauf einiger weiterer Stunden (bei 6—8 Stunden Aufbewahrung) treten ziemlich selten deutlich abweichende Resultate ein [2]). Wenn das Blut etwa 24 Stunden stehen gelassen wird, findet sich fast ausnahmslos, wenn auch verschieden stark, eine wesentlich verlangsamte Senkung. Ohne Einwirkung habe ich es gefunden, wenn das Blut durch eine kürzere Zeit während der zulässigen Verwahrungsdauer wesentlichen Temperaturvariationen (zwischen ungefähr 0° bis + 30°) ausgesetzt wird, sofern die Blutprobe nur unmittelbar vor der Sedimentierung hinreichend lange in der vorgeschriebenen Zimmertemperatur gehalten wird.

Diese Untersuchungen über den Einfluß der Temperatur und der Verwahrung des Blutes sind zu rein praktischen Zwecken ausgeführt worden. Es würde uns zuweit führen, näher auf Erörterungen oder Erklärungsversuche betreffs der Resultate einzugehen. Dieselben können nunmehr auch durch die Untersuchungen von Haselhorst, Josefowicz u. a. als bestätigt betrachtet werden.

Senkungsreaktion nach der Methode des Verfassers.

Erforderliche Instrumente. 1. Punktionsspritze (Abb. 4). Für die Senkungsreaktion selbst ist ungefähr 1 ccm (höchstens 1,2 ccm) Citratblut notwendig. Es ist nicht nur ausreichend, sondern u. a. mit Rücksicht auf gewisse Möglichkeiten einer ungenügenden Vermischung sogar vorteilhaft, wenn die zur Venäpunktion verwendete Spritze nur etwa 1,4 bis 1,5 ccm enthält. Nach Prüfung verschiedener Modelle habe ich die sog. Welt-Rekordspritze am geeignetsten gefunden, besonders wegen der Gleichförmigkeit ihrer Herstellung und wegen der Vorteile, die sich daraus ergeben, daß man ein geschädigtes Glas selbst auswechseln kann. Durch eine Sperranordnung wird die Einstellung einer exakten Menge

[1]) Bei meinen eigenen Serienuntersuchungen ist die Zimmertemperatur selten unter 18° oder über 19° gegangen. Korrektion nach Abb. 3 habe ich nur in den äußerst wenigen Fällen vorgenommen, wo die Zimmertemperatur 20° überstieg (oder weniger als 17° betrug) und nur bei schwacher oder mittelstarker Senkungsreaktion.

[2]) Kovacs gibt 10 Stunden Verwahrungszeit als Grenze an.

Citratlösung erleichtert und gesichert. Zu diesem Behuf habe ich früher einen am rückwärtigen Endstück der Spritze befestigten beweglichen Riegelhaken verwendet, der in die Kolbenstange eingriff. Unter anderem aus fabriktechnischen Gründen hat sich aber eine festsitzende Leiste an der Kolbenstange als vorteilhafter erwiesen, die vomEndstück der Spritze gehemmt wird, beim Entleeren der Spritze aber durch die Öffnung im Endstück passieren kann. Die Richtigkeit des erreichten Mischungsverhältnisses in der Spritze muß kontrolliert werden [1]). Dies geschieht am besten so, daß man genau auf dieselbe Weise vorgeht wie bei Entnahme der Blutprobe, aber Wasser statt der Citratlösung und $^1/_{10}$-Normallauge statt Blut aufzieht und danach das Mischungsverhältnis untersucht, indem man die Menge der Lauge, z. B. in 10 ccm der so erhaltenen Flüssigkeit austitriert. Oder noch einfacher durch Mischung einer Salzlösung von einer gewissen Stärke mit Wasser und darauffolgende refraktometrische Konzentrationsbestimmung. Variationen im vorgeschriebenen Mischungsverhältnis (80% Blut, 20% Citratlösung) die etwa 1% nicht überschreiten, sind im praktischen Gebrauch bedeutungslos.

2. Die verwendeten Kanülen müssen zur Erzielung gleichförmiger Mischungsverhältnisse ungefähr konstanten Fassungsraum haben und unbedingt luftdicht an die Spritzenspitze schließen. Äußerer Durchmesser 0,7 mm (bei möglichst weitem Lumen). Länge (Röhrenteil) 30—20 mm.

3. Zur Verwahrung der Blutprobe bis zum Aufziehen in die Pipette werden kleine Reagenzröhrchen („Verwahrungsröhrchen") von etwa 2 ccm Rauminhalt (etwa 10 mm Weite, 40 mm Höhe) verwendet. Sie werden am zweckmäßigsten in nummerierte Löcher in einem Holzklotz aufgestellt.

4. Die Sedimentierungspipetten bestehen aus ziemlich dickwandigen Glasröhren von etwa 2,5 mm Weite. Das eine Ende wird zu einer ungefähr stecknadelweiten, gerade abge-

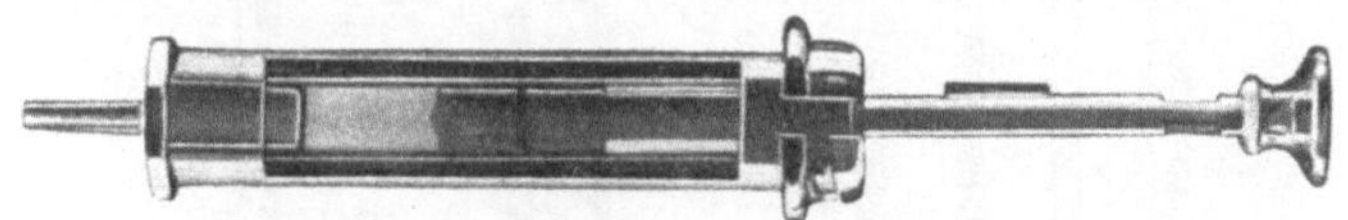

Abb 4. Spritze zur Blutentnahme.

schnittenen Spitze ausgezogen, die so kurz als nur möglich gemacht wird. Die ganze Pipette soll 300 mm (295—305 mm) lang sein. 200 mm (199—201 mm) von der Spitze ist sie mit einer Marke versehen. Die Röhrenweite kann zwischen 2,4 mm und 2,7 mm variieren (wobei der Rauminhalt von 200 mmHöhe etwa 0,9—1,15 ccm ausmacht).

5. Gestell für die Sedimentierungspipetten (siehe Abb. 5). Die Pipette wird durch eine Stahlfeder in vertikaler Lage und mit ihrer Spitze kräftig gegen einen Gummipfropf gedrückt, festgehalten. Die Pfropfen sind in Löcher der Fußscheibe des Gestells eingesetzt, und lassen sich leicht reinigen und evtl. austauschen.

6. Maßstab mit Millimeter-Gradierung. Zur bequemeren und sicherern Ablesung sollen die Ziffern in einer vertikalen Reihe (d. h. untereinander) angebracht werden.

Ausführung der Probe. 1. Es wird Natriumcitratlösung im Überschuß in die Spritze aufgezogen und der Kolben wird wieder hinausgeschoben, bis die Sperrleiste an das rückwärtige Endstück der Spritze anstößt. Dabei ist darauf zu achten, daß etwaige Luftblasen aus der Spritze entfernt werden.

2. Nun wird die Nadel angesteckt, eine geeignete Unterhautvene punktiert und die Spritze ganz mit Blut gefüllt (der Kolben wird ganz zurückgezogen, bis der Stempel durch das rückwärtige Endstück gehemmt wird).

[1]) In diesem Zusammenhang muß folgendes hervorgehoben werden: Wenn man in einer Spritze mit der gewöhnlichen Einteilung in Zehntel-Kubikzentimeter Citratlösung bis zur Marke 0,2 ccm und dann Blut bis zur Marke 1 ccm aufzieht, so wird das Mischungsverhältnis infolge der im Spitzenteil der Spritze befindlichen Citratlösung nicht 20% + 80%, sondern im allgemeinen ungefähr 25—30% + 75—70%. Auch wenn man von diesem ziemlich konstanten Fehler absieht, ist doch die Einstellung gegen eine Marke nach dem Augenmaß allzu unsicher.

3. Man läßt die Nadel an der Spritze sitzen und entleert die Spritze unmittelbar in ein Verwahrungsröhrchen. Der Inhalt wird unverzüglich durch mehrmaliges Umwen en und Wiederaufstellen der (verkorkten oder mit dem trockenen Finger verschlossenen) Röhre gemischt.

4. Wenn die Sedimentierung geprüft werden soll, wird wieder durch mehrmaliges Umlegen und Wiederaufstellen (ohne umzuschütteln) gemischt, worauf eine gute Vermengung noch weiterhin dadurch gesichert wird, daß man 3—5 mal

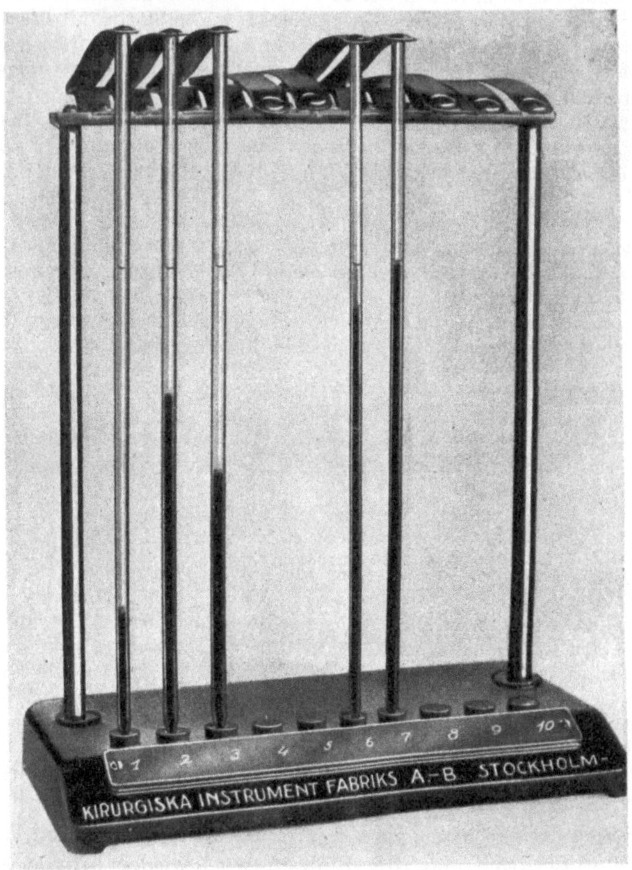

Abb. 5. Stativ mit Proben.

vom Boden des Verwahrungsröhrchens in die Pipette aufsaugt und vorsichtig wieder ausbläst. Dann wird bis zur Marke (200 mm von der Spitze) aufgesaugt und die Pipette in das Gestell gesetzt. Die Oberfläche der Flüssigkeit darf jetzt höchstens 2 mm von der Marke stehen. Sollten größere Abweichungen vorliegen oder Luftblasen in reichlicher Menge die Beobachtung der Lage des Flüssigkeitsniveaus erschweren, so muß die Pipette vorsichtig herausgenommen, in das Verwahrungsröhrchen entleert und neugefüllt werden, wobei aber unnötiges Blasen und heftiges Umschütteln des Blutes möglichst zu vermeiden ist.

5. 1, 2 und 24 Stunden nach dem Einstellen der Pipette wird durch Messung der Höhe der Plasmaschicht — d. h. des Abstandes vom unteren Meniskus der freien Flüssigkeitsschicht bis zur oberen Grenze der sedimentierenden Blutkörperchen — abgelesen. Wenn diese Grenze unscharf ist, mißt man bis zu dem Punkt, wo die volle Dichte zu beginnen scheint, und der bisweilen oberhalb der Grenzschicht sichtbare Schleier, der durch die bei der Sedimentierung zurückgebliebenen Blutkörperchen bedingt ist, wird also als zum Plasma gehörig gemessen [1]). Zur Plasmahöhe wird auch die weiße Schicht gerechnet (Leukocyten, Plättchen, ausgefälltes Eiweiß), die besonders bei der 24 Stunden-Ablesung über den roten Blutkörperchen abgesetzt wird [2]). Die Messung nach 1 und 2 Stunden muß immer auf die Minute genau geschehen; bei 24 Stunden sind dagegen Abweichungen von etwa $^1/_2$—1 Stunde (oder bei den allerhöchsten Zahlen wesentlich mehr) ziemlich bedeutungslos.

Praktisch wichtige Einzelheiten. Vor Entnahme der Probe ist zu beachten, daß das Mundstück der Spritze, der Verbindungsteil und das rückwärtige Endstück gut verschraubt, sowie daß der Kolben leicht beweglich ist. Zur Reinigung der Spritze zwischen zwei aufeinander folgenden Proben wird einigemale Wasser aufgezogen und dann Citratlösung. Unmittelbar nach der Verwendung soll sie gründlich gereinigt (zweckmäßig mit verdünntem Ammoniak) und in reinem Wasser ausgespült werden. Es ist natürlich vollständig überflüssig die Spritze selbst zu sterilisieren und da ihre Dauerhaftigkeit durch Kochen oder Erwärmung wesentlich verkürzt wird, muß davor ausdrücklich gewarnt werden. Die Nadeln werden am einfachsten durch Einlegen in Alkoholäther sterilisiert, man muß aber darauf achten, daß sie beim Aufstecken keine Flüssigkeit mehr enthalten.

Wichtig ist bei der Venäpunktion die Einhaltung der richtigen Mischverhältnisse. Außer der konstanten Luftblase, die beim Zurückziehen des Kolbens durch die Luft in der Nadel gebildet wird, soll man weitere Luftbeimengung von mehr als der Hälfte des Volumens dieser Blase möglichst vermeiden. Man muß sich darin üben, die Venäpunktion ohne Stauung ausführen zu können (ein geübter Untersucher kann in mindestens 90% bei Erwachsenen oder älteren Kindern ohne eine solche auskommen), aber es ist immer wichtiger eine ziemlich rasch entnommene Probe mit den richtigen Mischungsverhältnissen zu erhalten, als Stauung zu vermeiden. Eine solche bis zu 1—2 Minuten ist für die Senkungsreaktion selbst ohne Bedeutung (vgl. Kap. VI).

Die Verwahrungsröhren und besonders die Pipetten müssen gut gereinigt und vollständig trocken sein. Sie lassen sich durch Spülung (möglichst rasch nach 24 Stunden-Ablesung) leicht reinigen und werden dann durch Erwärmen oder Aufsaugen von Alkoholäther sorgfältig getrocknet.

Jede Probe, die auch nur eine Andeutung von Koagulation zeigt, muß unbedingt verworfen werden. Bisweilen entsteht Hämolyse, besonders wenn die Spritze zu brüsk in die Verwahrungsröhre entleert wird (und am leichtesten bei hohem Hämoglobingehalt). Eine sehr unbedeutende Hämolyse ist für die Senkungsreaktion bedeutungslos, wenn eine solche in deutlichem Grad vorliegt, muß die Probe verworfen werden. Die Natriumcitratlösung (Natr. citric. 3,8 Aq. dest. 100) wird beim Aufbewahren oft etwas trübe. Trotz der gegenteiligen Behauptung Linzenmeiers u. a. muß ich dies als praktisch bedeutungslos bezeichnen. (Grobe Verunreinigungen können abfiltriert werden.)

---

[1]) Dieser unscharfen Grenze begegnen wir mitunter bei starker Aggregation, besonders aber bei Anämie. Das Ablesungsresultat kann da auf ungefähr 5, in seltenen Fällen sogar auf 10 mm unsicher werden. Bei dieser großen Fehlermöglichkeit handelt es sich aber eigentlich um Ausschläge, die von verschiedenen Personen gemessen wurden. Durch × evtl. ×× vor einer Zahl pflege ich im Protokoll anzugeben, daß eine deutliche, mehr minder starke Verschwommenheit in der Grenzschichte vorlag.

Stuhlmann fand, daß dieser Schleier durch stark aufgequollene, sowie zerstörte Erythrocyten gebildet sei.

[2]) Hier sei erwähnt, daß Schilling-Schulz vor kurzem Beobachtungen über die Senkungsgeschwindigkeit der Leukocyten veröffentlicht haben.

Die Senkungsreaktion wird innerhalb 4—5 Stunden nach der Entnahme der Probe geprüft und zwar bei Zimmertemperatur von 17—20°.

Probeentnahme ohne Venäpunktion.

Wenn keine geeignete Vene anzutreffen ist (z. B. bei Kindern), kann man folgendermaßen verfahren: Man markiert an einem Verwahrungsröhrchen den Rauminhalt von z. B. 1,25 ccm und beschickt die Röhre mit 0,25 ccm Citratlösung. Nach kräftiger Hyperämisierung durch ein heißes Hand-(Fuß-)bad, Abtrocknen und Hautdesinfektion wird mit Messer oder Lanzette ein ziemlich tiefer Einschnitt gemacht und das rasch heraustropfende Blut unter ununterbrochenem Ummischen direkt in das Verwahrungsröhrchen aufgefangen.

Um auf diese Weise die richtigen Mischungsverhältnisse zu erhalten, Koagulation aber zu vermeiden, ist eine gewisse Übung erforderlich. Bei Parallelbestimmungen mit Proben von Venenblut und Fingerblut habe ich allerdings gute Übereinstimmung erhalten, aber die Venäpunktionsmethode muß natürlich, wo sie ausführbar ist, vorgezogen werden.

Die Fehlerbreite der Senkungsreaktions-Ausschläge.

Bei 280 Doppelbestimmungen (doppelte Venäpunktionen) wurden die aus untenstehender Tabelle ersichtlichen Ungleichheiten im 1 Stunden-Ausschlag zwischen den beiden Proben des Probenpaares erhalten.

Tabelle 2.

	Unterschied zwischen Doppelbestimmungen mit der Senkungsreaktion					
	höchst 1 mm	2 mm	3—4 mm	5—6 mm	7—8 mm	9—12 mm
Senkungsreaktion, 1 St., unter 8 mm	98%	2%				
Senkungsreaktion, 1 St., 8—30 mm	70%	17%	9%	4%		
Senkungsreaktion, 1 St., über 30 mm	28%	25%	25%	15%	5%	2%

Wir finden also, daß bei Senkungsreaktion unter 8 mm die Differenzen in 98% der Doppelbestimmungen höchstens 1 mm betragen. Bei Senkungsreaktion von 8—30 mm ist in 87% die Differenz höchstens 2 mm und in 96% höchstens 4 mm und bei stärkerer Senkungsreaktion in 78% höchstens 4 mm, in 93% höchstens 6 mm und in 98% höchstens 8 mm. Dieses Resultat dürfte sich so zusammenfassen lassen, daß man sagt: Die Fehlerbreite der Senkungsreaktion beträgt etwa 10% der Größe des Ausschlags plus 1 mm. (Der relative Fehler bei Senkungsreaktion über etwa 70 mm ist jedoch geringer als bei 30 bis 70 mm.) Der wahrscheinliche Fehler kann in den drei Gruppen auf 0,5 resp. 1 und 2 mm geschätzt werden. Zu bemerken ist, daß Bruchteile von Millimeter bei der Ablesung niemals beachtet wurden, besonders aber, daß diese Doppelproben nicht auf völlig gleichmäßige Weise entnommen sind (so z. B. wurden im allgemeinen verschiedene Spritzen verwendet). Auf diese Weise habe ich versucht, eine möglichst zutreffende Vorstellung über die tatsächliche größte Fehlerbreite zu bekommen, mit der ich bei Beurteilung meiner Reaktionsausschläge in zeitlich lang ausgestreckten Probenserien praktisch zu rechnen habe. Mit dieser ziemlich großen Fehlerbreite dürfte man vorsichtigerweise bei allgemeinem klinischen Gebrauch der Senkungsreaktion rechnen müssen. Schon durch eine in jeder Hinsicht minutiös genau durchgeführte Technik kann indes diese Fehlerbreite etwa bis zur Hälfte reduziert werden. Schließlich darf man nicht vergessen, daß durch die Messung nach 2 Stunden praktisch eine gewisse Verminderung der Fehlerbreite erhalten wird, die jedoch schwer ziffernmäßig anzugeben ist.

III. Hämoglobin- und Refraktionbestimmungen.

Unter der Rubrik Methodik soll einerseits auch in diesem und im folgenden Kapitel über die Hilfsmethoden berichtet werden, die bei meinen Untersuchungen zur Anwendung kamen, andererseits sollen einige mit der Methodik verknüpfte Probleme erörtert werden. die mir für die Beurteilung des Senkungsreaktionsausschlages praktisch oder theoretisch von Bedeutung schienen.

Nachdem die Sedimentierungspipette gefüllt wurde, bleiben im Verwahrungsröhrchen im allgemeinen 0,2—0,5 ccm Citratblut zurück. Diese kleine Blutmenge kann man mit Vorteil zur Anstellung von Blutkörperchenzählungen, Hämoglobinbestimmung, Untersuchung der Plasmadichte usw. verwenden. Dabei ist indes zu merken, daß einerseits das Mischungsverhältnis Blut : Citratlösung völlig zuverlässig sein muß (gut adjustierte Spritze, genaue Entnahme der Probe) und daß andererseits die Venäpunktion ohne Stauung oder mit einer äußerst kurzen (von höchstens $^1/_2$ Minute) auszuführen ist (vgl. Kapitel VI).

Auf diese Weise habe ich Blutkörperchenzählungen und Hämoglobinbestimmungen schon seit dem Jahre 1919 vorgenommen. Im allgemeinen erhält man dabei übereinstimmende Resultate für Venen- und Capillarblut [1]). Da dieses Verhalten indes kein nennenswertes Interesse für die vorliegende Arbeit hat, in der nur das Verhalten des Venenblutes in Betracht kam, soll darauf nicht weiter eingegangen werden.

Wenn Hämoglobinbestimmung oder die Blutkörperchenzählung vorgenommen werden soll, muß man, in Anbetracht der Senkungstendenz der Blutkörperchen, sorgfältig beachten, daß das Blut vor Zusatz der Verdünnungsflüssigkeit gut durchgemengt ist. Das geschieht am besten so, daß man erst das Verwahrungsröhrchen vorsichtig schüttelt (kein Umwenden) und danach, vom Boden, 5—10 mal mit der Zählpipette aufsaugt und wieder ausbläst. — Die nach den gewöhnlichen Regeln (z. B. für die Zählung von Erythrocyten) nach Verdünnung mit Hayemscher Flüssigkeit erhaltenen Werte müssen, entsprechend der Verdünnung mit 20% Citratlösung, mit 1,25 multipliziert werden. (Bei Zählung von Leukocyten muß der dabei gewöhnliche Gehalt der Mischungsflüssigkeit an Essigsäure erhöht werden.)

Bei meinen Hämoglobinbestimmungen und Blutkörperchenzählungen sind verschiedene Pipetten (nach Ellermann-Erlandsen) zur Verwendung gekommen. Die Hämoglobinbestimmungen sind mit dem Autenrieth-Königsbergerschen Kolorimeter (Fabrik Hellige) ausgeführt. Der Hämoglobingehalt ist immer in „%-Hämoglobin" nach der zum Apparat gehörigen Tabelle ausgedrückt. Durch Vergleiche mit Apparaten, die eben

[1]) Als Beweis dafür, daß die mit Capillarblut erhaltenen Resultate nicht ohne weiteres als für Venenblut gültig angesehen werden dürfen, muß jedoch bemerkt werden, daß man auf charakteristische Unterschiede stoßen kann. Für Capillarblut von sog. Trommelschlegelfingern habe ich nämlich oft deutlich höhere, auf eine gesteigerte Blutkonzentration deutende Zahlen gefunden, als für eine gleichzeitig entnommene Probe von Venenblut.

neu von der Fabrik kamen, habe ich mich davon überzeugt, daß meine Hämoglobinskala hinreichend genau ist. Für die Erythrocytenzählung wurde die Bürkersche Zählkammer verwendet.

Durch Doppelproben von doppelten Venäpunktionen habe ich versucht, die Fehlerbreite meiner Hämoglobinbestimmungen und Erythrocytenzählungen zu schätzen. Dabei fanden sich folgende Abweichungen: Betreffs des Hämoglobins (150 Doppelproben) war der Unterschied in 64% der Proben höchstens 2% Hämoglobin, in 30% 3—4% Hämoglobin, in 4% 5—6% Hämoglobin und in 2% der Proben 7—8% Hämoglobin. (Die Ablesungen unter etwas ungleichmäßigen Bedingungen.) Die Fehlerbreite dürfte in der Regel also 5% Hämoglobin nicht überschreiten und der wahrscheinliche Fehler höchstens 2% Hämoglobin betragen. Hinsichtlich der Erythrocyten (62 Doppelproben, etwa 800 Zellen gezählt) war der Unterschied in 58% der Proben höchstens 1% der Erythrocytenmenge, in 22% der Proben (1—)2%, in 8% der Proben (2—)3%, in 6% der Proben (3—)5% und in weiteren 6% der Proben betrug der Unterschied 6—10% der Erythrocytenzahl. In 94% der Fälle machten die Abweichungen also höchstens 5% aus.

Hervorgehoben sei, daß die Fehlerbreite, wenigstens was die Erythrocyten betrifft, als ziemlich klein bezeichnet werden kann, besonders da ja die Mischung mit der Citratlösung natürlich eine Fehlerquelle in sich birgt. (Bei doppelten Proben mit Capillarblut, ebenso mit mehreren Proben aus einer größeren Menge Citratblut habe ich eine etwas größere Fehlerbreite erhalten.) Das oben Angeführte scheint mir zu zeigen, daß durch Venäpunktion nach meiner Methode erhaltenes Citratblut eine sehr verläßliche Zusammensetzung hat, was auch durch doppelte refraktometrische Konzentrationsbestimmungen des Citratplasmas bestätigt wurde.

Wenn der Brechungsindex des Citratplasmas bestimmt werden soll, ist die kleine Blutmenge, die nach der Füllung der Senkungspipette und darauffolgender Hämoglobinbestimmung in dem Verwahrungsröhrchen übrigbleibt, hinreichend. Bevor das Citratplasma aufgesaugt wurde, ist das Blut in einem gut verschlossenen Verwahrungsröhrchen einer mäßigen Zentrifugierung unterworfen worden.

Die Refraktionsbestimmungen sind mit einem gewöhnlichen sog. Eintauchrefraktometer (Fabrik Zeiss) ausgeführt, unter Verwendung des kleinen Hilfsprismas und mit genauer Beobachtung aller gegebenen Vorschriften (über konstante Temperatur von 17,5° usw.). Bei Doppelbestimmungen (doppelten Venäpunktionen) haben die Unterschiede selten 0,1, niemals 0,3 Refraktometer-Einheiten überschritten. Die erhaltenen Ausschläge habe ich im folgenden der leichteren Übersichtlichkeit halber im allgemeinen als % (eventuell ‰) Eiweiß ausgedrückt (vgl. Kapitel IV)[1].

Bei einigen Versuchen zu quantitativen Fibrinbestimmungen habe ich mich der Methode II Leendertz-Gromelskis bedient. (Das Fibrin-Fibrinogen wird durch den Refraktionsunterschied im recalzifierten Citratplasma vor und nach der Abscheidung des Fibrins bestimmt.) In Anbetracht gewisser vermuteter Schwächen dieser Methode muß ich ihre Resultate als ziemlich unsicher bezeichnen und will mich hier bei der Methode und ihren Fehlerquellen nicht länger aufhalten. Die Resultate, die ich mit der Methode erhielt, scheinen mir jedoch für den einzigen Zweck, zu dem ich sie verwendet (Abb. 10, Kap. V), nicht wertlos[2].

---

[1]) Bei dieser Gelegenheit möge auch erwähnt sein, daß die Blutproben in der Regel mittags entnommen wurden, etwa 3 Stunden nach der Hauptmahlzeit, und daß ihnen nie körperliche Anstrengungen vorausgegangen waren.

[2]) Es sei daran erinnert, daß Starlinger (283, 284) vor kurzem nachgewiesen hat, daß die Exaktheit nahezu aller für den klinischen Gebrauch bestimmten Fibrinogen- oder Fibrinbestimmungsmethoden stark zu bezweifeln ist.

Schätzung des Hämoglobingehaltes im Blute mit Hilfe der Senkungsreaktions-Ziffern.

Es ist im vorhergehenden der wichtige prinzipielle Unterschied zwischen der im Gang befindlichen und der abgeschlossenen Sedimentierung hervorgehoben worden. Der Faktor, den wir das relative Zellvolumen des Blutes nennen und dessen Größe z. B. durch Zentrifugierung bestimmt wird, darf sich, wenn die diesbezüglich aufgestellten Grundsätze richtig sind, offenbar bei der Senkungsreaktions-Ziffer, die mit meiner Methode nach 24 Stunden erhalten wird, stärker geltend machen als bei der Zahl für die Sedimentierung nach einer Stunde.

In einer früheren Arbeit (311) habe ich betont, daß eine niedrige Erythrocytenzahl besonders durch eine größere 24-Stunden-Ziffer angedeutet wird und daß speziell 24-Stunden-Ziffern über 130 mm (bei Männern) immer eine Oligocythämie bedeuteten. Da ich die Be-

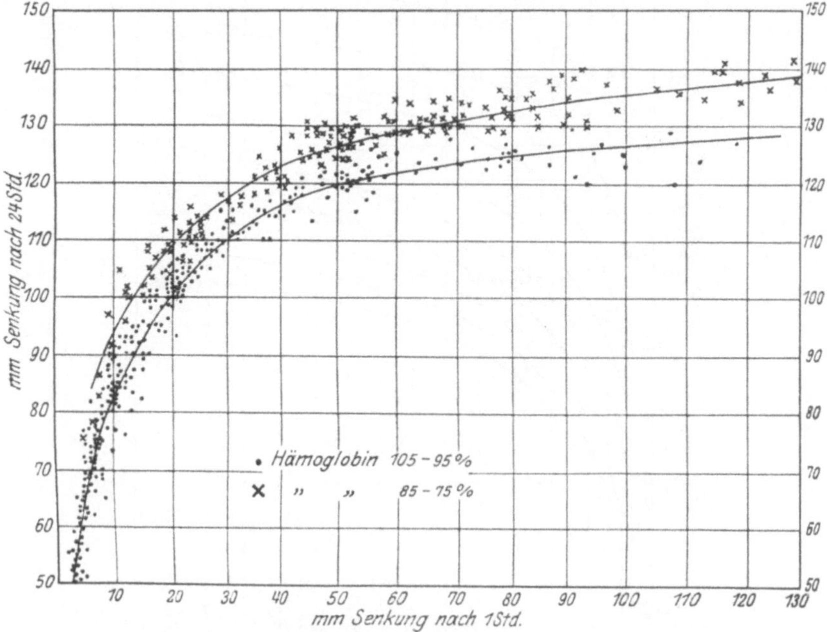

Abb. 6. Senkung nach 1 und 24 Stunden bei zwei verschiedenen Hämoglobinklassen.

ziehung nicht hinreichend deutlich fand und vor allem, da sich eine Erythrocytose dabei nicht deutlich geltend machte, begnügte ich mich 1920 mit diesem Resultat. Bald nahm ich aber, durch ein näheres Studium des gegenseitigen Verhaltens zwischen dem relativen Zellenvolumen des Blutes, dem Hämoglobingehalt und der Erythrocytenzahl dazu veran laßt, diese Untersuchungen wieder auf.

Das Verhalten, daß das relative Zellenvolumen und der Hämoglobingehalt des Blutes in einer gewissen gesetzmäßigen Beziehung zueinander stehen und daß man bei bekannter Hämoglobinziffer die Größe des Zellvolumens ungefähr abschätzen kann, wird im folgenden Kapitel eingehender erörtert. Da ich ein sehr großes Material von gleichzeitigen Senkungsreaktions- und Hämoglobin-Untersuchungen zur Verfügung hatte, habe ich näher untersucht, ob zwischen den Senkungsreaktions-Ziffern für 1 und für 24 Stunden einerseits und der Hämoglobinziffer andererseits ein bestimmtes Verhältnis vorliege.

Das ist nun offenbar der Fall. — Eine vollständige Vorlegung des hierher gehörigen Materials ist aus Raumrücksichten nicht möglich. In Abb. 6 ist graphisch das Verhältnis zwischen der 1 Stunden-Ziffer und der 24 Stunden-Ziffer in etwa 400 verschiedenen Blutproben angegeben. Dabei habe ich einerseits Proben mit Hämoglobin 105—95%, andererseits Proben mit Hämoglobin 95—85% einbezogen. Wie aus der Abbildung hervorgeht, ist die Beziehung zwischen den 1 Stunden- und den 24 Stunden-Werten deutlich vom Hämoglobingehalt beeinflußt. (Es ist wahrscheinlich, daß diese dritte Größe in Wirklichkeit nicht der Hämoglobingehalt selbst ist, sondern eher das relative Zell-

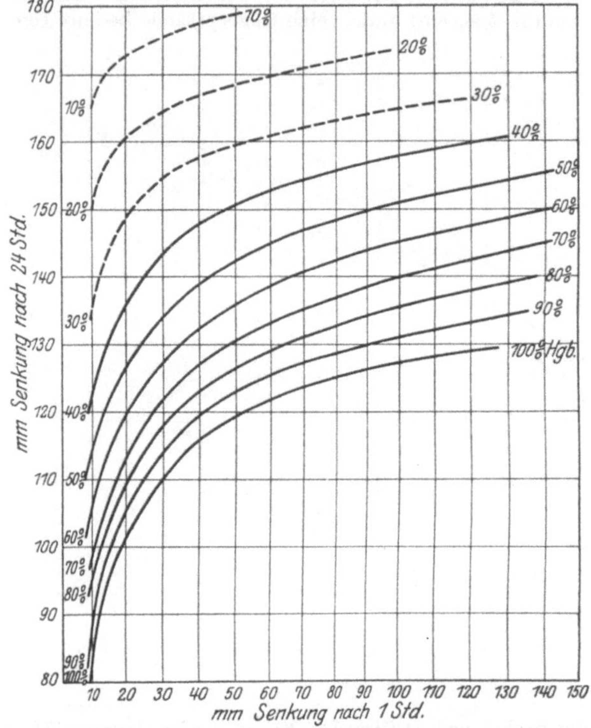

Abb. 7. Schematische Zusammenfassung der Beziehung zwischen der Senkung nach 1 und der nach 24 Stunden bei verschiedenem Hämoglobingehalt des Blutes.

volumen des Blutes, aber aus mehreren Gründen habe ich mich darauf beschränkt, die Beziehung in Hinsicht auf den Hämoglobingehalt des Blutes zu untersuchen.)

In Abb. 7 ist in schematischer Form das zusammengestellte Resultat wiedergegeben. Bei einem gewissen Hämoglobingehalt bedingt eine gewisse Sedimentierung nach 1 Stunde eine entsprechende Zahl nach 24 Stunden. Der über das Normale gesteigerte Hämoglobingehalt tritt aber nicht deutlich genug hervor, um besonders Kurven für 110 und 120% Hämoglobin zu motivieren und bei der Kontrollierung der Beziehung habe ich alle Hämoglobinziffern über 95% mit 100% gleichstellen müssen. Die Kurven auf Abb. 7 sind auf die durch Abb. 6 angedeutete Weise nach einem Gesamtmaterial von etwa 700 verschiedenen Blutproben (hauptsächlich Patienten mit Lungentuberkulose) hergestellt, wobei also nach 1 und 24 Stunden abgelesen und die Hämoglobinbestimmung im Citratblut vorgenommen wurde. Mit Hilfe von 200 anderen auf gleiche Weise entnommenen Proben (gemischtes klinisches Material) habe ich die Genauigkeit der gefundenen Beziehung kontrolliert. Ich bin dabei von den nach 1 und nach 24 Stunden abgelesenen Senkungsreaktions-Zahlen ausgegangen und habe auf Abb. 7 den Punkt angegeben, der ihre gegenseitige Beziehung ausdrückt. Es hat sich da gezeigt, daß der Unterschied zwischen dem durch die Lage dieses Punktes angedeuteten und dem mittels des Colorimeters abgelesenen Hämoglobinwert in 61% der Kontrollfälle höchstens 5% Hämoglobin, in weiteren 28% der Kontrollfälle höchstens 10% Hämoglobin ausmachte und daß er niemals 15% (17%) Hämoglobin überstieg. In ungefähr $^{9}/_{10}$ der Fälle betrug also die Abweichung höchstens 10% Hämoglobin. Wenn also die Beziehung auch deutlich ist, so ist die Abweichung, wie es ja auch aus Abb. 6 hervorgeht, nicht unwesentlich (und besonders bei ungefähr normalem oder gesteigertem Hämoglobingehalt und relativer schwacher Senkungsreaktion muß sie als ziemlich groß bezeichnet werden). Diese Abweichung ist durchaus nichts Auffälliges und ich bin mir völlig dessen bewußt, daß andere Faktoren als die oben berücksichtigten mitspielen [1]). Mit Hilfe von Abb. 7 erhält man jedoch offenbar sozusagen als Draufgabe eine gewisse Vorstellung über den Hämoglobingehalt des untersuchten Blutes (oder vielleicht eher über dessen Zellvolumen). Die Genauigkeit dieser Vorstellung läßt viel zu wünschen übrig, die Fehlerbreite dürfte aber praktisch nicht größer sein als z. B. bei Verwendung der Tallquistschen Skala. Ich muß indes hervorheben, daß die Genauigkeit mit der der Hämoglobingehalt nach Abb. 7 bestimmt wird, gewöhnlich hinreicht, um dadurch das Vorliegen einer Anämie ausschließen zu können und daß sie auch eine ungefähre Abschätzung des Grades einer eventuellen Anämie erlaubt. Dagegen erhält man keine zuverlässigen Aufschlüsse betreffs etwaiger Steigerungen über das Normale.

IV. Über die Größe des Zellvolumens und einige durch seine Variationen bedingte Fehlerquellen bei Untersuchung des Citratblutes [2]).

Daß das Gesamtvolumen der Erythrocyten nach spontaner Sedimentierung in hohem Grade durch den Aggregationsgrad der Blutkörperchen beeinflußt wird, ist in Kapitel II hervorgehoben worden und besonders deutlich tritt dies ja auch in Abb. 6 hervor. Inwieweit wirkt nun die Stärke der Aggregation

[1]) In den Fällen 54, 57, 59, 61, 62 und 63 (Tafel II—IV) habe ich sowohl den abgelesenen als den aus der Beziehung 1-Stunden-Wert : 24-Stunden-Wert berechneten Hämoglobingehalt angegeben. Die Übereinstimmung ist oft erstaunlich gut. Nicht selten liegt, wie man sieht, der berechnete Hämoglobingehalt bei diesen Fällen etwas niedriger als der abgelesene, aber in gewissen Perioden kann in einem und demselben Fall (z. B. Fall 57, 61 und 62) das entgegengesetzte Verhalten zu beobachten sein. Das deutet ja darauf, daß noch wenigstens ein weiterer reeller Faktor mitspielen muß.

[2]) Mit Zellvolum wird in dieser Arbeit, wo nichts anderes angegeben wird, immer das relative Zellvolum (Zellanteil) des Blutes bezeichnet. Ich sehe dabei von dem Einfluß, den die Leukocyten und die Blutplättchen ausüben können, ab und setze Zellvolum gleich Erythrocytenvolum.

auf das durch Zentrifugierung erhaltene Volumen ein? Daß eine solche Beeinflussung stattfinden kann, wenn die Zentrifugierung nicht genügend wird, ist sehr wahrscheinlich, bei maximaler Zentrifugierung aber dürfte die Wirkung der Aggregation eliminiert sein oder wenigstens so wesentlich verringert, daß sie im allgemeinen nicht mehr beobachtet werden kann. Ein Studium der Beziehung zwischen dem Hämoglobingehalt des Blutes und seinem durch Zentrifugierung bestimmten Zellvolumen läßt dieses Verhalten leicht verstehen. Wenn die Aggregation auf die Größe des Zellvolumens einwirken würde, müßten Fälle mit starker Senkungsreaktion eine typische Abweichung von der Beziehung aufweisen, eine solche Abweichung habe ich aber weder in den Fällen gefunden, die ich selbst untersucht, noch bei einem Studium des Materials, das z. B. die unten erwähnten Artikel von Czaki und Fröhlich bieten. Bei meinen eigenen Untersuchungen (23 Fälle) habe ich dabei einerseits Zentrifugierung ausgeführt (5 ccm Citratblut, Zentrifuge Jouan, Leune-Paris; ungefähr 8000 Umdrehungen in der Minute, durch etwa $^3/_4$ Stunden), andererseits Hämoglobinbestimmung und Senkungsreaktion nach meinen oben beschriebenen Standardmethoden. Bei Kontrollierung dieser Resultate an der Hand der Zahlen Czakis und Fröhlichs (zusammen etwa 100 Fälle) habe ich nur solche Fälle mitgerechnet, wo aller Grund für die Annahme einer ungefähr normalen oder einer deutlich herabgesetzten Suspensionsstabilität vorliegt. Auch dabei war nichts von einer deutlichen Einwirkung der Suspensionsstabilität zu merken[1]).

Desto deutlicher ist die Beziehung zwischen dem Hämoglobingehalt des Blutes und seinem Zellvolumen hervorgetreten. Gram-Norgaard haben vor kurzem zeigen können, daß die Beziehung zwischen Zellvolum des Blutes, Hämoglobingehalt und Erythrocytenzahl bei gesunden Individuen nur geringen Variationen unterworfen ist. Aus der Untersuchung dieser Verff. scheint mir hervorzugehen, daß man bei bekanntem Hämoglobingehalt das Zellvolumen mit einer Fehlerbreite von etwa $\pm$ 2% (Zellvolum) berechnen kann. Sicherlich ist nicht etwa zu erwarten, daß dieses Verhältnis bei pathologisch veränderten Erythrocyten gleich deutlich ausgesprochen sein wird, aber meine eigenen, in der eben angegebenen Weise ausgeführten Untersuchungen an 23 Fällen (mit Hämoglobin von 64—112% und Senkungsreaktion von 2—90 mm) haben gezeigt, daß sich das Zellvolumen aus einem gewissen Hämoglobingehalt mit einer Fehlerbreite von 2—3% (Zellvolum) berechnen läßt[2]). Wenn dieses Verhältnis durch Zusammenstellung des in Czakis und Frölichs Arbeiten publizierten Materials[3]) kontrolliert wird, so erhielt ich eine größere Fehlerbreite (etwa $\pm$ 5% Zellvolum), was möglicherweise durch methodische Verschiedenheiten zu erklären ist, aber es verdient bemerkt zu werden, daß z. B. perniziöse Anämie und Sekundäranämie im allgemeinen keine besonders starken Abweichungen von dem Verhältnis zeigen.

Wenn in dieser Arbeit die Resultate von Hämoglobinbestimmungen mitgeteilt werden, so ist es oft in erster Linie die dadurch erhaltene indirekte Schätzung der Größe des Zellvolumens, die damit angestrebt wird. Auf Grund der eben angegebenen Versuche berechne ich, daß auch die Größe des zentrifugierten Zellvolumens mit einer Fehlerbreite, die wahrscheinlich nur 2—3% beträgt und kaum 5% (Zellvolum) übersteigen können dürfte, gegeben ist.

---

[1]) In diesem Zusammenhang möge bemerkt sein, daß man sich eine Methode zur direkten Messung des Aggregationsgrades denken könnte, vermittels eines Vergleichs des Volumens der Blutkörperchen nach spontaner Sedimentierung (in z. B. 24 oder 48 Stunden) mit dem Volumen, das sie nach vollständiger Zentrifugierung aufweisen.

[2]) Gram (106) hat auch bei pathologischen Fällen nur unbedeutend größere Abweichungen in diesen Beziehungen gefunden als bei Gesunden.

[3]) Erwähnt sei, daß keine dieser beiden Arbeiten sich direkt mit dieser Beziehung befaßt

Auch eine so große Fehlerbreite ist indes ziemlich bedeutungslos für die Resultate meiner hierher gehörigen Untersuchungen.

Inwieweit nun durch Zentrifugierung die wirkliche Größe des Zellvolumens bestimmt wird, das ist bekanntlich in der Hämatologie eine lebhaft umstrittene Frage, auf die hier nicht weiter als notwendig eingegangen werden soll. Viele Hämatologen bezweifeln aus verschiedenen Gründen die Exaktheit der durch Zentrifugierung erha tenen Resultate. So empfiehlt z. B. Naegeli refraktometrische oder viscosimetrische Methoden zur Bestimmung der Größe des Zellvolumens[1]).

Außer dem Aggregationsgrad der Erythrocyten scheint unter vielen anderen ein Umstand eine gewisse Beachtung zu verdienen, wenn die Divergenzen zwischen den Resultaten der verschiedenen hierhergehörigen Methoden erörtert werden, nämlich ihr Kohlensäuregehalt. Schon Hamburger hat auf die relative Makrocytose im Venenblut hingewiesen und bei Naegeli findet sich z. B. die Angabe, daß das Zellvolumen (refraktometrisch bestimmt) im Venenblut größer ist als im Capillarblut. Aller Wahrscheinlichkeit nach wird die Größe der Erythrocyten unter gewissen pathologischen Zuständen von ihrem Kohlensäuregehalt stärker beeinflußt. In diesem Zusammenhang möge ferner beispielsweise nur daran erinnert werden, daß Price-Jones die Erythrocyten bei Emphysem vergrößert und gleichzeitig die Alkalität im Blut vermindert gefunden hat. Ich halte es nicht für unwahrscheinlich, daß die Abweichungen in dem oben (Abb. 6 und 7) gefundenen Verhältnis zwischen dem Senkungsreaktions-Ausschlag einerseits und dem Hämoglobingehalt andererseits bis zu einem gewissen Grad durch den verschiedenen Kohlensäuregehalt der Erythrocyten bedingt sein können. Vielleicht würde schon bei Ersetzung der Hämoglobinbestimmung durch eine Volumbestimmung mit einer exakteren Methode bessere Übereinstimmung zu erhalten sein.

Schließlich möge im Vorbeigehen noch an den Einfluß erinnert werden, den das zur Koagulationsverhinderung zugesetzte Natriumcitrat auf die Größe des Zellvolumens ausüben kann. Dieser Faktor, der in der vorliegenden Untersuchung eine untergeordnete Rolle spielt, ist bereits früher ausreichend besprochen worden.

Auch wenn eine ideal isotone Lösung zur Verhinderung der Koagulation verwendet wird, bleibt indes immer noch ein wichtiger Umstand übrig, der hier nicht übergangen werden darf. Infolge der Verschiedenheiten in der Größe des Zellvolumens, wie immer diese Größe auch bestimmt wird, muß nämlich die dem Blut beigemengte Citratlösung das Plasma verschieden verdünnen. Wenn man nämlich z. B. annimmt, daß das Zellvolumen in einer Blutprobe 50% des Blutes ausmacht und in einer anderen 25%, und wenn zu jeder von diesen beiden Blutproben $^1/_4$ Citratlösung zugesetzt wird, so müßte die Plasmakonzentration im ersteren Falle $^2/_3$, im letzteren $^3/_4$ der ursprünglichen ausmachen. Durch die zur Ausführung der Senkungsreaktion allgemein verwendeten Methoden würde also mit sinkendem Zellvolumen eine proportionsweise damit geringere Verdünnung des Plasmas erhalten werden. Da nun die Aggregation der Erythrocyten und die dadurch bedingte Senkungsgeschwindigkeit in erster Reihe mit der steigenden Konzentration der Eiweißkörper im Plasma zunimmt, aber, wenigstens experimentell, auch mit vermindertem Zellvolumen, so müßte also nur auf Grund der angewendeten Methode in jedem Fall von vermindertem Zellvolumen (oder kurz gesagt Anämie) auch eine gesteigerte Wirkung des anderen Faktors, des Plasmaeiweißes, erhalten werden.

Von dieser Beobachtungsweise ausgehend, die auch von Bönniger-Hermann (34)[2]) geltend gemacht worden ist, habe ich schon frühzeitig versucht,

---

[1]) Das Verhältnis zwischen dem mit derartigen Methoden bestimmten Zellvolumen und dem Hämoglobingehalt scheint weniger deutlich zu sein als das obenberechnete zwischen dem zentrifugierten Zellvolumen und dem Hämoglobingehalt.

[2]) Unmittelbar vor Drucklegung dieser Arbeit erschien ein neuer Artikel von Bönniger-Herrmann (35). Mehrere von den darin vorgelegten Beobachtungen können als Stütze

für Verdünnungsversuche u. dgl. das Citratblut zu erhalten, ohne das Blut schon von vornherein nennenswert verdünnen zu müssen. Zu diesem Zwecke habe ich es für sicherer gefunden, statt des Salzes in Substanz eine gesättigte Natriumcitratlösung zu verwenden. Wenn eine solche Lösung in eine Punktionsspritze aufgezogen wird, die dann mit der Mündung nach abwärts wiederholt mit Luft durchgepumpt wird, so sind die kleinen Mengen Natriumcitrat, die sich nicht auf diese Weise aus der Spritze entfernen lassen, ausreichend, um die Koagulation des Blutes zu verhindern. (Die unbedeutende Hypertonie, die dabei zustande kommt, ist ziemlich gleichmäßig und zum mindesten für meine Untersuchungen bedeutungslos.)

Ich habe nun doppelte Senkungsreaktions-Bestimmungen nach der gewöhnlichen im Kapitel II beschriebenen Standardmethode (mit 20% Citratlösung)

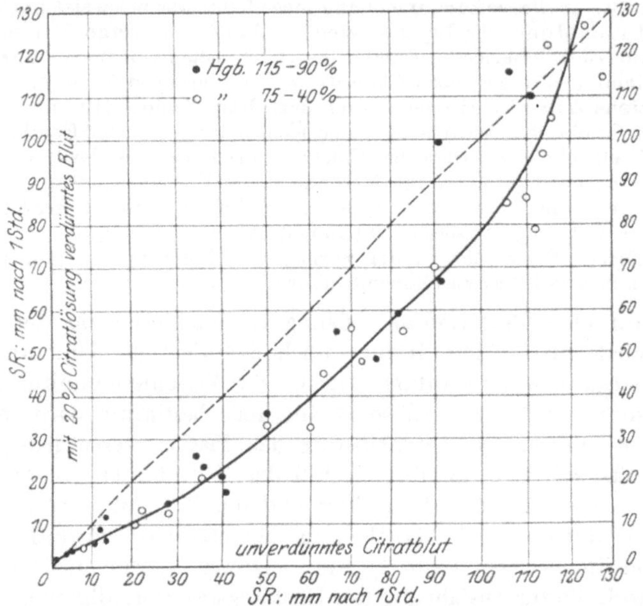

Abb. 8. Senkung in verdünntem und unverdünntem Citratblut.

und mit Citratblut, das auf die jetzt beschriebene Weise erhalten war, ausgeführt. Sonst wird die Senkungsreaktion mit diesem unverdünnten Citratblut in derselben Weise vorgenommen, wie früher beschrieben [1]), so daß, abgesehen von der dadurch veränderten Zusammensetzung des Citratblutes, kein Unterschied vorliegt.

---

für die Ansichten dienen, die in den Kapiteln IV—V ausgesprochen sind. Bönniger-Herrmann scheinen indes bei den Versuchen, die oft auffallenden Resultate der Senkungsreaktion bei Anämiefällen zu erklären, einige Faktoren unbeachtet gelassen zu haben, die ich später näher besprechen werde.

[1]) Bei Ausführung der Senkungsreaktion mit unverdünntem Citratblut habe ich es jedoch für notwendig gefunden, etwas weitere Pipettröhrchen (3,5 mm) als die gewöhnlichen zu verwenden, da sich sonst eine relative Verlangsamung der Senkung bei starker Aggregation (vgl. Kap. II) geltend machen kann.

Daß die Senkungsgeschwindigkeit im unverdünnten Citratblut stärker ist, geht schon aus Abb. 2 hervor. In Abb. 8 sind die bei 1stündiger Beobachtung in 40 solchen Fällen erhaltenen Resultate zusammengestellt, von welchen die Hälfte einen Hämoglobingehalt von 90—115%, also ein ungefähr normales Zellvolumen, die andere Hälfte einen Hämoglobingehalt von 40—75%, also sicher ein herabgesetztes Zellvolumen aufwies. Man hätte aus den eben angeführten Gründen erwarten können, daß die Anämiefälle in dieser Proportionskurve eine typische Abweichung in Form relativ stärkerer Reaktionsausschläge in den Proben mit verdünntem Blut aufweisen würden, aber in Abb. 8 ist keine Tendenz in dieser Richtung zu merken. Im ganzen großen muß ja die Übereinstimmung der Proben miteinander als ziemlich gut bezeichnet werden. (Die Abweichungen bei starker Senkungsreaktion, die in entgegengesetzte Richtung als die hier vermutete gehen, sind durch die relativ spätere Zusammenbackung bedingt.)

Für dieses Resultat ist eine genügende Erklärung schwer zu finden und es würde uns zuweit führen, auf eine nähere Erörterung desselben einzugehen.

Wenn also die Fehlerquelle, die man sich bei Verdünnung des Blutes mit Citratlösung, in Form ungleichmäßiger Plasmaverdünnung hätte entstehen denken können, wenigstens keinen praktisch deutlichen Einfluß auf die Senkungsreaktion selbst hat, so muß dieser Einfluß deutlich merkbar sein, wenn der Brechungsindex des Citratplasmas untersucht wird [1]).

Wir fanden bei dem eben angeführten Beispiel, daß sich in einem Blut mit 50% Zellvolumen (d. h. einem Volumen an der oberen Grenze des Normalen) eine Verdünnung des Plasmas zu $^2/_3$ (67%) seiner ursprünglichen Konzentration ergeben wird, während die entsprechende Zahl bei 25% Zellvolumen (d. h. etwa 50% Hämoglobingehalt) $^3/_4$ (75%) werden muß. Auf dieses Verhalten ist ja die refraktomerische Bestimmung der Größe des Zellvolumens basiert, und bei vergleichenden refraktometrischen Prüfungen des Citratplasmas in unverdünntem und verdünntem Blut habe ich diesen Einfluß des Zellvolumens auch beobachten können. Trotz dieses Verhaltens habe ich bei gewissen Untersuchungen, über welche im folgenden berichtet werden soll, Refraktionsbestimmungen in solchen Citratplasma vorgenommen, das aus einem mit $^1/_4$ Citratlösung verdünnten Blut erhalten war. Da ich gleichzeitig immer eine Hämoglobinbestimmung im Citratblut ausführte, hätte ich an der Hand derselben eine ungefähre Korrektur für die ungleichmäßige Verdünnung vornehmen können. Dies erschien mir aber praktisch nicht notwendig (und überhaupt ist es ja keineswegs sicher, daß eine auf diese Weise korrigierte Zahl auf volle Exaktheit Anspruch machen kann). Es verhält sich nämlich so, daß diese Fehlerquelle im praktischen Gebrauch einen ziemlich unwesentlichen Einfluß auf meine Refraktionsausschläge ausübt und es kann auch gesagt werden, daß ein solcher nahezu immer in ein und derselben Richtung wirken muß, nämlich zur Verminderung der Größe des erhaltenen Ausschlags.

Dies dürfte sich am besten durch ein Beispiel belegen lassen. Wenn man Venäpunktion, an einem Arm mit, am anderen ohne Stauung ausführt, so erhält man in der letzteren

[1]) Bei Blutkörperchenzählung, Hämoglobinbestimmung und Zentrifugierung ist die hier berührte Fehlerquelle natürlich bedeutungslos (d. h. die Korrektur — Multiplikation mit 1.25 — ist immer dieselbe).

Blutprobe eine sog. Bluteindickung. Diese kommt darin zum Ausdruck, daß der Hämoglobingehalt von z. B. 82 % in der Probe ohne Stauung auf 89 % in der Probe mit Stauung steigt und daß der Refraktionsindex des Plasmas gleichfalls erhöht wird, z. B. von 55,7 auf 59,2 Refraktometereinheiten. Nun besteht in der Probe mit gestautem Blut ein vergrößertes Zellvolumen, also mußte die zugesetzte Citratlösung hier eine stärkere Verdünnung des Plasmas bewirkt haben als in der Probe ohne Stauung. Der erhaltene Unterschied im Refraktionsindex (59,2—55,7=3,5 Refraktometereinheiten) ist also als Ausdruck der Konzentrationsvermehrung des reinen Plasmas zu klein. Der Fehler dürfte sich bei diesem Beispiel auf höchstens $^1/_{10}$ des Unterschieds belaufen (d. h. daß statt eines Unterschieds von 1 % Eiweiß vielleicht bis zu 1,1 % hatte erhalten werden sollen). Da ich bei meinen Untersuchungen aber nur Erhöhungen oder Verminderungen der Plasmadichte berücksichtigt und dabei keinen Anlaß hatte die Größe dieser Unterschiede mit einem größeren Grad von Genauigkeit anzugeben, so wird man einsehen, daß die hier berührte Fehlerquelle das Resultat in der Regel nur in Form einer Abstumpfung beeinflussen kann. Daß ferner diese Abstumpfung praktisch ziemlich unwesentlich ist, geht aus der Tatsache hervor, daß das eben gegebene Beispiel ein solches ist, bei dem sich der durch die Blutverdünnung bedingte Fehler am deutlichsten und auffälligsten geltend machen muß.

Die Refraktion des Plasmas ist bekanntlich in weitaus überwiegendem Grad durch seine Eiweißkörper bedingt und die Refraktionszahlen pflegen ja oft mit Hilfe der Tabelle von Reiß in % Eiweiß ausgedrückt zu werden. Die Tabelle von Reiß gilt für nichtverdünntes Serum und läßt sich natürlich nicht direkt für Citratplasma anwenden; da der spezifische Refraktionsindex des Fibrinogens aber mindestens nicht hochgradig von derjenigen der übrigen Eiweißkörper abweichen dürfte, habe ich an der Hand der gefundenen proportionalen Beziehung zwischen dem verdünnten und unverdünnten Citratplasma und der Tabelle von Reiß den ungefähren Eiweißgehalt im reinen Plasma berechnet, welcher dem Refraktionsindex entsprechen muß, die in verdünntem Citratplasma erhalten wurden [1]).

Dabei werden (bei etwa 100 % Hämoglobin) folgende Durchschnittswerte erhalten:

Refraktionsindex in verdünntem Citratplasma	Entsprechend berechneter Eiweißgehalt in reinem Plasma
Refraktionsindex 45,0 Refraktometereinheiten	6,88 % Eiweiß
„ 50,0 „	8,29 % „
„ 55,0 „	9,71 % „

Die absolute Größe der Zahlen, mit welchen der Eiweißgehalt des Plasmas in dieser Arbeit ausgedrückt wird, muß als etwas unsicher bezeichnet werden. Der diesbezügliche Fehler dürfte jedoch im allgemeinen $^1/_4$ % Eiweiß nicht

---

[1]) Die Kritik, über die Exaktheit der Ziffern von Reiß, die in einigen Arbeiten der letzten Jahre aufgetaucht ist, hat, auch wenn sie berechtigt sein sollte, keine nennenswerte Bedeutung für meine Berechnungen, die keinen höheren Grad von Genauigkeit zu beanspruchen brauchen.

In diesem Zusammenhang sei indes an den von Leendertz (151) nachgewiesenen Umstand erinnert, daß die Mehrzahl der quantitativen Bestimmungen im Nativserum (und besonders die refraktometrischen) einer bisher unbeachteten Fehlerqnelle unterworfen sind, insofern als aus den Blutkörperchen bei der Koagulation des Blutes mehr weniger Wasser ausgepreßt wird. Dieses Verhalten ist kürzlich von Starlinger (283) bestätigt worden und auch ich bin nach gewissen Beobachtungen geneigt, Leendertzs Ansicht zu teilen. Man hat offenbar Anlaß erhalten, die Exaktheit mehrerer von den früheren refraktometrischen Serumuntersuchungen zu bezweifeln.

übersteigen und nur bei Anämiefällen mit ungefähr 50% Hämoglobin bis zu $^1/_2$% (zuviel) Eiweiß erreichen können. Der relative Wert (in Serienproben von einem und demselben Patienten) ist jedoch wesentlich verläßlicher. Der Unterschied im Plasmaeiweiß, der bei Serien- oder Parallelproben erhalten wurde, dürfte auf $^1/_{10}$ genau sein; besonders ist zu beachten, daß er nahezu niemals zu hoch angegeben ist.

Wie aus obigem hervorgehen dürfte, würde es von gewissen Gesichtspunkten vorteilhafter sein, wenn man statt der im allgemeinen und auch von mir verwendeten Art, die Koagulation des Blutes durch Citratlösung zu verhindern, denselben Effekt erreichen würde, ohne daß man das Blut dabei nennenswert zu verdünnen brauchte. Oben ist eine solche Methode angegeben, bei der die Koagulation durch eine minimale Menge konzentrierter Natriumcitratlösung aufgehoben wird. Dieses Verfahren, das ich Methode II nennen will, scheint gewisse Vorteile zu bieten (besonders wenn man quantitative Untersuchungen im Plasma ausführen will), wenn sie auch infolge des Salzzusatzes nicht ideal ist. Das in Abb. 8 wiedergegebene Resultat hat mir jedoch gezeigt, daß bei Ausführung der Senkungsreaktion die Methode II keinen solchen prinzipiellen Vorteil bietet, daß sie dadurch den Vorzug verdient. Vor kurzem habe ich eine wertvolle Bestätigung für diese Auffassung bekommen. In Naegelis Hämatologie (4. Aufl., 1923) werden gewisse Vorteile von der Verhinderung der Koagulation durch gesättigte Citratlösung nach einer Methode angedeutet, die meiner oben angegebenen ähneln dürfte. Nach dem Erscheinen dieses Handbuchs habe ich jedoch von Dr. A. Alder eine briefliche Mitteilung erhalten, daß diese Methode an der Züricher Klinik bereits zugunsten meiner Standardmethode aufgegeben ist, „weil die Methode Westergren leichter durchzuführen ist und ein nachträgliches Gerinnen am sichersten verhindert".

Über die Senkungsreaktion in ihren Beziehungen zu Plasmaeiweiß und Erythrocyten.

V. Globulinvermehrung, Anämie und Erythrocytose.

Schon in der Einleitung wurde mehrfach der Zusammenhang zwischen Senkungsgeschwindigkeit und der Erscheinung, die Fåhraeus Globulinvermehrung nennt, berührt, welchen Begriff Fåhraeus als „eine Zunahme der Fibrinogen- und Serumglobulinfraktionen oder beider" definiert. Unter Fibrinogen und Serumglobulin versteht man ja eigentlich nur einen nach seiner Fällbarkeit relativ willkürlich abgegrenzten Teil einer Serie von Eiweißkörpern, in welcher Serie gewisse Eigenschaften aller Wahrscheinlichkeit nach in relativ gleichmäßiger Weise zunehmen. In einer gewissen Menge von dem, was wir Fibrinogen oder Serumglobulin nennen, können also gerade die senkungsfördernden Eigenschaften ziemlich ungleichförmig vertreten sein. In der Arbeit von Fåhraeus (71) — und andere, auch nur annähernd so vollständige Untersuchungen scheinen noch nicht ausgeführt zu sein — finden wir auch, daß er nach Versuchen mit reinen Eiweißlösungen (S. 122—128) eine solche Ansicht äußert, die auch bei den Plasmaanalysen (S. 139—143) bestätigt wird, wobei

Fåhraeus die beste Übereinstimmung zwischen dem, was er erste Fällungsgrenze nennt und der Senkungsreaktion erhält [1]).

„Globulinvermehrung" ist also nicht so sehr eine Vermehrung eines bestimmten chemischen Stoffes als eine Steigerung gewisser kolloidchemischer Eigenschaften, und es ist sogar denkbar, daß die Globulinvermehrung im Sinne von Fåhraeus in einzelnen Fällen selbst mit einer Verminderung der Globuline in der eigentlichen chemischen Meinung des Wortes verbunden sein kann. Diese Globulinvermehrung ist allem Anschein nach als praktisch gleichwertig mit dem Zustand aufzufassen, den Sachs u. a. vermehrte Kolloidlabilität nennen, die besonders mit einer Dispersitätsvergröberung der Eiweißstoffe vereinigt ist.

Fåhraeus ist der Ansicht, daß die Globulinvermehrung die dominierende Ursache der Senkungszunahme ist. Außer durch die früher berührten Beweise, die er anführt, muß die Richtigkeit des Erwähnten jetzt durch die direkten Untersuchungen von Linzenmeier, Starlinger und Frisch, Gram, Ley, Nolze, W. und H. Löhr, Vorschütz, Adelsberger und Rosenberg, Petschacher u. a. als weiter bestätigt betrachtet werden. Hierzu kommen fernerhin die indirekten Schlußsätze, die aus einer großen Anzahl neuerer Arbeiten auf dem Gebiet der Eiweißkörper des Blutes gezogen werden können [2]). Irgendwelche beachtenswerte Untersuchungen, die direkt gegen die Bedeutung der Globulinvermehrung sprechen würden, habe ich nicht veröffentlicht gefunden [3]).

Daß die Lipoide des Blutes nicht bedeutungslos sind, scheint äußerst wahrscheinlich, aber daß ihre Bedeutung so wichtig und allgemeingültig sein sollte, wie Kürten offenbar meinte, ist nach den vorliegenden Untersuchungen als widerlegt zu betrachten. Kürten fand, daß Zusatz von Cholesterin zum Blut die Senkungsgeschwindigkeit vermehre, Lezithin sie vermindere. Ley konnte dieses Resultat nicht bestätigen. György fand, daß die Senkungsgeschwindigkeit gewaschener Blutkörperchen durch Lezithinzusatz vermindert wurde. Ähnliche Resultate erreichte Linzenmeier, aber auch dieser bestreitet die senkungsfördernde Wirkung des Cholesterins. Brinkmann-Wastl ist auf Grund experimenteller Untersuchungen der Ansicht, daß die Cholesterinfraktion (im Verein mit Phosphatiden) in der Außenschicht der Erythrocyten Bedeutung für die Entstehung der Agglutination hat. — Die von verschiedenen Seiten publizierten Resultate stehen offenbar in einem gewissen Widerspruch zueinander. Die Deutung der experimentell gewonnenen Resultate betreffs kolloidchemischer Prozesse in der Außenschicht der Erythrocyten ist natürlich immer schwierig. Die bisher vorliegenden Untersuchungen scheinen mir zu einseitig, als daß man damit sichere, allgemeingültig anwendbare Resultate als erreicht betrachten könnte, aber manche von ihnen berühren sicherlich Probleme, die für die Suspensionsstabilität nichts weniger als bedeutungslos sind.

---

[1]) In diesem Zusammenhang sei an den Einblick in die Größe der verschiedenen Fraktionen erinnert, den man, wie zuerst Biernacki hervorgehoben, erhalten kann, wenn man die Senkungsreaktion einerseits auf gewöhnlicher Weise, andererseits mit defibriniertem Blut ausführt. Ich habe früher (311) solche Untersuchungen vorgenommen, glaube aber, daß eine systematische Durchprüfung dieser Methode nur in Zusammenhang mit ausführlichen chemischen Eiweißanalysen durchgeführt werden kann.

[2]) Vgl. z. B. Kapitel XII.

[3]) Pewnys Behauptung, daß die Senkungsgeschwindigkeit in defibriniertem Blut größer sein kann, ist unerklärlich und muß irgendeinem groben methodischen Versehen zugeschrieben werden — wenn damit nicht etwa beabsichtigt ist, z. B. nichtdefibriniertes Blut von einem gesunden Individuum mit defibriniertem Blut von einem Patienten mit starker Vermehrung des Serumglobulins zu vergleichen.

Der Einfluß künstlicher Verminderung bzw. Vermehrung des Zellvolumens auf die Senkungsreaktion.

Daß künstliche Vermehrung oder Verminderung der Erythrocyten eine starke Einwirkung auf die Senkungsreaktion hat, wurde, wie in der Einleitung erwähnt, schon von Fåhraeus gefunden und ich hatte in meinen ersten Arbeiten Gelegenheit, diese Wirkung zu studieren. In Abb. 9 wird eine Zusammenstellung wiedergegeben, welche den durch Verdünnung oder Konzentration erzeugten Effekt künstlicher Verminderung oder Vermehrung der Erythrocytenmenge demonstriert. Es ist ja bei diesen Versuchen gleichgültig, ob wir von Zellvolumen oder Erythrocytenmenge oder Hämoglobingehalt sprechen,

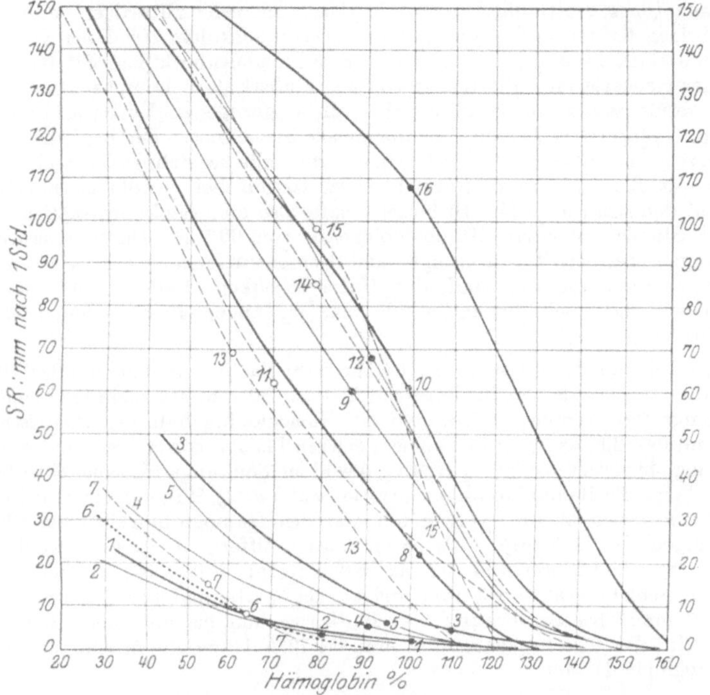

Abb. 9. Der Einfluß künstlicher Verminderung bzw. Vermehrung des Zellvolumens. (16 verschiedene Fälle.)

ich habe in der Abbildung der Gleichmäßigkeit halber die Bezeichnung Hämoglobingehalt gewählt. Bei praktischer Anwendung ist es indes aller Wahrscheinlichkeit nach nicht ganz gleichgültig, wir dürften aber dabei, wenn wir die Bezeichnung Hämoglobingehalt gebrauchen, den wirklichen Verhältnissen etwas näher kommen, als wenn wir von Erythrocytenzahl sprechen.

Der Abb. 9 liegt folgender Versuch zugrunde: Von jedem Patienten wurden einerseits eine gewöhnliche Senkungsreaktions-Probe mit verdünntem Citratblut, andererseits eine solche (von 10—20 ccm), bei welcher die Venäpunktion mit einer Spritze gemacht wird, die zur Verhinderung der Koagulation in der oben (Kapitel IV) angegebenen Weise mit konzentrierter Natriumcitratlösung befeuchtet worden. Nachdem der Hämoglobingehalt mit Doppelprobe bestimmt worden, wird das unverdünnte Blut zentrifugiert, bis genau das halbe Volumen der Blutflüssigkeit als Plasma abpipettiert werden kann. Der übrigbleibende Blutkörperchenbrei wird gut umgemischt und danach werden in 10 bis 15 Proben Plasma und Blutkörperchenbrei in verschiedenen Proportionen gemischt. (Der Hämoglobingehalt in jeder dieser Mischungen ist leicht zu berechnen, da der Blutkörperchenbrei ja den doppelten Hämoglobingehalt des Blutes hat.) Den erhaltenen Proben wird dann je $^1/_4$ ihres Volumens von 3,8%iger Natriumcitratlösung zugesetzt (damit die Ziffern mit denen der gewöhnlichen Methodik besser vergleichbar werden). Diese Blutproben werden dann in Sedimentierungspipetten aufgezogen, sedimentieren gelassen und auf gewöhnlicher Weise nach 1, 2 und 24 Stunden abgelesen.

In Abb. 9 sind nun die Resultate der 1-Stunden-Sedimentierung bei solchen Verdünnungs- und Konzentrationsproben von 16 verschiedenen Fällen zusammengestellt. Bei Kurve 1 stammt das Blut von einem gesunden Mann, bei den Kurven 2, 4 und 5 von gesunden Frauen, die Fälle der Kurven 6 und 7 waren Frauen mit Anämie (die erstere eine praktisch genommen gesunde Frau mit Anämie unbekannten Ursprungs, die letztere mit Sekundäranämie nach Ulcus ventriculi). Kurve 3: Mann mit sehr gutartiger Lungentuberkulose und die übrigen Kurven Fälle von florider Lungentuberkulose (im Falle Kurve 11 hauptsächlich eine akute Pleuritis, im Falle Kurve 13 Lungentuberkulose mit Darmtuberkulose und mäßiger Kachexie, im Falle Kurve 16 Lungentuberkulose kompliziert mit einer chronischen Glomerulonephritis im Stadium II). Mit ausgezogenen Linien sind die Fälle ohne Anämie, mit gestrichelten Linien die Anämiefälle bezeichnet. Die bei jeder Kurve (durch ausgefüllte resp. nicht ausgefüllte Kreise) markierte Stelle bezeichnet den Senkungsreaktions-Ausschlag mit Blut von unveränderter Konzentration bei gewöhnlicher Methode. Der Patient, auf den sich Kurve Nr. 16 bezieht, hatte also eine Senkungsreaktion von 108 mm nach einer Stunde und einen Hämoglobingehalt von 99%. (Die verschiedenen Einzelbeobachtungen bei den Verdünnungs- und Konzentrationsproben, welche der Kurvenzeichnung zugrunde liegen, sind der Übersichtlichkeit halber nicht markiert. Bei Versuchen wie die geschilderten erhält man im allgemeinen außerordentlich gleichmäßige Kurven.)

Es zeigt sich nun, daß dasselbe Blut (Kurve 16), das in 1 Stunde mit 99% Hämoglobin 108 mm absetzt, statt dessen in derselben Zeit nur 90 mm sedimentiert, wenn Plasma in solcher Menge fortgenommen wird, daß der Hämoglobingehalt der Blutmischung 110% wird. Wenn das Blut dagegen mit seinem eigenen Plasma soweit verdünnt wird, daß man einen Hämoglobingehalt von 89% erhält, so wird die Senkungsreaktions-Ziffer für 1 Stunde 120 mm. Wird die Hämoglobinkonzentration auf 140% Hämoglobin gesteigert, so wird die Senkungsreaktion 32 mm, vermindert man den Hämoglobingehalt auf 60%, so wird die Senkungsreaktion 146 mm. Als entsprechende Ziffern in Kurve 1, wo die Senkungsreaktion ursprünglich 2 mm und der Hämoglobingehalt 100% ist, erhalten wir bei 115% Hämoglobin Senkungsreaktion 1 mm und bei 130% Hämoglobin Senkungsreaktion nach 1 Stunde 0 mm. Bei Entfernung von Blutkörperchen bis zu einem Hämoglobingehalt von 85% wird die Senkungsreaktion 4 mm, bei 70% Hämoglobin wird sie 7 mm und bei 55% Hämoglobin 11 mm.

Wenn wir das in Abb. 9 erhaltene Resultat zusammen zu fassen versuchen und dabei vorläufig davon absehen, daß die Kurven einander mitunter schneiden, so finden wir, daß der Effekt der Hämoglobin-Vermehrungen und Verminderungen relativ am stärksten bei Senkungsreaktion von unter 20 mm hervortritt. In solchen Fällen bewirkt eine Vermehrung oder Verminderung um 10% Hämoglobin, daß der Senkungsreaktions-Ausschlag um ungefähr 50% der Größe der 1 Stundenzahl vermindert resp. vermehrt wird, z. B. von 10 mm zu 5 mm resp. 15 mm. Bei stärkerer Senkungsreaktion wird der Effekt einer entsprechenden Veränderung des Hämoglobingehaltes relativ geringer und beträgt bei Senkungsreaktion von 40—70 mm 30—25% der 1 Stundenzahl, ändert sich also z. B. von 50 mm auf 35 mm resp. 65 mm. Bei noch stärkerer Senkungsreaktion wird die absolute Veränderung der 1 Stundenziffer nur unbedeutend gesteigert und die relative wird noch mehr vermindert. Bei einer Senkungsreaktion von 90 mm bedeutet die Vermehrung oder Verminderung um $10^0/_0$ Hämoglobin, daß die Senkungsreaktion auf etwa 72 mm vermindert resp. auf 108 erhöht wird, d. h. die Verminderung resp. Erhöhung beträgt hier etwa $20^0/_0$ der Senkungsreaktions-Ziffer für 1 Stunde.

Die Kurven der Anämiefälle (6 und 7 mit schwacher, 11, 13, 14, 15 mit starker Senkungsreaktion) zeigen ja einen ziemlich ähnlichen Verlauf wie bei den Fällen mit normalem Hämoglobin, aber es ist eine charakteristische Abweichung, die besonders in den Kurven 6, 7, 13 und 15 hervortritt, zu beachten, nämlich eine Tendenz zu steilerem Verlauf bei künstlich erhöhtem Hämoglobingehalt. Dies bedeutet beispielsweise in Kurve 7 (wo Senkungsreaktion ursprünglich 15 mm und Hämoglobin $55^0/_0$ war), daß bei Erhöhung des Hämoglobingehaltes auf nur $80^0/_0$ die Senkungsreaktion nach 1 Stunde nur $^1/_2$ mm wird und in der Kurve 13 (mit ursprünglicher Senkungsreaktion von 69 mm und $61^0/_0$ Hämoglobin), daß bei Erhöhung des Hämoglobins auf $100^0/_0$ die Senkungsreaktion nur 11 mm wird. — Diese Anämiekurven sollen später noch weiter erörtert werden.

Wenn wir die Faktoren, welche die Senkungsvermehrung zustande bringen, in zwei Gruppen teilen und die eine als Plasmaeinfluß oder Globulinvermehrung, die andere als Erythrocyteneinfluß bezeichnen, so liegt es vielleicht nahe, in Zusammenfassung der erhaltenen Resultate zu sagen, daß die Senkungszunahme allerdings hauptsächlich durch die Globulinvermehrung veranlaßt wird, daß der Ausschlag der Senkungsreaktion aber entsprechend dem hier gefundenen Einfluß der Größe des Erythrocytenvolumens korrigiert werden muß. Da wir außerdem bei klinischen Untersuchungen als Regel finden, daß Personen mit normaler Senkungsreaktion keine Anämie haben und daß Anämie und stärkere Senkungsreaktion oft miteinander vereint vorkommen, so werden wir versucht, darin einen Beweis für die Berechtigung einer solchen Korrigierung zu sehen. Was ich mit diesem Teil meiner Arbeit zu zeigen versuchen wollte, war jedoch, daß der wirkliche Einfluß der eben angedeuteten Faktoren nicht so einfach ist, als aus Abb. 9 hervorzugehen scheint, und vor allem, daß es mehr als zweifelhaft ist, ob eine solche Korrigierung allgemein berechtigt ist.

Über die Senkungsreaktion in Fällen mit Anämie und mit Erythrocytose.

Allem Anschein nach ist es nun im wesentlichen die Globulinvermehrung oder die verminderte Kolloidstabilität im Plasma, die wir bei Verwendung der Senkungsreaktion im klinischen Gebrauch zu bestimmen suchen. Es fragt sich aber fürs erste: Ist der Einfluß, den die Größe des Zellvolumens, wie eben experimentell gezeigt wurde, ausüben kann, auch praktich ersichtlich?

Ich habe diese Frage schon während meiner ersten klinischen Untersuchungen aufgeworfen und bei deren Veröffentlichung hob ich hervor, daß der bedeutende Einfluß, den man theoretisch von der Blutkörperchenanzahl hätte erwarten können, sich bei klinischen Vergleichen als wesentlich geringer gezeigt hat.

Wie schwer diese Frage zu beurteilen ist, geht aus dem Verhalten hervor, daß z. B. Bennighof nach klinischen Untersuchungen erklärt, daß zwischen Senkungsgeschwindigkeit und Erythrocytenzahl oder Hämoglobingehalt keinerlei Zusammenhang vorliegt, während Gram z. B. offenbar der Ansicht ist, daß das Zellvolumen einen gleichmäßigen Einfluß ausübt und Wiechman und Linzenmeier (176) diesen Zusammenhang als selbstverständlich zu betrachten scheinen. Meiner Meinung nach liegt die Wahrheit in Wirklichkeit zwischen den hier angegebenen Beispielen für die extremsten Anschauungen. Zunächst möchte ich die rein klinische Erfahrung, die ich in dieser Frage gewonnen zu haben glaube, kurz in folgenden Hauptpunkten ausdrücken:

1. Wenn der Hämoglobingehalt mäßig herabgesetzt ist (bis etwa 60 bis 80% Hämoglobin) und gleichzeitig eine starke Senkungsreaktion vorhanden ist, scheinen die Senkungsreaktions-Zahlen mitunter etwas höher zu sein, als man erwartet hätte.

2. Wenn man Grund zur Annahme hat, daß ein über das Normale gesteigertes Zellvolumen vorliegt (d. h. besonders bei einem Hämoglobingehalt über etwa 110% bei Männern, etwa 100% bei Frauen) und gleichzeitig eine niedrige oder mittelstarke Senkungsreaktion, so bekommt man mitunter den Eindruck, daß eine Abstumpfung der Senkungsreaktions-Zahlen, ungefähr entsprechend dem in Abb. 9 gefundenen Effekt, zustande gekommen ist.

3. Bei Anämie werden oft niedrigere Reaktions-Ausschläge erhalten, als man erwartet hätte, und sehr starke Senkungsreaktions-Ausschläge kommen bei einer großen Anzahl von Krankheiten, mit starker Anämie zusammen, überhaupt relativ selten vor.

Wenn sich nun die in den Punkten 1 und 2 erwähnten Beobachtungen ziemlich gut durch die Größe des Blutkörperchenvolumens erklären lassen, wobei ad 1) auch der Einfluß der verzögerten Zusammenballung der Blutkörperchen hinzukommt, so ist das unter 3) berührte Verhalten um so auffallender. Wenn in diesen Fällen, und es sind ihrer nicht eben wenige, die Senkungsreaktions-Zahl mit Rücksicht auf das Resultat der Abb. 9 korrigiert werden sollte, so würde das Resultat oft an und für sich und noch häufiger bei Vergleich mit den klinischen Befunden rein absurd. — Dieses Verhalten geht schon aus Abb. 9 hervor. Wenn wir da die Kurven 6 und 7 betrachten, so finden wir, daß schon bei einem Hämoglobingehalt von 90% resp. 80% Hämoglobin nach 1 Stunde ein Senkungsreaktions-Ausschlag von nur etwa $^1/_2$ mm erhalten wird (und bei einem Hämoglobingehalt von 100% sind für eine Senkung bis 1 mm viele Stunden erforderlich). Einige weitere Exempel für derartige Fälle finden sich bei den Fällen 7—9 (Kapitel VI) und ich habe bei Zusammentreffen von niedriger Senkungsreaktion und Anämie sehr oft dasselbe Verhalten konstatieren können. Besonders diese Erfahrungen haben mich dazu gebracht, stark zu bezweifeln, ob es berechtigt ist, den Effekt des Zellvolumens (Hämoglobingehalt, Erythrocytenzahl) im Blut auf die Senkungsreaktion zu generalisieren und haben mich vermuten lassen, daß bei Anämie ein oder mehrere früher nicht beachtete senkungshemmende Faktoren auftreten könnten.

Über besondere senkungshemmende Faktoren bei Anämie.

Schon frühzeitig habe ich darauf hingewiesen, daß für eine genauere Erforschung des Einflusses der Blutkörperchen auf die Senkungsreaktion sehr eingehende Blutanalysen erforderlich sind. Bei diesen Analysen wäre zu bestimmen:

1. Das Plasmaeiweiß und seine verschiedenen Fraktionen, wobei Serumalbumin, Serumglobulin und Fibrinogen möglicherweise nicht genügen, sondern

vielleicht weitere Fraktionierungen (z. B. entsprechend Fåhraeus' „erster Fällungsgrenze") vorgenommen werden müssen.

2. Zahl, Hämoglobingehalt (Größe), Totalvolumen (Kohlensäuregehalt usw.) der Erythrocyten (eventuell auch Lipoide, Abbauprodukte usw.).

Damit ist jedoch wahrscheinlich der Einfluß der Erythrocyten noch nicht in allen Beziehungen ausgedrückt, da, wie eben angedeutet, unter gewissen pathologischen Verhältnissen anscheinend ein ganz besonderer Faktor, den ich hier vorläufig spezifische Aggregabilität der Erythrocyten nennen will, hinzukommen kann. Es scheint mir gut denkbar, daß z. B. bei starker Blutregeneration Erythrocyten von verschiedenem Alter mehr oder weniger aggregabel sein könnten und besonders, daß dann junge Zellen kleinere oder weniger feste Aggregate bilden würden und daß so eine geringere Senkungsgeschwindigkeit entstünde. Auch andere Erklärungsweisen sind aber denkbar (Verhalten des spezifischen Gewichts usw.).

In diesem Zusammenhang möge zuerst an die Untersuchungen Bürkers erinnert werden. Bürker berichtete über das auffallende Resultat, daß mit höherem Hämoglobingehalt erhöhte Senkungsgeschwindigkeit erhalten werde. Es zeigt sich nun, daß Bürker (ebenso wie Marloff und Behrens) eigentlich nicht die Suspensionsstabilität des Blutes, sondern die Senkungsgeschwindigkeit der Einzelblutkörperchen in einer Salzlösung untersucht haben. Bürker läßt den Einfluß des Plasmas, vor allem aber die Aggregation unbeachtet. Nichtsdestoweniger können seine Resultate vielleicht gerade zur Beleuchtung der oft schwererklärlichen Verhältnisse der Senkungsreaktion bei Anämie einen Beitrag liefern.

Von mehr direktem Interesse sind sicherlich die ganz kürzlich von Vorschütz (304) veröffentlichten Beobachtungen. Er hat den Eiweißgehalt der Erythrocyten bei verschiedenen Tiergattungen untersucht, die physiologisch eine beträchtlich verschiedene Senkungsreaktion aufweisen, und hat besonders gefunden, daß hoher Nukleoproteingehalt bei den Erythrocyten und vermehrter Senkungsgeschwindigkeit gesetzmäßig vereint vorzukommen scheinen. Wenn diese Beobachtung zutrifft und wenn sie sich, wie es anscheinend die Ansicht des Verfassers ist, auf verschiedene pathologische Verhältnisse beim Menschen übertragen läßt, so scheint sie mir wohl geeignet, unser allzu knappes Wissen auf diesem Gebiet zu erweitern.

Daß wir durch Austauschversuche, wie dies besonders Abderhalden empfohlen hat, wesentliche Resultate erreichen könnten, ist kaum anzunehmen, da dabei immer unphysiologische Verhältnisse geschaffen werden. Wir brauchen nur an die Fehlerquellen zu erinnern, die spezifische, Iso-, Hetero-Agglutination bedeuten können.

In entgegengesetzter Richtung wie der eben angedeutete senkungshemmende Faktor, der vorläufig als herabgesetzte Aggregabilität der Erythrocyten bezeichnet wurde, wirkt natürlich — und dies muß ja meist gleichzeitig vorkommen — der Einfluß der Herabsetzung des Zellvolumens, deren Größe früher (Abb. 9) gezeigt wurde. Welcher von den bei Anämie auftretenden Einflüssen schließlich überwiegt, der senkungsfördernde oder der senkungshemmende, das ist natürläßt oft schwer zu entscheiden. Ein Überwiegen des Einflusses des Zellvolumens ist wahrscheinlich häufiger als das Gegenteil und kann vielleicht mitunter so stark werden, wie es aus Abb. 9 ersichtlich ist, besonders aber muß hervorgehoben werden, daß die beiden Kräfte, die in entgegengesetzter Richtung wirken, sich oft ziemlich gut die Wagschale zu halten scheinen.

Diese Vermutung über spezielle senkungshemmende Faktoren bei Anämie wird durch die Fibrinbestimmungen, die ich ausführte, in gewissem Maße bestätigt. Wie ich früher erwähnt, muß die verwendete Fibrinbestimmungsmethode allerdings an und für sich als unsicher bezeichnet werden; da die Resultate, die ich mit der Methode erhielt, aber als ziemlich verläßlich erschienen und jedenfalls nicht völlig unrichtig sein können, sollen sie hier in größter Kürze angedeutet werden. — In Abb. 10 (Fälle von Lungentuberkulose in allen Stadien, Männer und Frauen, ferner einige Personen, die als gesund betrachtet werden mußten) ist auf der Abszisse der Fibrin-(Fibrinogen-)Gehalt des Citratplasmas, ausgedrückt in Refraktometereinheiten (Fibrinindex) angezeichnet. Die absolute Größe des veranschaulichten Fibringehaltes ist wahrscheinlich unsicher, aber der proportionelle Wert der Zahlen untereinander dürfte wesentlich zuverlässiger sein. Auf der Ordinate ist die Senkung nach 1 Stunde verzeichnet und der verschiedene Hämoglobingehalt in den betreffenden Proben ist durch verschiedene Zeichen angegeben. Wenn ein deutlich proportionelles Verhalten zwischen Senkungsreaktion und Fibrinindex auch zu konstatieren ist, so geht aus Abb. 10 doch hervor, daß die Schwankungen um den mittleren Wert dabei sehr beträchtlich sind. Ferner ist ersichtlich, daß der Hämoglobingehalt in keinem gesetzmäßigen Verhältnis zu Senkungsreaktion und zum Fibringehalt zu stehen scheint. Zwischen Hämoglobin, Senkungsreaktion und Fibrinindex läßt sich keine Proportion feststellen und für diesen Mangel eines bestimmten Verhältnisses scheinen mir die unvollständigen

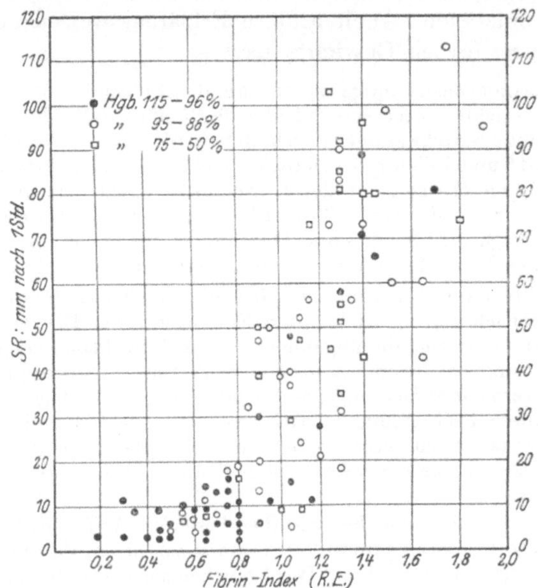

Abb. 10. Senkungsreaktion und Fibrinindex bei verschiedenem Hämoglobin-Gehalt.

Eiweißanalysen und die weniger exakte Fibrinbestimmungsmethode keine oder jedenfalls keine genügende Erklärung zu geben. Beispielsweise sei auf zwei Fälle mit ziemlich hohem Fibringehalt, niedriger Senkungsreaktion und niedrigem Hämoglobingehalt hingewiesen. (Es handelt sich bei diesen Fällen nicht um Kachexie oder Hydrämie.)

Als Resultat der durch Abb. 10 wiedergegebenen Untersuchung möchte ich nur hervorheben, daß die bedeutende Streuung zum mindesten nicht im wesentlichen durch den Hämoglobingehalt des untersuchten Blutes bedingt zu sein scheint. Schon dieses Resultat dürfte bis zu einem gewissen Grad für meine Vermutung sprechen, daß bei Anämie außer senkungsbefördernden auch spezielle senkungshemmende Faktoren vorliegen.

Im folgenden Kapitel soll noch ein wichtiger hierher gehöriger Faktor behandelt werden, die Blutkonzentration, dessen volle Tragweite allerdings nicht immer völlig zu überblicken ist, bei dem wir aber doch mit etwas greifbareren Größen zu tun haben.

VI. Die Senkungsreaktion bei verschiedener Blutkonzentration[1]).

Im vorstehenden Kapitel war von Anämie in der populären Bedeutung des Wortes die Rede. Bei den hier vorgelegten Untersuchungen müssen indes, wie so häufig, die eigentliche Anämie (resp. Erythrocytose) und andererseits jene Zustände unterschieden werden, die man Blutverdünnung und Bluteindickung nennt.

Die Beeinflussung durch Stauung.

Zur Demonstrierung einer Einwirkung dieser Art fand ich es am einfachsten, das in seiner Eigenschaft als Fehlerquelle bei quantitativen Blutuntersuchungen wohlbekannte Verhalten auszunützen, daß durch Stauung eine vermehrte Blutkonzentration erreicht werden kann. Dabei bin ich einfach so vorgegangen, daß ich Senkungsreaktion, Hämoglobinbestimmung im Citratblut und refraktometrische Bestimmung der Konzentration des Citratplasmas in der gewöhnlichen Weise ausgeführt und dabei doppelte Blutproben genommen habe, von der Cubitalvene des einen Armes mit, von der anderen ohne Stauung. In der unten folgenden Tabelle 3 findet sich erst eine Zusammenstellung von 6 solchen Doppelbestimmungen, bei welchen Stauung durch 3 Minuten vorgenommen wurde und dann von 6 anderen Fällen, bei welchen ich die Stauung nur etwa 30 Sekunden einwirken ließ.

Tabelle 3.
Bluteindickung durch Stauung.

Senkungsreaktion 1 St./24 St	Hämoglobin	Plasma-Eiweiß	Senkungsreaktion 1 St /24 St.	Hämoglobin	Plasma-Eiweiß	Senkungsreaktion 1 St.	Senkungsreaktion 24 St.	Hämoglobin absol.	Hämoglobin relativ	Plasma-Eiweiß absol.	Plasma-Eiweiß relativ
Ungestaut			3 Min. Stauung			Unterschied in der gestauten Probe					
18/105	91	8,3	18/104	96	8,8	=	− 1	+ 5	6%	+ 0,5	6%
21/112	84	8,85	21/111	88	9,4	=	− 1	+ 4	5%	+ 0,55	6%
26/111	91	8,8	22/105	98	9,35	− 4	− 6	+ 7	7,5%	+ 0,55	6%
31/112	93	8,55	30/106	102	9,5	− 1	− 6	+ 9	10 %	+ 0,95	11%
35/123	82	8,5	33/119	89	9,2	− 2	− 4	+ 7	8,5%	+ 0,7	8%
88/131	82	9,9	94/127	89	10,9	+ 6	− 4	+ 7	8,5%	+ 1,0	10%
Ungestaut			1/2 Min. Stauung			Unterschied in der gestauten Probe					
7/ 77	91	8,3	8/ 76	92	8,25	+ 1	− 1	+ 1		− 0,05	
7/ 84	74	8,3	7/ 84	74	8,3	=	=	=		=	
30/111	96	8,0	30/112	96	8,0	=	+ 1	=		=	
42/123	91	8,45	41/120	93	8,5	− 1	− 3	+ 2		+ 0,05	
74/137	72	8,9	74/137	72	8,85	=	=	=		+ 0,05	
99/134	86	10,0	93/131	86	10,1	− 6	− 3	=		+ 0,1	

Wir ersehen aus der Tabelle, daß eine kurzdauernde Stauung (die letzten 6 Doppelproben) kaum einen deutlichen Effekt zustande bringt, weder auf

[1]) Betreffs der Bedeutung, in der ich die Bezeichnung Blutkonzentration verwende, vgl. unten.

Senkungsreaktion noch auf Hämoglobin oder Plasmaeiweiß, daß eine hinreichend lange Stauung dagegen (die 6 ersten Zeilen der Tabelle) Bluteindickung bewirkt. Wenn wir nur diese 6 Proben mit einer etwa 3 Minuten langen Stauung ins Auge fassen, so sehen wir, daß der Hämoglobingehalt durch die Stauung um 5—10% (im Mittel etwa 7,6%) seiner ursprünglichen Höhe ansteigt und daß die entsprechende Vermehrung des Plasmaeiweißes 6—11% (Mittelzahl etwa 7,8%) beträgt. Die angewendete Methodik ist nicht hinreichend exakt um Zehntelprozenten eine sichere Bedeutung beizumessen, und ich kann aus den Zahlen der Tabelle nur schließen, daß die durch die Stauung bedingte Bluteindickung

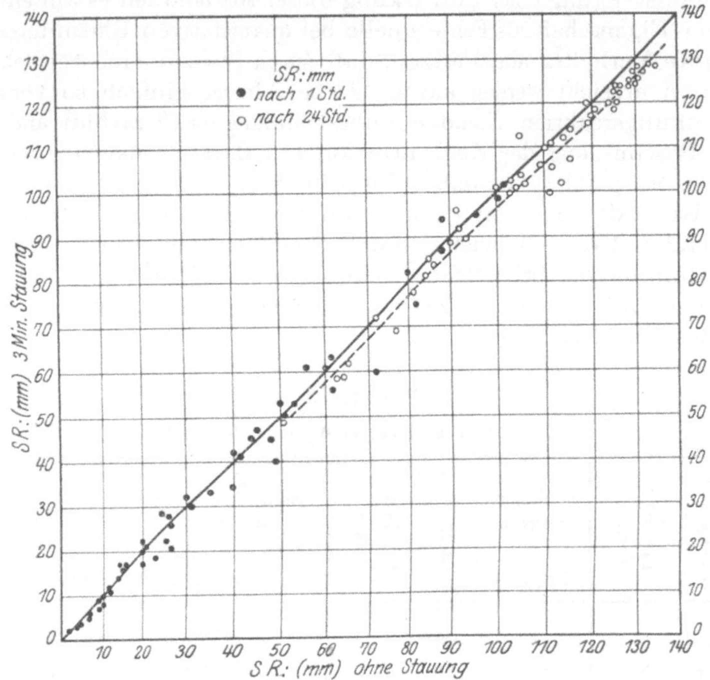

Abb. 11. Der Einfluß der Stauung auf die Senkungsreaktionswerte.

Blutkörperchen und Plasmaeiweiß ungefähr gleich trifft. (Wahrscheinlich ist für das Plasmaeiweiß die Steigerung etwas stärker als für die Blutkörperchen.) Die Senkungsreaktion-Zahlen werden dagegen durch diese Eindickung auffallend wenig betroffen.

Das letztere Verhalten tritt am deutlichsten in der obenstehenden Abb. 11 hervor, in welcher die Reaktions-Ausschläge für 1 und 24 Stunden in 50 Doppelproben ohne, resp. mit etwa 3 Minuten Stauung zusammengestellt sind. Aus der Abb. 11 ist ersichtlich, daß die 1 Stundenziffern allerdings größere Verschiedenheiten aufweisen, als man in genau ausgeführten Doppelbestimmungen mit völlig einheitlicher Methodik zu finden pflegt, daß eine deutliche Tendenz zu vermehrter oder verminderter Senkung nach 1 Stunde in den Proben mit Stauung aber nicht vorliegt. Dagegen zeigt sich ein sicherlich kleiner aber doch völlig typischer Unterschied betreffs der 24 Stundenzahlen. Diese sind im allgemeinen in der Probe mit Stauung deutlich niedriger (was ja mit dem

Befund des gesteigerten Hämoglobingehalts gut übereinstimmt). Da sich bei durchschnittlich unveränderter 1 Stundenzahl eine verringerte 24 Stundenzahl in der Probe mit Stauung vorfindet, wären wir vielleicht berechtigt von einer relativ erhöhten Senkungsgeschwindigkeit infolge der Stauung zu sprechen, aber dieser Unterschied ist vielleicht zu subtil, um eine nähere Erörterung zu verdienen.

Wenn in einem Blut mit Senkungsreaktion von z. B. 22 mm in 1 Stunde und Hämoglobin 102% der Hämoglobingehalt bis 110% Hämoglobin steigt, vermindert sich, wie oben in Abb. 9 gezeigt wurde, die 1 Stunden-Senkungsreaktion auf 13 mm. Wenn diese Vermehrung des Zellvolumens durch Bluteindickung (auf die eben erwähnte Weise) zustandekommt, bleibt die Senkungsreaktion ziemlich unbeeinflußt und wir müssen also schließen, daß auch die gleichfalls beobachtete Vermehrung des Plasmaeiweißes einen ungefähr gleich starken Einfluß in senkungsfördernder Richtung ausgeübt hat, wie die Vermehrung des Zellvolumens in senkungshemmender.

Wenn also die Bluteindickung, die durch Stauung zustande kommt, keinen deutlichen Effekt auf die Senkungsreaktion ausübt (oder vielleicht eine äußerst geringe Steigerung der Senkungsgeschwindigkeit veranlaßt), so folgt daraus natürlich nicht, daß alle verschiedenen Formen von Veränderung in der „Blutkonzentration" die unter physiologischen und pathologischen Verhältnissen vorkommen können, für den Senkungsreaktions-Ausschlag bedeutungslos sind. Sicherlich müssen dabei immer sowohl senkungshemmende als -befördernde Einflüsse verstärkt werden, aber man kann sich vorstellen, daß bei gewissen Formen die Veränderungen in der Größe des Zellvolumens in der Wirkung auf die Senkungsreaktion überwiegen, während sich bei anderen die Konzentrationsveränderung des Plasmas stärker geltend machen kann. Von der Wirkung der veränderten Blutkonzentration, stricto sensu, ist der Einfluß wohl zu unterscheiden, der sich z. B. als Folge einer vermehrten oder verminderten Menge der Globuline geltend machen kann und bei der Zu- resp. Abnahme des Totaleiweißes und andererseits des Hämoglobins unabhängig voneinander gleichzeitig zustande kommen können. Die allgemeine und auch in dieser Arbeit benützte Methode zur Bestimmung der „Blutkonzentration" nach Hämoglobin und Refraktion des Serums (Plasma) führt leicht dazu, daß man die erhaltenen Resultate allzu einheitlich einfach als Ausdruck für den Wassergehalt des Blutes betrachtet. Wenn ich in dieser Arbeit der Kürze halber die Bezeichnungen Blutkonzentration, Bluteindickung usw. gebrauche, so geschieht dies mit dem stillschweigenden Vorbehalt, daß sich bei derartigen Zuständen oft verschiedenartige und voneinander relativ unabhängige Prozesse abspielen können. — Nicht zum mindesten dürfte dies für die hierhergehörigen Veränderungen gelten, die man bei Lungentuberkulose antreffen kann.

Die Senkungsreaktion bei Herzinkompensation und cyanotischen Zuständen.

Bei Herzinkompensation können mitunter von Tag zu Tag bedeutende Variationen in der Blutkonzentration vorkommen. Ich habe Untersuchungen über den Zusammenhang zwischen diesen Variationen und der Senkungsreaktion vorgenommen, über die im folgenden kurz berichtet werden soll. Hier sind die Verhältnisse bereits komplizierter als bei den Versuchen mit Stauung, die eben erörtert wurden. Infolge der Einflüsse der Grundkrankheit, öfter aber vielleicht wegen solcher durch komplizierende Bronchitis usw. einerseits, Leberstauung andererseits, können wir nämlich nicht darauf rechnen, daß der relative Globulinanteil des Plasmaeiweißes konstant ist. Ferner finden sich sehr wahrscheinlich sozusagen spezifische Veränderungen in der Größe des Erythrocytenfaktors, teils in Form von kompensatorischer Erythrocytose, teils als Veränderungen im Kohlensäuregehalt der Erythrocyten, die vermutlich stark variieren kann.

In diesem Zusammenhang möge zunächst an die Versuche von Leendertz (158) erinnert werden. Ausgehend davon, daß er bei ausgeprägten cyanotischen Zuständen sehr niedrige Senkungsreaktions-Zahlen beobachten konnte, leitete Leendertz 1250 ccm Sauerstoff durch 100 ccm unveränderten Citratblutes und erhielt eine Senkungsvermehrung. Wenn bei sonst gleicher Versuchsanordnung Kohlensäuregas verwendet wurde, erhielt man statt dessen eine wesentliche Senkungsverminderung [1]).

Die Beispiele von Leendertz für diese Wirkung zeigen (bei Umrechnung der Ausschlagsgröße auf meine Methodik):

Senkungsreaktion (1 Stunde) im unveränderten Citratblut	Senkungsreaktion (1 Stunde) nach Sättigung mit O_2	Senkungsreaktion (1 Stunde) nach Sättigung mit CO_2
46 mm	52 mm	13 mm
11 mm	16 mm	4 mm

Es muß darauf hingewiesen werden, daß ein so starker Effekt, wie ihn Leendertz in vitro e hält, in vivo kaum denkbar ist. Die Versuche Leendertzs diese Wirkung zu erklären, können möglicherweise, wenigstens teilweise, in die richtige Richtung gehen, aber die betreffenden Verhältnisse sind sicher komplizierter als Leendertz berücksichtigt zu haben scheint. Es sei dabei nur an die starken Veränderungen im Wassergehalt des Blutes erinnert, die bei diesen Zuständen vorliegen können.

Ich möchte hier über einige typische Fälle berichten, bei welchen deutliche Herzinkompensation in verschiedenen Stadien vorgelegen hat (aber keine merklichen komplizierenden Erkrankungen von Bedeutung) und bei welchen Senkungsreaktion und Blutkonzentrationsbestimmungen auf die früher angegebene Weise vorgenommen wurden.

Fall 1. 48jähriger Mann. Klinisch und pathologisch-anatomisch ungewöhnlich bösartige luetische Aortitis mit bedeutender Insuffizienz des Aortaostiums. Bleich, arge Dyspnöe, häufig auch im Bett, mäßiges Ödem. 11. 4. Senkungsreaktion 75, 88, 113 (1, 2, 24 Stunden). — 12. 5. Gesteigerte Inkompensationssymptome (starke Dyspnöe in Bettlage, bedeutendes Ödem), Senkungsreaktion 53, 69, 107. Später wiederholte Attacken von Lungenödem. — 3. 8. (Drei Tage vor dem Exitus letalis) maximale Dyspnöe, maximales universelles Ödem. Senkungsreaktion 2, 4, 52; Hämoglobin 89%; Plasma-Eiweiß 6,2%.

Die starke Senkungsreaktion in der ersten Probe ist typisch für die Grundkrankheit. Mit zunehmender Herzinkompensation verminderter Senkungsreaktions-Ausschlag und 3 Tage vor dem Tod ergibt die Ablesung „normalen“ Wert. Dies ist das drastischeste Beispiel, das ich überhaupt je für Veränderungen der Senkungsreaktions-Zahlen durch komplizierende Blutveränderungen gefunden habe. Meine Deutung ist die, daß besonders in der letzten Probe die Globulinvermehrung abgenommen haben muß (Leberinsuffizienz ?), daß sich das Totaleiweiß des Plasmas vermindert (Hydrämie), daß sich das Zellvolumen

[1]) Ein Effekt derselben Art, obzwar bedeutend weniger ausgesprochen, läßt sich mitunter durch Durchschütteln oder Durchblasen einer Citratblutprobe mit Luft erhalten, was vom praktischen Gesichtspunkt im Auge behalten werden muß. Hier sei auch erwähnt, daß Leendertz nie, Heß in Ausnahmefällen, Kok in der Regel im arteriellen Blut stärkere Senkungsreaktion gefunden hat als im venösen Blut.

zum mindesten nicht in einem der Plasmaverdünnung entsprechendene Grad vermindert (kompensatorische Erythrocytose, vermehrter Kohlensäuregehalt). Ungeachtet dieser Faktoren, die alle in der Richtung einer Verminderung der Ziffern wirken, finden wir starke Senkungsreaktion in der ersten und auch noch in der zweiten Probe, wo senkungshemmende Einflüsse doch sicherlich schon vorhanden waren. Erst 3 Tage vor dem Tod kann die kolossal veränderte Blutzusammensetzung einen vom gewöhnlichen praktisch-klinischen Gesichtspunkt geradezu irreführenden Senkungsreaktions-Ausschlag zustande bringen.

Am folgenden Fall habe ich den Verlauf mehr ins Detail verfolgen können.

Fall 2. 82jährige Frau. Wahrscheinlich relativ gutartige luetische Aortitis. Mäßige Herzinkompensation. Bleich. Bed. Dyspnöe. Ziemlich unbedeutendes Ödem. Guter Allgemeinzustand. 9. 8. Senkungsreaktion 12, 34, 80. Hämoglobin 95%. Plasma-Eiweiß 6,3%. — Die Inkompensationssymptome durch Herztonika bedeutend verbessert, die Ödeme verschwinden. 22. 8. Senkungsreaktion 30, 60, 98. Hämoglobin 90%. Plasma-Eiweiß 6,9%. und mit weiterer Verbesserung, 5. 9. Senkungsreaktion 43, 68, 106. Hämoglobin 93%. Plasma-Eiweiß 8%. Danach etwas erhöhte Inkompensation (gesteigerte Dyspnöe, kein deutliches Ödem). 12. 9. Senkungsreaktion 41, 70, 118. Hämoglobin 84%. Plasma-Eiweiß 7,55%. Dann angedeutete Ödeme. 18. 9. Senkungsreaktion 29, 58, 105. Hämoglobin 81%, Plasma-Eiweiß 6,6%.

Fall 3. 67jähriger Mann. Leicht-mittelschwere luetische Aortitis. Bedeutende Herzinkompensation, ziemlich starke Ödeme, mäßige Dyspnöe. 5. 9. Senkungsreaktion 8, 23, 73. Hämoglobin 95%, Plasma-Eiweiß 6,25%. 12. 9. Ödem nahezu verschwunden. Senkungsreaktion 25, 54, 105. Hämoglobin 100%. Plasma-Eiweiß 7,4%. 18. 9. Ödem ganz verschwunden, relative Kompensation. Senkungsreaktion 39, 64, 112. Hämoglobin 91%. Plasma-Eiweiß 7,7%.

Im Fall 2 und 3 liegen aller Wahrscheinlichkeit nach gleichartige Veränderungen vor wie im Fall 1, aber in jeder Beziehung weniger ausgesprochen (und mit dem Verlauf in entgegengesetzter Richtung). Hier konnten durch ständige Blutkonzentrationsbestimmungen wesentliche Teile der im Fall 1 für die Veränderung der Senkungsreaktion gegebenen Deutung verifiziert werden. Auch die folgenden Fälle von Herzinkompensation infolge myokarditischer Veränderungen zeigen ähnliche Verhältnisse.

Fall 4. 56jähriger Mann. Myocarditis, Emphysem. 21. 5. mäßig ausgesprochene absolute Inkompensation, starke Zyanose und Dyspnöe, unbedeutendes Ödem? Senkungsreaktion 6, 12, 70. Hämoglobin 114%. Plasma-Eiweiß 7,1%. 5. 9. Relativ kompensiert, kein Ödem. Senkungsreaktion 6, 14, 95. Hämoglobin 126%. Plasma-Eiweiß 8,85%. 12. 9. Senkungsreaktion 9, 25, 98. Hämoglobin 124%. Plasma-Eiweiß 8,5%. Am selben Tag nach Aderlaß von 400 ccm. Senkungsreaktion 6, 15, 97. Hämoglobin 114%. Plasma-Eiweiß 8,3%.

In diesem Fall, bei dem wahrscheinlich deshalb, weil die Krankheit des Patienten keinen Anlaß zu einer wesentlichen Globulinvermehrung geben dürfte, niedrige Senkungsreaktions-Ausschläge vorliegen, werden diese nur ziemlich unbedeutend durch die wesentlichen Veränderungen in der Blutkonzentration beeinflußt.

Fall 5. 62jähriger Mann. Myocarditis (+ Tubercul. pulm.). 3. 8. Relative Kompensation, keine Ödeme, mäßige Dyspnöe. Senkungsreaktion 23, 49, 105. Hämoglobin 81%. Plasma-Eiweiß 7,6%. 15. 8. Absolute Inkompensation. Bedeutendes Ödem. Bedeutende Cyanose. Senkungsreaktion 13, 34, 97. Hämoglobin 74%. Plasma-Eiweiß 7,1%. 5. 9. Ziemlich kompensatorisch, keine deutlichen Ödeme. Senkungsreaktion 35, 62, 112. Hämoglobin 82%. Plasma-Eiweiß 8,15%. 12. 9. Senkungsreaktion 23, 51, 106. Hämoglobin 84%. Plasma-Eiweiß 7,7%.

Die Veränderungen in den Senkungsreaktions-Zahlen sind aller Wahrscheinlichkeit nach wesentlich den durch die Störungen der Herztätigkeit bedingten Blutveränderungen zuzuschreiben.

In etwa 20 Fällen mit mehr weniger hochgradiger Herzinkompensation (invetierter rheumatischer Herzfehler usw.) hatte ich weiterhin Gelegenheit durch wiederholte Senkungsreaktion und Konzentrationsbestimmungen den Verlauf zu verfolgen. Dabei konnte ich die Hauptzüge verifizieren, die sich mir aus den obigen Fällen zu ergeben schienen und die hier wiedergegeben wurden, weil die Veränderungen bei ihnen am stärksten oder am deutlichsten ausgesprochen waren und keine merklichen Komplikationen von Belang vorlagen.

Die Größe des Senkungsreaktions-Ausschlages wird in erster Linie von der Natur der Krankheit oder ihrer Komplikationen bedingt. Die durch die Herzinkompensation bewirkten Veränderungen in der Zusammensetzung des Blutes scheinen mir folgende typische Einwirkungen auf die Senkungsreaktion zu stande zu bringen.

1. Bei absoluter Inkompensation und besonders, wo Ödem oder dessen Vorstadien vorliegen, erhält man einen verminderten Senkungsreaktions-Ausschlag. Diese Herabsetzung ist bei solchen Zuständen fast immer zu merken und kann die 1 Stundenzahl nicht selten ungefähr auf ihre Hälfte vermindern, in Fällen mit hochgradiger Inkompensation mitunter sogar wesentlich mehr.

2. Bei kompensierten oder relativ kompensierten Herzfehlern ist bisweilen eine ähnliche Verminderung zu beobachten, im allgemeinen scheint sie sich aber nicht annähernd so stark auf die Senkungsreaktion geltend machen zu können wie bei absoluter Inkompensation mit Neigung zu Ödem.

3. Diese Verhältnisse dürften in der Hauptsache als ein Effekt der Hydrämie zu erklären sein, wahrscheinlich wird aber dabei die Plasmaverdünnung oft stärker als die Verminderung des Zellvolumens. Wenn die Konzentrationsverhältnisse derart sind, daß eher Bluteindickung als Hydrämie vorliegt, so ist es wahrscheinlich, daß die Vermehrung des Zellvolumens nicht oder nicht immer von einer gleichstarken Vermehrung der Plasmakonzentration begleitet ist. Die Resultate meiner Blutkonzentrationsbestimmungen deuten in diese Richtungen; da diese Ziffern aber nicht mit einer völlig einwandsfreien Methodik gewonnen sind, halte ich mich nicht für berechtigt, einen ziffernmäßigen Beweis zu versuchen. Es ist schließlich nicht undenkbar, daß bei Herzinkompensation vielleicht besondere senkungshemmende Stoffe und hier nicht näher zu spezifizierende Kräfte in gewissem Maße mitwirken können.

Senkungsreaktion und Blutkonzentration bei anämischen Zuständen und bei Erythrocytose.

Es ist im vorigen Kapitel hervorgehoben worden, daß der Einfluß des Erythrocytenfaktors bei eigentlich anämischen Zuständen sehr wahrscheinlich nicht als gleichwertig mit dem leicht nachweisbaren reinen Einfluß der Größe des Zellvolumens zu betrachten ist. Einige dort vorgebrachte Bemerkungen werden durch die absolute Größe der Senkungsreaktions-Zahlen in den beiden folgenden Fällen 8 und 9 illustriert, hauptsächlich sind die folgenden Fälle aber wiedergegeben, um den Zusammenhang zu zeigen, der sich zwischen den Variationen der Senkungsreaktion und der Blutkonzentration vorfinden kann.

Fall 6. 40jährige Frau. Carcinoma mammae mit weitverbreiteten Metastasen im Knochensystem. Anämie. Im Blut keine morphologischen Zeichen von Knochenmarkkarzinose. Allgemeinzustand auffallend gut. 18. 5. Senkungsreaktion 108, 127, 134. Hämoglobin 89%. Später hier und da Fieberperioden, Allgemeinzustand allmählich etwas verschlechtert, aber keine hochgradige Kachexie. 4. 8. Senkungsreaktion 142, 149, 153. Hämoglobin 55%. Plasma-Eiweiß 8,5%. 5. 9. Senkungsreaktion 100, 135, 156. Hämoglobin 48%. Plasma-Eiweiß 8,2%. 18. 8. Senkungsreaktion 103, 140, 157. Hämoglobin 46%. Plasma-Eiweiß 8%.

Fall 7. 47jähriger Mann. Carcinoma coli mit Metastasen. Anämie. Stark zunehmende Kachexie. 3. 8. Senkungsreaktion × ×25, ×50, 174. Hämoglobin 15%. Plasma-Eiweiß 6,3%. 10. 8. Senkungsreaktion × ×30, × ×50, 176. Hämoglobin 11%. Plasma-Eiweiß 6,4%. 3. und 4. 9. Intramuskuläre Blutinjektionen, zweimal 20 ccm. 5. 9. Senkungsreaktion × 45, 85, 174. Hämoglobin 14%. Plasma-Eiweiß 6,75%.

Fall 8. 36jährige Frau. Anaemie sec. post haemorrhag. uteri (am 25. 7. Abort im 3. Monat, mit leichtem Fieber). Blaß, sonst nahezu vollständig guter Allgemeinzustand. 10. 8. Senkungsreaktion 11, 27, 108. Hämoglobin 46%. Plasma-Eiweiß 7,85%. 22. 8. Senkungsreaktion 3, 9, 80. Hämoglobin 60%. Plasma-Eiweiß 8,25%. 18. 9. Senkungsreaktion 2, 5, 64. Hämoglobin 70%. Plasma-Eiweiß 8,45%.

Fall 9. 46jährige Frau. Leichte chronische Lungenerkrankung, wahrscheinlich Tuberkulose (Turbans Stad. I—II). Seit 5 Jahren unveränderter Lungenstatus. Völlig guter Allgemeinzustand, afebril usw. Keine Cyanose, keine deutliche Dyspnoe. Anämie unbekannten Ursprungs. 17. 2. Senkungsreaktion 7, 19, 84. Hämoglobin 74%. Plasma-Eiweiß 8,3%. 14. 3. Senkungsreaktion 6, 15, 96. Hämoglobin 60%. Plasma-Eiweiß 7,35%. 28. 3. Senkungsreaktion 7, 17, 81. Hämoglobin 65%. Plasma-Eiweiß 8,1%. 29. 3. Senkungsreaktion 7, 19, 90. Hämoglobin 63%. Plasma-Eiweiß 8,25%.

Fürs erste ist in den Fällen 7—9 zu beobachten, daß die Senkungsreaktions-Zahlen in der Regel weder im allgemeinen noch im Einzelfall mit vermindertem Hämoglobingehalt ansteigen. (Im Fall 6 finden wir sehr starke Senkungsreaktion, starke Anämie und ungefähr normales Plasma-Eiweiß, im Fall 7: mittelstarke Senkungsreaktion, maximale Anämie und niedrigen Plasmaeiweiß-Wert, im Fall 8 und 9 niedrige Senkungsreaktion, deutliche Anämie und ungefähr normalen Plasmaeiweiß-Wert.) Bei Vergleich zwischen den verschiedenen Proben im Falle 6 sehen wir Beispiele dafür, daß gesteigerte Senkungsreaktion von gesteigertem Hämoglobin und Plasma-Eiweiß begleitet sind, ein Verhalten, das wir bei Herzinkompensation gefunden haben, und dessen Häufigkeit später noch weiter illustriert werden soll. Im Fall 7 können wir von einer deutlichen Hydrämie sprechen, hier sind auch die Senkungsreaktions-Zahlen im Vergleich zum klinischen Befund auffällig niedrig. (Nach Blutinjektionen werden Plasma-Eiweiß und Senkungsreaktion etwas weniger gesteigert.) Im Fall 8 ist die sukzessive Abnahme der Senkungsreaktion deutlich. (Als Ursache dafür müssen wir in erster Reihe mit einem Rückgang der Globulinvermehrung nach der vorhergehenden Gravidität und Fehlgeburt rechnen.) Gleichzeitig ist Vermehrung von Hämoglobin und Plasma-Eiweiß zu beobachten. Da eine deutliche Hydrämie offenbar nicht vorhanden war und kein Anlaß vorlag einen subnormalen Globulingehalt anzunehmen, kann ich die auffallend geringen Senkungsreaktions-Ziffern besonders in den zwei letzten Proben nicht anders erklären, als durch die früher vorgebrachte Vermutung über eine verminderte Aggregabilität bei den Erythrocyten. Dieselbe Erklärung scheint mir bei Fall 9 notwendig. Hier üben deutliche Veränderungen in der Blutkonzentration einen kaum merklichen Einfluß auf die Senkungsreaktion aus.

Die Verhältnisse, die durch die Fälle 6—9 illustriert sind, habe ich mehr oder weniger ausgesprochen in verschiedenen anderen Fällen wiederfinden können, ebenso ähnliche Fälle wie 8 und 9, die nicht als seltene Ausnahmen zu bezeichnen sind.

Bei einer symptomatischen Erythrocytose sind die hierhergehörigen Verhältnisse meist sehr kompliziert, je nachdem ob Eindickung vorliegt oder nicht. Ein Beispiel dafür bietet der obige Fall 4. Vermehrtes Zellvolumen muß ja an sich immer verminderte Senkungsreaktions-Ziffern bewirken, aber besonders tritt die Verminderung in der Sedimentierung hervor, wenn gleichzeitig, wie dies nicht selten ist, ein relativ geringer Eiweißgehalt im Plasma vorliegt, d. h. wenn es sich um eine echte und nicht durch Eindickung bewirkte Erythrocytose handelt. – Die Bedeutung der symptomatischen Erythrocytose und der scheinbaren Erythrocytose auf Grund von Bluteindickung wird fernerhin noch im Zusammenhang mit Untersuchungen bei Lungentuberkulose zu erörtern sein.

Eigene Beobachtungen bei zwei Fällen und einige Mitteilungen in der Literatur haben gezeigt, daß die Senkungsreaktion bei Polycythaemia vera äußerst kleine Ausschläge gibt. An einem solchen Fall hatte ich Gelegenheit Senkungsreaktion und Blutkonzentrationsbestimmungen auszuführen.

Fall 10. 52jährige Frau. Polycythaemia vera. Mäßig ausgesprochene, typische Symptome. Guter Allgemeinzustand. 4. 8. Senkungsreaktion 24 Stunden 2 mm, 48 Stunden 4 mm. Hämoglobin 135%. Plasma-Eiweiß 6,6%. 16. 8. Senkungsreaktion 24 Stunden 2 mm, 48 Stunden 4 mm. Hämoglobin 138% (Erythrocyten 9,7 Millionen). Plasma-Eiweiß 6,6%. 18. 9. Senkungsreaktion 24 Stunden 4 mm, 48 Stunden 6 mm. Hämoglobin 134%. Plasma-Eiweiß 6,55%. 25. 9. Senkungsreaktion 24 Stunden 5 mm, 48 Stunden 11 mm. Hämoglobin 122% (Erythrocyten 8,8 Millionen).

Hier finden wir Senkungsreaktions-Zahlen, die vollständig von allen anderen abweichen. Daß dieses eigenartige Verhalten wesentlich durch das kolossal vermehrte Zellvolumen bedingt ist, haben wir keinen Anlaß zu bezweifeln. Aber auch der niedrige Eiweißgehalt im Plasma ist zu beachten. (Damit nicht der Verdacht aufkommt, daß diese Eiweißzahlen durch technische Fehler bedingt wären, sei daran erinnert, daß man niedrigen Eiweißgehalt des Serums für diese Krankheit als typsich gefunden hat.)

Serienuntersuchungen von Senkungsreaktion und Blutkonzentration bei Lungentuberkulose.

In etwa 200 klinischen Fällen von Lungentuberkulose aller Typen habe ich durch längere Zeit (von 3—10 Monaten) Serienuntersuchungen mit der Senkungsreaktion vorgenommen und dabei immer gleichzeitig Hämoglobin (und evtl. die Erythrocytenzahl) bestimmt, oft auch Plasma-Eiweiß. Diese Untersuchungen wurden in der Absicht ausgeführt zu eruieren, inwiefern Hämoglobin und Blutkonzentration sich im Laufe längerer Beobachtungszeiten verändern, und inwiefern ein Zusammenhang zwischen der Senkungsreaktion und diesen Blutveränderungen zu konstatieren ist. Einige Beispiele von solchen Fällen finden sich auf Tafel II—IV in den Fällen 51—66 (die dazugehörigen ergänzenden klinischen Angaben in Kap. XI). Aus Raumrücksichten war es mir leider unmöglich ein größeres Material von diesen Serienproben hier vorzulegen. Die Fälle 51—66 (durchwegs Frauen) sind hauptsächlich gewählt, um gewisse typische klinische Verhältnisse der Senkungsreaktion bei Lungentuberkulose zu demonstrieren und sie sollen später von diesem Standpunkt erörtert werden. Die Verhältnisse, von welchen zunächst die Rede sein soll, sind in diesen Fällen nicht besonders stark ausgesprochen. Alle können als reine Fälle bezeichnet werden, das will sagen, die Variationen der Senkungsreaktion usw. müssen, wo nichts anderes angegeben ist, als durch die Lungentuberkulose verursacht (oder als physiologische) betrachtet werden. Besonders sei hervorgehoben, daß bei keinem von ihnen Anzeichen eines Herzfehlers, eines Nierenleidens [keine Albuminurie [1])], einer wirklichen Lebererkrankung gefunden wurden. Die

[1]) Mit Ausnahme von Fall 61 im letzten Monat seines Lebens.

Erfahrungen aus diesen Serienuntersuchungen ergeben, daß sich die Verhältnisse zwischen Senkungsreaktion einerseits, Hämoglobin oder Blutkonzentration anderseits nicht eine einzige allgemeingültige Regel zusammenstellen lassen, was natürlich auch nicht erwartet werden konnte.

Senkungsreaktion bei Kachexie. Bei Betrachtung der Verhältnisse, für welche die Fälle 51—66 als Beispiele herangezogen sind, müssen vorerst die ausgesprochen kachektischen Zustände herausgehoben werden (s. Tafel III, Fälle 58, 61 und 57. Ein derartiger Zustand lag bei Fall 58 etwa seit Januar-Februar, im Fall 61 seit Mitte März und im Fall 57 seit Mitte März vor). Kennzeichnend für diese kachektischen Zustände ist vor allem die Verwässerung des Blutes. In allen diesen Fällen finden wir eine Abnahme des Plasma-Eiweißes in allen auch eine Abnahme des Hämoglobins. Senkungsreaktion zeigt in den Fällen 58 und 61 eine deutliche Verminderung. Die mit zunehmender Kachexie abnehmenden Senkungsreaktions-Zahlen sind besonders charakteristisch. Dieses Verhalten der Senkungsreaktion kann sich rasch oder langsam entwickeln. Besonders tritt es hervor, wenn das Plasma-Eiweiß auf sehr niedrige Werte sinkt, der Hämoglobingehalt sich aber nicht im selben Verhältnis vermindert (Fall 61), nicht selten können sie aber auch mit sehr niedrigem Hämoglobingehalt einhergehen. Im Fall 58 ist das Hämoglobin nur von 82% auf 65% heruntergegangen, aber ich habe Fälle von starker Kachexie mit 30- 50% Hämoglobin und einer 1 Stunden-Senkungsreaktion von 10—20 mm beobachtet. Im Fall 57, wo die letzte Probe ca. 2 Monate vor dem Exitus genommen wurde, und wo die Kachexie noch nicht stark ausgesprochen war, haben sich noch keine Kachexiezahlen bei der Senkungsreaktion eingestellt. In diesem Fall ist zu beachten, daß das Hämoglobin sich wesentlich vermindert hat, das Plasma-Eiweiß steht dagegen noch auf normaler Höhe.

Die wesentlichste Bedingung für das Sinken der Senkungsreaktions-Ziffern mit zunehmender Kachexie ist offenbar in den Plasma-Eiweißkörpern zu finden. Mit zunehmender Hypalbuminose nimmt die Senkungsreaktion ab. Es ist höchst wahrscheinlich, daß der vorhergehende hohe Globulingehalt des Blutes dabei gleichfalls vermindert wird, eine Annahme, die u. a. auch durch ältere Beobachtungen über Fibrinverminderung bei starker Kachexie (Andral-Gavarret, Biernacki) gestützt wird. Die Voraussetzungen für die Verminderung der Senkungsreaktion bei Kachexie scheinen besonders dann vorzuliegen, wenn das Hämoglobin nicht in gleichhohem Grade abgenommen hat wie das Plasma-Eiweiß, aber man kann auch bei sehr starker Anämie Kachexiewerte für die Senkungsreaktion vorfinden.

Die niedrigen Senkungsreaktions-Zahlen bei Kachexie habe ich besonders im Verein mit Darmtuberkulose angetroffen [1]) (aber auch ohne Diarrhöe), sie finden sich jedoch natürlich nicht immer bei dieser Komplikation. Die Darmtuberkulose kann ebensowohl ein Individuum mit Lungentuberkulose vom akuten Typus befallen (mit starker Senkungsreaktion) wie Individuen mit einer mehr chronisch progrediierenden Lungentuberkulose (mit mittelstarker Senkungsreaktion). Die Darmtuberkulose selbst scheint mitunter keinen wesentlichen senkungsfördernden Effekt bedingen zu müssen. Es ist denkbar, daß besonders bei dieser Komplikation (durch Leberschädigung?) Eiweißverminderung des Plasmas (und also ein senkungshemmender Einfluß) entstände.

---

[1]) Ebenso bei anderen schweren Darmerkrankungen, vgl. den früher in diesem Kapitel erwähnten Fall 7.

Wenn wir dann auf die Fälle mit mehr gutartiger Tuberkulose und diejenigen mit maligner Tuberkulose vor dem Auftreten ausgesprochener Kachexie übergehen, finden wir kompliziertere Verhältnisse. Im Fall 53 (Tafel II) sieht man, daß recht starke Variationen der Blutkonzentrationen vorlagen. Die Senkungsreaktion scheint von diesen Variationen nicht sehr abhängig zu sein. Bei Steigerungen der Blutkonzentration besteht jedoch die Tendenz zu parallelem Verhalten der Senkungsreaktion. Ähnliche Verhältnisse lassen sich bei Fall 54 merken. Im Fall 55 beträgt vor dem durch eine leichte Pleuritis verursachten Gipfel in der Senkungsreaktion das Hämoglobin 80—85% und die Senkungsreaktion 22—24 mm, nach derselben finden wir eine Senkungsreaktion von 18 mm mit Hämoglobin 74—75%. Die höchste Hämoglobinzahl 89% sehen wir gleichzeitig mit der im Vergleich zu den übrigen Proben ziemlich hohen Senkungsreaktion 37 mm. Der Parallelismus zwischen gesteigerter Senkungsreaktion und vermehrtem Hämoglobin, wobei jedoch entsprechend dem Gipfel der Senkungsreaktion mitunter eine leichte Verminderung der Hämoglobin beobachtet werden kann, ist auch im Fall 63 und 64 (Tafel IV) zu bemerken. Im letztgenannten Fall ist es interessant, die letzte Probe im Januar mit der Probe im Juli zu vergleichen. Der Hämoglobingehalt ist in beiden Proben gleich (93%), aber in der ersteren ist die Senkungsreaktion 40 mm und das Plasma-Eiweiß 8,9%, im letzteren Senkungsreaktion 11 mm und das Plasma-Eiweiß 8,25%. Daß in der ersteren Probe mit einem wesentlich höheren Globulinanteil des Plasma-Eiweiß gerechnet werden muß als in der letzteren, darf man natürlich nicht vergessen.

Diese Untersuchungen über den Faktor, den ich mit dem üblichen Ausdruck Blutkonzentration bezeichnen wollte und besonders die vom Zufall gegebenen Beispiele, die hier darüber vorgelegt werden können, sind natürlich nicht genügend vollständig, um allzu bestimmte Schlußsätze zu gestatten, aber ich kann nicht unterlassen, auf das Verhalten hinzuweisen, daß Senkungsreaktion und Hämoglobin (ebenso wie das Plasmaeiweiß, wo eine Untersuchung darüber ausgeführt wurde) auffallend oft parallel zu- resp. abnehmen, oder daß mindestens Hämoglobin sich gewöhnlich nicht vermindert, während die Senkungsreaktion steigt. (In den Fällen 59, 62 und 66 lassen sich noch einige weitere Beispiele dafür finden.) Aber auch das entgegengesetzte Verhalten zeigt sich nicht selten. Wenn wir beispielsweise bei der Patientin Fall 59 nur die beiden ersten Monate ihres Spitalaufenthaltes betrachten, so finden wir, daß Senkungsreaktion von 110 auf 90 mm sinkt und Hämoglobin gleichzeitig von ungefähr 60% auf 75% steigt. An der Hand des Resultates der Untersuchungen betreffs experimentell vermehrten Hämoglobins, die in Abb. 9 wiedergegeben sind, ergibt sich, daß man sich die Verminderung der Senkungsreaktion von 110 auf 90 mm ausschließlich durch die Vermehrung des Hämoglobins bedingt denken kann, d. h. daß sowohl das Plasmaeiweiß als vor allem sein Globulingehalt konstant gewesen sein können — wenn wir aber im selben Fall die ganze folgende Zeit betrachten, so finden wir im allgemeinen sinkenden Hämoglobingehalt und verminderte Senkungsreaktion, und umgekehrt, vereint. Im Falle 65 schließlich scheinen die Verminderungen im Hämoglobin meist mit erhöhter Senkungsreaktion zusammenzutreffen, aber besonders die allerletzte Senkungsreaktions-Probe (im August) weicht ja stark hiervon ab.

Schon die hier vorgelegten Beispiele dürften hinreichen, um zu zeigen, daß man, wenigstens betreffs der Lungentuberkulose mit Ausnahme der Verhältnisse bei starker Kachexie keine völlig allgemeingültige Regel für einen Zusammenhang zwischen Senkungsreaktion und Hämoglobingehalt oder Blutkonzentration aufstellen kann und vor allem glaube ich hiermit noch weiter erwiesen zu haben, daß die einfachen Verhältnisse, die in Kap. V (Abb. 9) experimentell herbeigeführt wurden, sehr wahrscheinlich praktisch keineswegs direkt anwendbar sind. Diese Serienuntersuchungen haben mir eher gezeigt, daß bei Steigerungen der Senkungsreaktion und speziell solchen, die bei Verschlechterungen tuberkulöser Prozesse angetroffen werden, eine erhöhte oder unveränderte Hämoglobinzal l gewöhnlicher ist als eine verminderte. Wo bei solchen Fällen

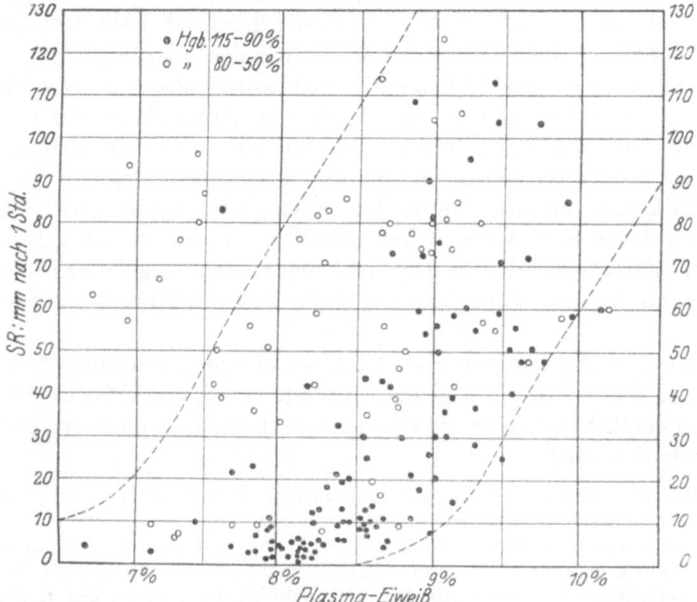

Abb. 12. Senkungsreaktion und Plasmaeiweiß (bei verschiedenem Hämoglobin-Gehalt).

auch Plasmaeiweiß-Untersuchungen vorgenommen wurden, haben sie nahezu ausnahmslos vermehrtes oder unverändertes Plasma-Eiweiß ergeben. Diese Beobachtungen lassen sich gut mit der Erfahrung über Senkungsreaktion, Plasma-Eiweiß und Hämoglobin vereinen, die ich im folgenden Kapitel vorlegen will (Abb. 12).

VII. Über senkungsfördernde und senkungshemmende Einflüsse.

In den vorhergehenden Kapiteln V und VI haben wir mehrfach Anlaß gehabt, senkungsfördernde und senkungshemmende Faktoren zu unterscheiden. Hier möchte ich in Kürze die wichtigsten Bedingungen für die Größe des Senkungsreaktions-Ausschlages zusammenfassen.

Die Eiweißkörper des Plasmas.

Je nach dem Grad der Globulinvermehrung nimmt die Aggregation zu und damit auch die Senkungsgeschwindigkeit. Zunächst ist daran festzuhalten, daß die Globuline (das Fibrinogen inbegriffen) immer die weitaus wichtigsten Träger der senkungsfördernden Eigenschaften sind, die innerhalb der Globulingruppe mit steigender Fällbarkeit zunehmen. Inwiefern der größere oder geringere Zuschuß von Serumalbumin als weiteres senkungsförderndes oder in irgendeinem Grad senkungshemmendes Moment zu betrachten ist, kann allerdings nicht als völlig festgestellt betrachtet werden, aber es lassen sich für die erstere Möglichkeit stärkere Gründe anführen als für die letztere.

Bei Variationen im Totaleiweiß finden wir meist, daß bei Verminderungen desselben geringere Senkungsreaktion erhalten wird und umgekehrt. Daß gesteigertes Plasmaeiweiß an und für sich als senkungsfördernder Faktor zu betrachten ist (und umgekehrt) geht schon aus den Zahlen von Fåhraeus hervor und wird sowohl durch meine oben vorgelegten Versuche mit Stauung, als durch mehrere im vorigen Kapitel wiedergegebene Fälle bestätigt.

In Abb. 12 habe ich 1 Stunden-Senkungsreaktions-Ausschläge und Totaleiweißmengen von etwa 150 Fällen von Lungentuberkulose (und etwa 20 gesunden Personen) zusammengestellt. Als ungefähren Normalwert für das Plasma-Eiweiß kann man etwa 8% bezeichnen. Ich habe bei Gesunden nur ziemlich kleine Variationen (etwa zwischen 7,5% und 8,5%) gefunden. In der Abbildung sind die Fälle von ungefähr normalem Hämoglobingehalt durch verschiedene Zeichen von denen mit Anämie unterschieden worden (welch letztere der angewendeten Methode zufolge in der Abbildung richtig ungefähr soviel nach links verschoben zu denken wären als $^1/_4$—$^1/_2$% Plasma-Eiweiß entspricht. Vgl. Kap. IV).

Aus Abb. 12 geht nun hervor, daß sich bei Lungentuberkulose zusammen mit starker Senkungsreaktion im allgemeinen etwas vermehrtes Plasma-Eiweiß findet und daß bei deutlich vermehrtem Plasma-Eiweiß niemals eine normale Senkungsreaktion erhalten wird.

Es handelt sich hier natürlich nicht um einfache Veränderungen im Konzentrationsgrad des Plasmas oder des Blutes, sondern wir müssen mit in Betracht ziehen, daß bei gesteigerter Senkungsreaktion eine Globulinvermehrung vorliegt. Daß die Globulinmenge, vor der Menge des Totaleiweißes, immer als die wichtigste Bedingung für die Senkungssteigerung festgehalten werden muß, läßt sich, scheint mir, durch den Hinweis auf das entsprechende Verhalten bei Nephritis illustrieren. Hier findet sich niedriges Totaleiweiß, das aber zu besonders großem Teil aus Globulinen besteht. (Vgl. z. B. Epstein, Kollert-Starlinger, Linder usw.) In Nephritisfällen (mit oder ohne Lungentuberkulose) habe ich in der Regel starke Senkungsreaktion mit geringem Totaleiweiß angetroffen.

In Abb. 12 läßt sich nun eine bestimmte Gruppe von abweichenden Fällen (9 Fälle mit starker Senkungsreaktion und geringem Plasma-Eiweiß) herausheben. Diese Verhältnisse entsprechen denen, die ich bei meinen hier nicht näher wiedergegebenen Untersuchungen von Nephritisfällen gefunden habe. Es mag ferner hervorgehoben werden, daß die Mehrzahl der in Abb. 12 wiedergegebenen Fälle, bei welchen niedrigerer Plasmaeiweiß-Gehalt vorgefunden wurde als 7,5%, kachektische Individuen sind, bei welchen, wie wir ja nach den Untersuchungen Alders u. a. wissen, Hypalbuminose aber oft relativ hoher Globulingehalt vorzukommen pflegt. (Auch noch geringeren Plasmaeiweiß-Gehalt als 6,5% kann man in solchen Fällen antreffen.)

Globulinverminderung (unter das Normale) dürfte, soviel ich weiß, nur bei Leberinsuffizienz sicher bekannt sein. Viele Verfasser haben bei solchen Zuständen niedrigen Fibrinogengehalt im Blut gefunden und dies ist ja als so charakteristisch betrachtet worden, daß der Fibrinogenverminderung diagnostische Bedeutung für eine Leberinsuffizienz beigemessen worden ist. Mitunter dürfte die Globulinverminderung des Blutes nur relativ sein, wenn gleichzeitig andere Krankheitsprozesse vorliegen, die Globulinvermehrung verursachen; aber auch in solchen Fällen kann sie wahrscheinlich absolut werden, wenigstens was das Fibrinogen betrifft. Bei Leberinsuffizienz findet man meistens verminderte Senkungsreaktions-Zahlen (das Totaleiweiß pflegt dabei meiner Erfahrung nach im allgemeinen verringert zu sein).

Zu diesem Zusammenhang mag auch an die im vorigen Kapitel besprochenen speziellen Verhältnisse erinnert sein, die sich bei Zuständen von starker Kachexie vorfinden. Ähnliche Verhältnisse wie bei der durch Tuberkulose verursachten Kachexie habe ich auch bei Carcinom gefunden. Der Abnahme der Senkungsreaktions-Zahlen bei Kachexie liegt wahrscheinlich sowohl Globulinverminderung als Hydrämie (Hypalbuminose) zugrunde. Vielleicht kann diese verminderte Senkungsreaktion bei Kachexie mit Leberinsuffizienz in Zusammenhang gebracht werden. Bei Sektionen hierhergehöriger Fälle konnten immer deutlich degenerative Prozesse in der Leber festgestellt werden (aber mitunter scheint anatomisch ebenso stark hervortretende Degeneration vorhanden sein zu können, ohne daß besonders niedrige Senkungsreaktions-Zahlen vorgelegen zu haben brauchen).

Die Erythrocyten.

Wie aus den vorigen Kapiteln hervorgeht, muß man der Anämie wahrscheinlich sowohl senkungsfördernde als senkungsvermindernde Bedeutung zuschreiben, während eigentliche Erythrocytose wohl immer eine Verminderung der Senkungsgeschwindigkeit verursachen muß. Im einzelnen Anämiefall zu entscheiden, welcher Einfluß der stärkere war oder bei einer bestimmten Erythrocytose, wie groß ihr Effekt war, ist natürlich oft unmöglich. Die Wirkung des vergrößerten oder verminderten Zellvolumens dürfte etwas häufiger das Übergewicht haben als die senkungshemmende Wirkung, die pathologisch veränderte Zellen wahrscheinlich ausüben können. Man darf indes nicht vergessen, daß diese beiden Kräfte einander bei „Anämie", wie es scheint, nahezu immer einigermaßen, und oft recht gut, die Wagschale halten können — und besonders, daß diese Verhältnisse oft mit Verschiedenheiten in der Blutkonzentration kompliziert werden.

Die Blutkonzentration.

Eine reine Veränderung der Blutkonzentration im engeren Sinne dürfte einen äußerst geringen Einfluß auf die Senkungsreaktions-Ziffern ausüben. Bei pathologischen Zuständen, die mit gleichzeitigen Steigerungen von Plasma-Eiweiß und Hämoglobin vereint sind, pflegt im allgemeinen zwischen dieser „Bluteindickung" und der Steigerung der Senkungsreaktion ein gewisser Parallelismus zu bestehen, ebenso wie zwischen Hydrämie und verminderter Senkungsreaktion. Jedoch können diese Regeln nicht als allgemeingültig bezeichnet werden (vgl. z. B. die oben erwähnten Verhältnisse bei Nephritis).

Sonstige Eigenschaften des Blutes.

Variationen im spezifischen Gewicht des Vollblutes, der Erythrocyten oder des Plasmas, Wassergehalt, Viscosität usw. werden in so überwiegendem Grad durch die oben berührten Faktoren beeinflußt, daß mir diese Eigenschaften hier keiner besonderen Erörterung zu bedürfen scheinen.

Den Kohlensäuregehalt des Blutes und besonders den der Erythrocyten darf man wahrscheinlich nicht unbeachtet lassen. Ob die verminderte Senkungsreaktion bei cyanotischen Zuständen in einem irgend wesentlichen Grad einem Einfluß der Kohlensäure zugeschrieben werden darf, mag indes vielleicht noch dahingestellt bleiben. In jenen Fällen mit solchen Zuständen, bei welchen ich auffallend niedrige Senkungsreaktion gefunden habe, lag Erythrocytose und oft auch Hypalbuminose vor.

Daß schließlich Lipoiden, Abbauprodukten, Blutsalzen, Leukocyten usw. nicht a priori jede Bedeutung für die Suspensionsstabilität der Erythrocyten abzusprechen ist, dürfte vielen Forschern ganz klar sein, aber die Bedeutung der angedeuteten Faktoren ist meiner Meinung nach noch nicht auf solche Weise bewiesen, daß sie mit denjenigen, die im obigen besprochen sind auch nur annähernd gleichgestellt werden können. Z. B. bei Herzinkompensation, gewissen Leber- und Nierenkrankheiten, vielleicht auch bei Diabetes usw. ist es jedoch nicht unwahrscheinlich, daß die Suspensionsstabilität des Blutes von anderen Faktoren beeinflußt werden kann, als von jenen, die in dieser Arbeit besonders hervorgehoben wurden.

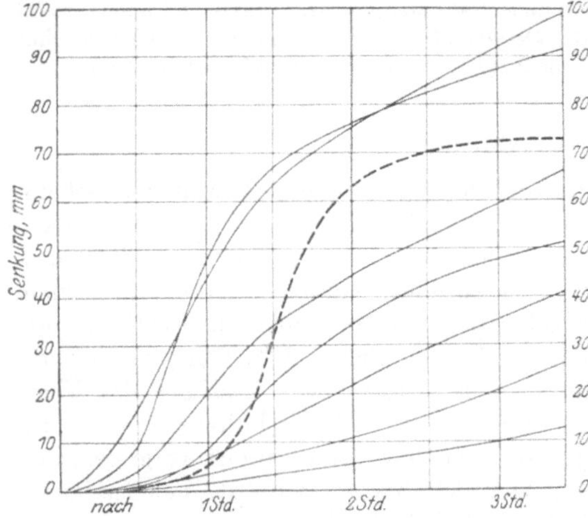

Abb. 13. Senkungsverlauf in einem Falle mit Ikterus (gestrich. Linie).

Hier möge indes noch das Verhalten der Senkungsreaktion bei hepatogenem Ikterus berührt werden. Abderhalden hat zuerst darauf hingewiesen, daß man bei Ikterus verminderte Senkungsgeschwindigkeit erhält. Schon früh hatte ich Gelegenheit das eigentümliche Verhalten der Senkung im ikterischen Blut zu beobachten. Wenn man den Verlauf derselben mit dicht aufeinander folgenden Ablesungen verfolgt, kann man in solchem Blut (bei gleichzeitigem Vorliegen einer Krankheit, die starke Globulinvermehrung bewirkt) zuweilen das eigentümliche Verhalten beobachten, daß die Senkung nicht so rasch wie gewöhnlich in Gang kommt, sondern oft höchst bedeutend verzögert wird, mitunter um etwa 1 Stunde. Danach vollzieht sich eine ungewöhnlich rasche aber kurzdauernde Senkung und rascher als gewöhnlich scheint sich Zusammenballung geltend zu machen. In Abb. 13 ist ein typisches Beispiel für dieses Verhalten wiedergegeben. Die gestrichelte Linie zeigt die Senkung während der ersten $3^1/_2$ Stunden in einem Fall mit ikterischem Blut und ziemlich starker Senkungstendenz (Mann mit Tubercul. pulmon., Lues und — allem Anschein nach katarrhalischem — Ikterus; die feinen ausgezogenen Linien einige andere pathologische Fälle (ohne Ikterus) mit untereinander ziemlich ungleichförmigem Verlauf der Senkungskurve. Wir finden, daß der Verlauf im Ikterusfall ganz eigenartig ist. Ein solches Verhalten kommt oft, aber nicht immer, bei Ikterusfällen mit starker Senkungstendenz vor, und der Verlauf bei einem und demselben Fall ist dabei nicht immer völlig konstant. Es liegt natürlich nahe anzunehmen, daß irgendwelche besondere Stoffe im Blute (Lipoide?) hinzugekommen oder in ganz ungewöhnlicher Weise vermehrt oder vermindert sind, und daß dies auf die Aggregation, oder direkt auf die Senkungsgeschwindigkeit der Erythrocytenaggregate, eingewirkt hat.

Aus der vorliegenden neueren Literatur über die Suspensionsstabilität des Blutes wurden oben, besonders im Zusammenhang mit der Bedeutung der Anämie einige Arbeiten erwähnt. Die meiner Meinung nach nicht unwichtigen Gesichtspunkte, zu welchen die Variationen der Blutkonzentration auffordern, habe ich früher nicht beachtet gefunden.

Daß bei Herzinsuffizienz niedrige Senkungsgeschwindigkeit gefunden wird, hat schon Biernacki hervorgehoben. Den vermuteten Einfluß der Leberinsuffizienz in derselben Richtung hatte ich in einer früheren Arbeit (314) Gelegenheit zu berühren[1]). Leendertz, der frühzeitig senkungshemmende Faktoren beachtet hat, schreibt außer der Cyanose auch der Niereninsuffizienz eine derartige Bedeutung zu. Vor kurzem haben Pribram-Klein eine ziemlich umfassende Arbeit veröffentlicht, die hauptsächlich den Gegensatz zwischen senkungsfördernden und senkungshemmenden Faktoren hervorhebt. Diese Verfasser haben offenbar besonders solche Gebiete mit der Senkungsreaktion bearbeitet, auf welchen ihre klinischen Verhältnisse am schwersten zu beurteilen sind, aber ihre Versuche zur Erklärung der Größe der Ausschläge müssen oft als geradezu phantastisch bezeichnet werden. Als Beispiel dafür möge nur angeführt sein, daß niedrige Refraktion beim Serum ohne weitere Motivierung als ein senkungsfördernder Faktor bezeichnet wird. Die Globulinvermehrung wird nur im Vorbeigehen erwähnt. Die Bedeutung, die sie überhaupt den senkungshemmenden Faktoren beimessen, ist offenbar übertrieben. Man darf nicht vergessen, daß in vielen wichtigen klinischen und theoretischen Arbeiten dieser Einfluß ohne besonders nachteilige Folgen gänzlich unbeachtet geblieben ist.

Über klinische Kontrolle der Senkungsreaktion.

Von praktisch klinischen Gesichtspunkten läßt sich sagen, daß in diesem Abschnitt meiner Arbeit besonders die Schattenseiten der Senkungsreaktion hervorgehoben worden sind. Unter den klinischen Zuständen, bei welchen der Senkungsreaktions-Ausschlag durch komplizierende Blutveränderungen, wie wir es nennen mögen, beeinflußt werden kann, finden wir also besonders die Herzinsuffizienz, wahrscheinlich aber cyanotische und Ödem-Zustände überhaupt, sowie ausgesprochene Leberinsuffizienz. Bei diesen Zuständen kann man verminderten Senkungsreaktions-Ausschlag erwarten[2]). Ferner können in Zusammenhang mit Anämie störende Einflüsse eintreten, meistens vielleicht in Form von gesteigerter, nicht selten aber auch von verminderter Sedimentierung. Als Erklärung für die vermehrte Senkung bei Anämie dürfte das verminderte Zellvolumen im Blute gelten können. Wenn die „Anämie“ aber durch Hydrämie zustande gekommen ist, so treten senkungsvermindernde Kräfte auf, die den Effekt des verminderten Zellvolumens aufwägen und in der Regel sogar übertreffen können. Bei gewissen Anämieformen scheint es ferner wahrscheinlich, daß die Veränderungen der Erythrocyten selbst eine verminderte Senkung bewirken können. — Ähnliche Verhältnisse gelten theoretisch bei Zuständen mit Erythrocytose, praktisch kann aber bei einem übernormalen

[1]) Diese Wirkung ist jetzt von mehreren Verfassern (z. B. Kovacs) beobachtet worden.

[2]) Hier sei auch erwähnt, daß bei exsudativer Diathese wahrscheinlich senkungshemmende Kräfte auftreten können (vgl. Kap. XIV).

Hämoglobingehalt im Blut wahrscheinlich nie eine senkungsfördernde Komplikation erwartet werden. Bei gewissen Krankheitszuständen können komplizierende Blutveränderungen verschiedener Art vereint vorkommen. Am häufigsten dürfte es sich dabei so verhalten, daß sie ihre Wirkung auf die Senkungsreaktion gegenseitig abschwächen, oder geradezu aufheben, d. h. daß die Globulinvermehrung ungestört weiter dominiert.

Wie soll man nun im allgemeinen und im konkreten Fall entscheiden können, ob solche störende Einflüsse vorliegen oder nicht? Die Schwäche der Senkungsreaktion scheint mir darin zu liegen, daß wir meiner Meinung nach in gewissen Fällen nur durch ziemlich umständliche Hilfsuntersuchungen dieses Verhalten bestimmt entscheiden können. Auf Grund meiner nach mehr als 4-jähriger Arbeit recht gefestigten klinischen Erfahrungen über die Senkungsreaktion, von welchen gewisse Teile in den folgenden Abschnitten dieser Arbeit vorgelegt werden sollen und gestützt auf die nun bereits ziemlich reichliche Literatur, möchte ich indes hier ebenso entschieden hervorheben, daß diese Störungen in weitaus den meisten Fällen, wo wir die Reaktion zu praktisch-klinischen Zwecken verwenden, niemals in Frage zu kommen brauchen. In der Majorität jener Fälle aber, wo sie vorkommen, kann man a priori Verdacht auf sie schöpfen und es läßt sich meist mit größter Leichtigkeit entscheiden, ob sie einen hemmenden oder fördernden Einfluß auf die Senkungsreaktion ausgeübt haben müssen.

Schon durch eine Hämoglobinbestimmung (und eine solche von hinreichender Genauigkeit bietet, wie in Kap. III gezeigt worden ist, oft die Senkungsreaktion selbst) kann man nicht selten im konkreten Fall einen praktisch genügenden Wink für oder gegen die Verläßlichkeit des Ausschlages der Senkungsreaktion erhalten. Wenn man dann noch eine Refraktionsbestimmung des Plasmas (oder Serums) hinzufügt, so dürften weitere Kontrolluntersuchungen vom praktisch-klinischen Standpunkt meist überflüssig oder fruchtlos sein (Petschacher empfiehlt für ähnliche Zwecke Viscositätsbestimmung).

Wie bei mehreren Gelegenheiten hervorgehoben worden ist, muß es wohl eigentlich die durch die Globuline verursachte Veränderung in der Suspensionsstabilität des Blutes sein, die wir für klinische Zwecke mit der Senkungsreaktion bestimmen wollen. Die meisten Forscher dürften dies nun als ein selbstverständliches Verhalten betrachten. Ich möchte es vorziehen, es nur als eine Arbeitshypothese zu bezeichnen. Gleichzeitig müssen andererseits die verschiedenartigen Schwierigkeiten hervorgehoben werden, die sich einer hinreichend vollständigen und exakten Bestimmung des Grades der Globulinvermehrung mittels der verfügbaren Methoden entgegenstellen. Besonders scheint es mir deutlich, daß die Methoden, die wir derzeit für eine Schätzung der Globulinvermehrung besitzen, für den klinischen Gebrauch allzu unvollständig sind, da sie nur die Größe gewisser Eiweißfraktionen angeben. Außerdem müssen sie, wenigstens im Vergleich mit der Senkungsreaktion, als umständlich in ihrer praktischen Ausführung bezeichnet werden. Und schließlich ist zu erinnern, daß die Angabe der Stärke des Ausschlages bei gewissen Methoden unsicher ist, oft auf subjektiver Beurteilung beruhend und daß die Ausschlagbreite, besonders im Vergleich mit der Senkungsreaktion, ziemlich gering ist.

In der letzteren Zeit sind Methoden zur Bestimmung der Globulinvermehrung oder der Kolloidlabilität angegeben worden, die hinreichend einfach für einen allgemeinen klinischen

Gebrauch sein sollen. (Frisch-Starlinger, Starlinger, Daranyi u. a.)[1]. Ich besitze nicht genügende Erfahrung über diese Methoden um ihren praktischen Wert ins einzelne erörtern zu können, die eben vorgebrachten allgemeinen Bedenken scheinen mir jedoch auf diese Methoden gleichfalls, und in gewissen Beziehungen ganz besonders auf sie, zuzutreffen. Frisch-Starlingers (82) Kochsalzflockungsmethode habe ich geprüft, aber für allzu unsicher gefunden. (Weise, der diese Methode gleichfalls im Vergleich mit der Senkungsreaktion geprüft hat, glaubt, daß sie einen gewissen Wert als Kontrolle der Senkungsreaktion hat.) Die neue Methode Starlingers (282) — fraktionierte Aussalzung aus Citratplasma mit Ammoniumsulfat — scheint mir deutliche prinzipielle Vorteile zu besitzen. Die meisten hierhergehörigen Methoden leiden an der zweifellosen Schwäche, daß nur das Serum untersucht wird.

Wenn wir die Voraussetzungen für den klinischen Wert der direkten Globulinbestimmungsmethoden mit der Senkungsreaktion vergleichen, müssen wir daran erinnern, daß die Globulinvermehrung ein durchwegs unspezifisches klinisches Symptom ist. Wir können also niemals damit rechnen, durch eine, noch so exakte chemische Feststellung einer Globulinvermehrung die Entscheidung einer diagnostischen Frage im konkreten Fall mit voller Sicherheit zu erhalten. Ebenso sicher ist es aber, daß wir tatsächlich außerordentlich oft schon durch den ungefähren quantitativen Ausfall einer solchen Untersuchung außerordentlich wichtige klinische Anhaltspunkte erhalten. Da die Globulinbestimmung es vielleicht verdient, ebenso regelmäßig ausgeführt zu werden wie beispielsweise die Temperaturmessung oder die gewöhnliche summarische Untersuchung von Herz und Lungen und da sie in vielen Fällen oft wiederholt werden muß, so ist es offenbar besonders wichtig eine Methode zu benützen, die vor allem einfach, in der Praxis aber doch genügend verläßlich ist. Auch wenn eine gewisse methodische Genauigkeit notwendig ist, muß die Senkungsreaktion als ungewöhnlich leicht ausführbar gelten, in dieser Beziehung am nächsten mit einer Hämoglobinbestimmung vergleichbar. Die Senkungsreaktion ist ferner eine außerordentlich empfindliche Probe. Ihre Ausschlagbreite ist ja beinahe unvergleichlich groß und die Genauigkeit, mit welcher der Ausschlag angegeben wird, muß als gut bezeichnet werden. Die Genauigkeit, mit welcher die Globulinvermehrung angegeben wird, muß natürlich wenigstens vorläufig als wesentlich unsicherer bezeichnet werden. Aber es scheint keineswegs undenkbar — besonders wenn wir für eine Weile von dem oberwähnten, ziemlich leicht auszuschaltenden Ausnahmsfall absehen, in dem spezielle Faktoren den Ausschlag stören — daß die Senkungsreaktion die klinische Methode ist, mit der sich die Globulinvermehrung am besten abschätzen läßt — oder wenigstens können wir vermuten, daß sie diejenige sei, in der Einfachheit und Genauigkeit auf die glücklichste Weise vereint sind. Ob es eine klinisch verwendbare direkte Globulinbestimmung gibt, durch welche die Senkungsreaktion in zweifelhaften Fällen kontrolliert oder eventuell ersetzt werden kann, möge dahingestellt bleiben. Erfahrungen über eine solche Methode, die sich mit den durch die Senkungsreaktion gewonnenen messen können, sind jedenfalls nicht vorgelegt worden und ich möchte nicht unterlassen darauf hinzuweisen, daß ein großer Teil der Störungen, welchen die Senkungsreaktion ausgesetzt sein kann, auch eine direkte Globulinbestimmungsmethode treffen muß.

Was in letzter Linie den Wert einer klinischen Untersuchungsmethode entscheidet, ist die klinische Erfahrung, die mit ihr gewonnen wurde und das

---

[1]) Vgl. auch Kapitel XII.

Verhältnis zwischen dem klinischen Wert und der Einfachheit der Methode. Daß die Senkungsreaktion in letztgenannter Hinsicht ungewöhnlich viel für sich hat, liegt wohl auf der Hand. Im folgenden will ich zu zeigen versuchen, daß die Probe auch in der ersteren Beziehung recht großen Ansprüchen zu genügen vermag.

Über das allgemein-klinische Verhalten der Senkungsreaktion.

VIII. Normalwert und physiologische Einflüsse.

Normalwert der Senkungsreaktion bei Erwachsenen.

Daß die Suspensionsstabilität des Blutes bei Gesunden im großen und ganzen ziemlich konstant ist, wird jetzt allgemein als Tatsache anerkannt. Andererseits sind offenbar kleine Variationen des Normalwertes der Senkungsreaktion in der Praxis sehr häufig. Es kann natürlich bisweilen außerordentlich schwierig sein, mit Sicherheit zu entscheiden, wo die Ursachen dieser Variationen liegen und wie weit sie als physiologisch zu betrachten sind.

Fåhraeus hat bei gesunden Männern als Mittelwert 4 (?) mm und bei Frauen 8(?) mm gefunden (143 Fälle, ohne klinische Untersuchung, von diesen lagen $^3/_4$ unter den erwähnten Mittelwerten).

Nach meinen Erfahrungen muß man einen Senkungsreaktionswert nach 1 Stunde von höchstens 3 mm bei Männern und 7 mm bei Frauen als sicher normal betrachten. Den nächst höheren Werten kann man jedoch meiner Meinung nach keine sicher pathologische Bedeutung beimessen. Senkungsreaktionswerte von 4—7 mm bei Männern und 8—11 mm bei Frauen müssen in der Regel als Grenzwerte bezeichnet werden, aber höhere Werte (also 8 resp. 12 mm und darüber) sind sicher pathologisch (oder über die Norm gesteigert).

Diese Angaben stütze ich hauptsächlich auf meine eigenen Erfahrungen mit der Senkungsreaktion, die ein Material von mehr als 300 Fällen gesunder oder nicht organisch kranker erwachsener Personen umfaßt. Bei solchen beträgt die Senkungsreaktion in der Regel bei Männern 2—3 mm, bei Frauen 4—7 mm. Die Grenzwerte sind jedoch nicht selten (schätzungsweise etwa 10% bis vielleicht höchstens 20%), und die Grenze zwischen normalem und pathologischem Wert, die bei 5 resp. 9 mm liegt, scheint mir oft praktisch zulässig. Ich will nicht leugnen, daß man bei Personen, die soweit wir sehen können als völlig gesund bezeichnet werden müssen, auch einmal noch höhere Werte antreffen kann, aber Ziffern über 7 resp. 11 mm habe ich bei solchen nur so selten (höchstens in 2%) getroffen, daß sie mir nicht die Regel zu widerlegen scheinen. Nach meiner persönlichen Meinung ist schon eine Senkungsreaktion von z. B. 5 mm bei einem Mann ein Hinweis darauf, daß nicht absolut normale Verhältnisse vorliegen, aber andererseits kann eine solche schwache Steigerung der Senkungsreaktion offenbar viele und relativ unwesentliche Ursachen haben.

Über die Größe des normalen Senkungsreaktions-Ausschlages haben zahlreiche Forscher jetzt Angaben gemacht.

Linzenmeier (169) hat als Durchschnittswert bei gesunden Frauen 5 (?)–7 (?) mm gefunden (oder nach einer späteren Angabe (172) 6 (?)–9 (?) mm), in vereinzelten Fällen hat er sogar Werte bis zu 14 (?) mm bekommen. Für Männer gibt er als Normalwert 2 (?)—5 (?) mm an. Katz berechnet bei Männern 2—5 mm, und bei Frauen 4—7 mm als Normalwert. Krimphoff hat bei gesunden Männern 1—5 mm, bei Frauen 3—8 mm gefunden. Frisch-Starlinger halten Werte über 6 (?) mm bei Männern resp. 10 (?) mm bei Frauen für unbedingt pathologisch. Grafe-Reinwein setzen die entsprechenden Grenzen bei resp. 4 (?) und 7 (? mm, Freund-Henschke (72) bei 5 (?) und 7 (?) mm usw. Schmidt scheint nach eingehenden Literaturstudien und auf Grund eigener Erfahrungen der Meinung zu sein, daß meine Angaben am besten den praktischen Verhältnissen Rechnung tragen. — Die normale Senkungsreaktion bei Frauen hat Gragert (100) in 90% bei höchstens 9 (?) mm und in 10% bei 10 bis 13 (?) mm gefunden, die letztere Gruppe bezeichnet er als Grenzwert. Haselhorst hat 5—12 mm (3—15 mm), Gänßle 3—12 (?) mm, im Durchschnitt 7 (?) mm, Poindecker-Sieß 4—15 (?) mm, Rumpf höchstens 10 mm gefunden, Spieß rechnet 8 mm zu den verdächtigen und Ziffern von 12—15 mm zu den pathologischen Werten, alles bei gesunden Frauen. Kovacs (normal 5—15 mm), ebenso Moral, dessen Grenzwert [18 (?) mm] der höchste ist, den ich angegeben gefunden habe, geben keine gesonderten Werte für Männer und Frauen an.

Daß für Männer und Frauen verschiedene Normalgrenzen aufgestellt werden müssen, unterliegt wohl, trotz der zuletzt genannten Forscher, keinem Zweifel mehr. Aber auch eine Aufteilung in sichere Normalwerte, Grenzwerte und sicher pathologische Werte scheint mir unvermeidlich. Es verhält sich nämlich meines Erachtens so, daß die Wahrscheinlichkeit für bestimmte klinische Folgerungen, die aus einem Normalwert gezogen werden können, steigt, je niedriger man diese Normalgrenze setzt [1]). Andererseits bekommt man allzu häufig „pathologische“ Werte, wenn eine bestimmte, zu niedrige Grenze aufgestellt wird, und allzu strenges Festhalten an einem niedrigen Normalwert kann vielleicht in der Praxis ebenso leicht irreführen, wie ein zu hoher Wert. Im konkreten Fall darf die pathologische Bedeutung einer Steigerung der Senkungsreaktion um ein paar Millimeter natürlich nicht überschätzt werden.

Die Grenzen (über 3, resp. 7 mm), die ich oben angegeben habe, liegen wie man sieht etwas unter dem Mittelwert, den man bei einer Zusammenstellung der vorliegenden Literaturangaben erhält. Bindende Beweise für die Richtigkeit meiner Werte kann ich natürlich nicht bringen. Die Abgrenzung klinisch normaler Verhältnisse ist ja überhaupt in gewisser Hinsicht stets eine Sache der Erfahrung, und ich will nur daran erinnern, daß man ähnliche Schwierigkeiten hat, wenn man eine bestimmte Angabe über den Normalwert der Senkungsreaktion machen soll, wie wenn man bestimmt angeben soll, welche Körpertemperatur klinisch normal und welche pathologisch ist — die letztere Schwierigkeit scheint mir aber bedeutend größer zu sein.

Bis zu einem gewissen Grade sind wir sicherlich berechtigt, von individuellen Verschiedenheiten im Normalwert der Senkungsreaktion zu sprechen, aber für einen „individuell hohen Normalwert“ (z. B. 14 mm) habe ich in einer so überwiegend großen Zahl Fälle die Erklärung in pathologischen Prozessen (oft, aber keineswegs immer, Tuberkulose) gefunden, daß ich vor jeder Überschätzung solcher „individueller Verschiedenheiten“ warnen muß. Da scheint mir eher die Bezeichnung individuell niedriger Normalwert praktisch berechtigt zu sein.

Hinsichtlich subnormaler Werte sei in diesem Zusammenhang nur gesagt, daß nach meinen Erfahrungen erst Werten unter 1 mm bei Männern und unter 2 mm bei Frauen diese Bezeichnung zukommt.

---

[1]) Als Beispiel hierfür sei das Verhältnis zwischen Tuberkelbazillen im Sputum und Senkungsreaktion angeführt (vgl. Kapitel XIII). Ein anderes Beispiel findet sich in der Tabelle auf Tafel I, wo die Verteilung der Fälle mit niedriger Senkungsreaktion in den Stad. 0 und 1 deutlich verschieden ist.

Normalwert der Senkungsreaktion bei Kindern.

Nur bei Kindern muß man mit einer sicheren Beeinflussung der Senkungsreaktion durch das Alter rechnen. Man unterscheidet da am besten drei Altersklassen mit typischen Verschiedenheiten in der normalen Senkungsreaktion.

Wir finden zunächst nach Fåhraeus, von György u. a. bestätigten Untersuchungen, daß das Blut Neugeborener eine ungewöhnlich hohe Suspensionsstabilität hat. Während der ersten Lebenswochen dürfte der normale Senkungsreaktionswert 1—2 (?) mm sein, vielleicht während der allerersten Lebenstage oder Stunden sogar kleiner als 1 mm. Sehr bald beginnt eine physiologische Steigerung der Senkungsreaktion. Die normale Senkungsreaktion bei Säuglingen wird von György auf etwa 12 (?) mm, von Asal-Falkenheim auf etwa 11 (?) mm berechnet. Nach den Angaben der meisten Untersucher nimmt danach der Normalwert der Senkungsreaktion allmählich ab. Dehoff (54) rechnet für $1^1/_2$—4 Jahre 6—7 (??) mm, 3—6 Jahre 5—6 (??) mm, 7—8 Jahre 3—4 (??) mm, 9—14 Jahre 2—3 (??) mm (die Altersklassen sind von mir etwas zusammengezogen). Asal-Falkenheim berechnen für $1^1/_2$—10 Jahre 6 bis 14 (?) mm, für 10—14 Jahre 3—6 (?) mm.

Nach meinen eigenen Erfahrungen, die allerdings hinsichtlich völlig gesunder Kinder nicht groß sind, dürfte es in der Praxis zulässig sein, für Kinder von etwa dem vierten Lebensjahre an dieselben Normalwerte anzunehmen, wie sie oben für erwachsene Frauen angegeben sind (normal bis 7 mm, Grenzwerte 8—11 mm), womit ich keineswegs solchen Einteilungen, wie sie Dehoff u. a. vorschlagen, ihre prinzipielle Berechtigung absprechen will. Für Knaben dürfte man vielleicht schon etwa vom zehnten Lebensjahre ab berechtigt sein, einen niedrigeren Normalwert zu berechnen als für Mädchen. Ob es notwendig ist für die Pubertätsjahre irgendwelche charakteristischen Abweichungen vom Normalwert anzunehmen, sei offen gelassen.

Rennebaum hält Dehoffs Einteilung in Altersklassen nicht für berechtigt und schließt sich (für das Alter von $3^1/_2$—16 Jahren) meinen eben mitgeteilten Werten an. Für diese Grenzen sprechen sich auch Weise u. a. aus.

Senkungsreaktion und Menstruation.

Linzenmeier hat zuerst die Angabe gemacht, daß „während der Menstruation die Senkung immer schneller verläuft als im Intervall". Viele andere Forscher haben sich dieser Ansicht angeschlossen. (Rumpf u. a. geben an, daß die typische Senkungsvermehrung besonders am ersten oder zweiten Mensestage zu finden sein soll.) Aus den äußerst unbestimmten Angaben über die Größe dieser Einwirkung scheint hervorzugehen, daß sie, nach meiner Methodik berechnet, einer Steigerung von etwa 2—3 (?) mm entsprechen würde. Zahlreiche andere Untersucher (Haselhorst, Poindecker-Sieß u. a.) scheinen doch einen physiologischen Einfluß der Menses zu bezweifeln. Haselhorsts Hinweis dagegen, daß eine menstruelle Senkungsbeschleunigung durch entzündliche Genitalaffektionen verursacht werden könnte, verdient hervorgehoben zu werden, Poindecker-Sieß' Vermutung aber, daß Frauen mit an und für sich leicht erhöhter Senkungsreaktion bei den Menses leichter Steigerungen aufweisen sollten, kann ich nicht direkt beistimmen.

Ich habe nämlich an Frauen mit Lungentuberkulose, besonders solchen mit normaler oder nur mäßig erhöhter Senkungsreaktion, viele Monate hindurch Serienuntersuchungen vorgenommen, u. a. auch mit der Absicht, festzustellen, ob die Menses irgendwelchen Einfluß auf die Senkungsreaktion haben (Krankenhausmaterial von etwa 200 Fällen). Ich bin dabei zu der Auffassung gekommen, daß ein regelmäßiger Einfluß der Menses verneint werden muß. Einige hierher gehörige Fälle werden in dem folgenden Tuberkulosematerial (Fälle 51—66 auf Tafel II—IV mit den dazu gehörigen klinischen Angaben im Kapitel XI) beschrieben. Es hat sich freilich, wie später näher erörtert werden soll, gezeigt, daß bei diesem Material eine Tendenz zu wellenförmigem Verlauf der Senkungsreaktions-Kurve ziemlich häufig ist. Diese periodischen Steigerungen sind jedoch offenbar der Krankheit der Patienten zuzuschreiben. (Die Periodizität kann zuweilen den Menstruationsperioden entsprechen.) Nach vereinzelten Befunden ist es mir doch unmöglich zu behaupten, daß die Menses niemals eine physiologische Steigerung der Senkungsreaktion verursachen könnten. (A priori wäre ja eine solche Wirkung keineswegs undenkbar.) Wir sind aber auf keine Weise berechtigt, von einer regelmäßigen Wirkung zu sprechen; und diese unsichere physiologische Steigerung überschreitet sicherlich, wenn sie überhaupt vorkommt, kaum ein paar Millimeter, ob nun die Senkungsreaktion vorher normal war oder nicht. Praktisch kann man sich hinsichtlich der Menses damit begnügen, daß man eine Senkungsreaktions-Probe, die unerwartet hoch war, wiederholt, wenn sie während der Menses entnommen war; bei Werten über 15 mm kann man aber wahrscheinlich ganz von einem solchen Einfluß absehen.

In diesem Zusammenhang sei auch die Veränderung der Senkungsreaktion bei Amennorrhöe erwähnt. Linzenmeier hat zuerst gezeigt, daß die normale Senkungsreaktion nicht menstruierender Frauen sich den für Männer gewöhnlichen Werten nähert. Diese Beobachtung ist später von mehreren Untersuchern bestätigt worden, sie scheint mir vielleicht weniger für Frauen im Greisenalter zu gelten (bei denen eine leichte Steigerung der Senkungsreaktion aus verschiedenen pathologischen Anlässen sehr häufig ist), gilt aber besonders für solche geschlechtsreife Frauen, bei denen aus unbekannter Ursache Amenorrhöe vorliegt. Ich habe bei einigen solchen Fällen eine Senkungsreaktion von 1—3 mm gefunden und etwa $^1/_2$ Jahr später, als die Menses sich nach langem Ausbleiben wieder eingestellt hatten, war die Senkungsreaktion 5—7 mm (intermenstruell). Hier sei auch an meine Beobachtung (314) erinnert, daß bei individuell niedriger Senkungsreaktion (1—3 mm) auffallend häufig starke Molimina menstrualia vorliegen.

Senkungsreaktion und Gravidität.

Gerade bei schwangeren Weibern hat Fåhraeus zuerst die Senkungssteigerung beobachtet. Seine Untersuchungen über diesen physiologischen Einfluß haben gezeigt, daß die Senkungsreaktion oft schon im zweiten Graviditätsmonat über etwa 13 mm gesteigert ist und daß später selten Normalwerte zu finden sind. Fåhraeus zeichnete aus seinen Durchschnittsziffern für jeden Graviditätsmonat eine Kurve, die während der ganzen Gravidität eine ziemlich gleichmäßige Steigerung aufweist und am dritten Monat etwa 20 (?), am fünften etwa 30 (?) und am achten und neunten Monat etwa 50 (?) mm erreicht. In diesem Zusammenhang hebt er die praktisch diagnostische Bedeutung der Wiederholung der Probe hervor.

Linzenmeier (169) bezeichnet die Senkungsreaktion während des ersten und zweiten Graviditätsmonates als positiv [über 14 (?) mm] in ungefähr der Hälfte der Fälle, während des dritten bis fünften Monates hat er bei ungefähr $^1/_4$ der Fälle eine Senkungsreaktion von unter 14 (?) mm gefunden und während der letzten Hälfte der Gravidität fand er im Mittel etwa 35 (?) mm mit bedeutenden Variationen. Gänßle fand während der drei ersten Monate im allgemeinen 7—28 (?) mm, während des vierten bis siebenten Monates 11—40 (?) mm, später im Durchschnitt 35 (?) mm, äußerst selten weniger als 17 (?) mm. Geppert u. a. sind der Meinung, daß die Steigerung erst im fünften Monat (d. h. während der letzten Hälfte der Schwangerschaft) deutlich und regelmäßig ist. Diese letztere Ansicht scheint gegenwärtig von den meisten Obstetrikern geteilt zu werden.

Diese verschiedenen Ergebnisse lassen sich vielleicht so erklären, daß die Grenzen für die Normalwerte verschieden hoch gesetzt waren, und daß pathologische Fälle[1]) nicht hinreichend sorgfältig ausgesondert wurden. Über den Verlauf der typischen Graviditätskurve scheint man sich jedenfalls noch nicht einig zu sein, und besonders ihre physiologischen Variationen sind weiterer Untersuchungen bedürftig. Es ist natürlich, u. a. mit Rücksicht auf die Kombination Gravidität und Tuberkulose, außerordentlich wichtig sicher zu wissen, mit welchem Grad von Wahrscheinlichkeit eine physiologische Steigerung der Senkungsreaktion besonders in der ersten Hälfte der Gravidität zu erwarten ist.

Hinsichtlich des Zurückgehens der Senkungsreaktion nach der Geburt zu normalen Werten sei mitgeteilt, daß Fåhraeus noch im zweiten Puerperalmonat im Durchschnitt eine Senkungsreaktion von etwa 20 mm fand, während Linzenmeier angibt, daß schon in der dritten Woche eine normale Senkungsreaktion vorzuliegen pflege. Diese Verhältnisse, auch die Frage, ob während der Laktation oder unmittelbar nach ihrem Abschluß von den normalen Senkungsreaktions-Ziffern abweichende Werte zu erwarten sind, scheinen ebenfalls noch nicht genügend geklärt zu sein.

Allgemeine physiologische Einflüsse.

Verschiedene Forscher haben versucht festzustellen, ob verschiedene Tageszeiten, Nahrungsaufnahme u. a. einen Einfluß auf die Senkungsreaktion ausüben. Büscher ist der Meinung, daß Nahrungsaufnahme eine Steigerung der Senkungsreaktion verursachen könne und findet sogar Unterschiede bei Fett- und Kohlehydratkost. Die von ihm angeführten Ziffern wirken jedoch nicht überzeugend. Andere Untersucher haben sich auch mit dieser Frage befaßt, scheinen aber im allgemeinen einen deutlichen solchen Einfluß zu leugnen.

Selbst habe ich keine systematischen Untersuchungen über die Bedeutung der Nahrungsaufnahme für die Senkungsreaktion angestellt, habe aber oft 8—10 mal täglich Senkungsreaktions-Proben bei derselben Person gemacht. Ich habe dabei den bestimmten Eindruck bekommen, daß wir wenigstens in der Praxis nicht mit einer Einwirkung der eben erwähnten Ursachen zu rechnen brauchen.

Etwas größere Aufmerksamkeit habe ich der Frage zugewandt, ob das Trinken größerer Flüssigkeitsmengen irgendeine nachweisbare Einwirkung auf die Senkungsreaktion hat. Bei Patienten mit Lungentuberkulose in Turbans

[1]) Unter solchen können sich auch senkungshemmende Kräfte geltend machen. (Herzinkompensation sei als wichtiges Beispiel erwähnt.)

Stadium III (5 Fälle, von denen 3 offenbar gutartig und 2 bösartig waren, alle in ziemlich gutem Allgemeinzustand, völlig afebril usw.) habe ich Serienuntersuchungen nach der Verabreichung von 1 Liter Wasser per os vorgenommen. Eine deutliche Wirkung ließ sich weder auf die Senkungsreaktion noch auf die Blutkonzentration nachweisen.

An wenigstens 100 Fällen habe ich an ein und demselben Tage wiederholte Senkungsreaktions-Proben (2—10 mal) vorgenommen und mit Büscher u. a. muß ich darauf hinweisen, daß Tagesschwankungen vorkommen können. Meistens sind die Ergebnisse aber konstant oder variieren nur innerhalb der Fehlergrenzen der Methode. Wirklich deutliche Abweichungen habe ich fast ausschließlich bei Fällen mit ziemlich hohen Senkungsreaktions-Werten gesehen. In vereinzelten Fällen kann man da Unterschiede bis zu 20 mm treffen (bei Senkungsreaktions-Werten über 50 mm), aber deutliche Unterschiede sind immer bedeutend seltener als gleichmäßige Werte, und ganz besonders scheint dies für normale oder leicht pathologische Senkungsreaktions-Werte zu gelten. Bennighof, H. Löhr (179) u. a. sind der Ansicht, daß die Tagesschwankungen keine oder höchstens eine sehr unbedeutende Rolle spielen. Katz-Rabinowitsch Kempner geben an, daß man bei Gesunden abends etwa 2 mm höhere Werte finden könne als morgens. Ob dieses eine regelmäßige Erscheinung ist, muß aber dahingestellt bleiben.

Ich habe in dieser Hinsicht hauptsächlich pathologische Fälle untersucht, und zuweilen sah es freilich aus, als ob vielleicht morgens eine gewisse Tendenz zu etwas niedrigeren Werten vorkommen könnte, aber dieser Befund ist so unsicher, daß wir diese Tagesschwankungen weder ihrer Größe noch ihrer Regelmäßigkeit nach z. B. den Schwankungen der Körpertemperatur gleichstellen dürfen. Es scheint mir am wahrscheinlichsten, daß diese Tagesschwankungen (wenigstens wenn sie 2 mm übersteigen) rein pathologische Ursachen haben.

Eine besonders von theoretischen Gesichtspunkten sehr interessante Frage ist, ob Schwitzen, Diarrhöe und ganz besonders Fieber irgendwelchen Einfluß auf die Senkungsreaktions-Werte ausüben kann. Manche Erfahrungen scheinen mir dafür zu sprechen, daß durch die vorübergehenden Blutveränderungen, die durch Schwitzen oder Diarrhöen entstehen, eine Neigung zu geringer Verminderung der Reaktions-Ziffern hervorgerufen werden könnte. Wenn schon die Entscheidung dieser Fragen schwierig ist, so ist es noch schwieriger zu bestimmen, ob Fieber eo ipso irgendwelchen Einfluß auf die Senkungsreaktion hat. Hier sei nur soviel vorläufig mitgeteilt, daß ich es für ausgeschlossen halte, daß einzig und allein die Erhöhung der Körpertemperatur eine Senkungsbeschleunigung hervorrufen soll, und für die andere Möglichkeit — daß nämlich das Fieber eine senkungshemmende Wirkung ausüben sollte — habe ich keine einwandfreien Anhaltspunkte gefunden.

Auch die Frage, ob Körperbewegungen und Muskelarbeit überhaupt bei der Beurteilung eines Senkungsreaktions-Ausschlages mitberechnet werden müssen, halte ich noch nicht für entschieden. Bei einigen einfachen experimentellen Untersuchungen glaube ich beobachtet zu haben, daß der Senkungsreaktions-Ausschlag nach einer ziemlich kräftigen Körperbewegung zuerst (durch das Schwitzen?) etwas abnahm, um dann nachher etwas zu steigen, meine Versuche sind jedoch zu unvollständig und die Ausschläge zu klein, um von einer typischen Wirkung sprechen zu können. In der Praxis brauchen wir jedoch von einer mäßigen Körperbewegung oder von Muskelarbeit ohne besondere Anstrengungen keine deutlichen Veränderungen der Senkungsreaktions-Werte zu befürchten. Wegen des eventuellen Einflusses des Sonnenlichtes usw. sei auf das folgende Kapitel verwiesen.

Die Ursachen anzugeben, warum in der Senkungsreaktion gewisse physiologische Variationen vorkommen, ist ebenso schwer wie eine Erklärung dafür zu finden, warum man solche bei gewissen anderen Verhältnissen nicht findet. Wenn wir einen Senkungsreaktions-Ausschlag theoretisch erklären wollen, so müssen im allgemeinen die verschiedenen senkungsbeschleunigenden und senkungshemmenden Faktoren, welche die Größe des Ausschlages beeinflussen können, bestimmt werden, und dabei müssen wir wenigstens die Globulinvermehrung von Variationen der Blutkonzentration usw. trennen. Nun liegen meiner Meinung nach bei keinem der eben berührten Zustände Tatsachen in so hinreichender Menge vor, daß wir von einer weiteren Erörterung bindende Schlüsse erwarten dürften. Hinsichtlich der Ursachen für die physiologisch verschiedene Senkungsreaktion bei Männern und Frauen haben viele auf den bekannten Unterschied in der Erythrocytenzahl (Hämoglobinzahl, Zellvolumen) hingewiesen. Trotz dieser scheinbar völlig zufriedenstellenden Erklärung (vgl. Abb. 9) ist es doch sehr wahrscheinlich, daß sie nicht vollständig ist, ja es ist möglich, daß sie ganz falsch ist. Gewisse Untersuchungen (z. B. Tranter-Rowe, Kollert-Starlinger) deuten nämlich darauf hin, daß Frauen im Durchschnitt einen physiologisch höheren Globulingehalt haben als Männer. Leider läßt es sich noch nicht angeben, wie weit dieser Unterschied konstant ist, und noch weniger, welche Wirkung man davon auf die Senkungsreaktion erwarten kann. Solange noch keine genauen vergleichenden Untersuchungen über dieses Verhältnis vorliegen (Senkungsreaktion zusammen mit chemischen Blutanalysen usw.), muß man die Ursache der physiologisch verschiedenen Senkungsreaktionen bei Männern und Frauen als unaufgeklärt bezeichnen. In diesem Zusammenhang muß ich auch davor warnen, daß man die Ursachen für die physiologischen Verschiedenheiten der Suspensionsstabilität des Blutes bei resp. Neugeborenen, Säuglingen und Kindern in Verschiedenheiten des Zellvolumens sucht. Aus vielen Untersuchungen (vgl. z. B. Duzar) wissen wir, daß gerade in diesem Alter bedeutende Unterschiede im Kolloidzustand des Plasma-Eiweißes bestehen.

Ergebnisse.

Die Senkungsreaktions-Ausschläge (1 Stunde) bei Erwachsenen können, verteilt auf Gruppen, in folgender Weise bezeichnet werden:

Unter 1 mm: subnormaler Wert (unbedingt bei Frauen, bei Männern, wenn der 2 Stundenwert niedriger ist als 2 mm).

1—3 mm: sicher normal bei Männern, subnormal—niedrig bei Frauen.

4—7 mm: Grenzwert bei Männern, sicher normal bei Frauen.

8—11 mm: leicht pathologisch bei Männern, Grenzwert bei Frauen.

Unter den pathologischen Werten bezeichne ich (4—) 8—11 mm bei Männern und (8—) 12—15 mm bei Frauen als schwache Reaktion. Als mittelstarke Reaktion bewerte ich die Ziffern bis zu 30—35 mm, höhere Ausschläge als 35 mm bezeichne ich als starke Reaktion, wobei Werte über etwa 80 mm als sehr starke Reaktion gelten. Ziffern um 120 mm herum sind keineswegs selten. Der höchste Wert, den ich nach 1 Stunde angetroffen habe, hat 148 mm betragen.

Am einfachsten und praktisch völlig genügend ist es, wenn man bei der Vergleichung und Zusammenstellung von Senkungsreaktions-Ausschlägen nach 1 Stunde, sowohl bei normalen wie auch bei allen pathologischen Werten für Frauen durchgehend 4 mm höhere Ziffern berechnet als für Männer. (Senkungsreaktions-Werte, unter 5 mm bei Frauen werden dann als 1 mm berechnet.) Wenn ich in dieser Arbeit von einer gewissen Größe des Senkungsreaktions-Ausschlages rede, so meine ich, wo kein besonderer Unterschied für Frauen oder Kinder angegeben ist, mit den angeführten Werten zunächst das Verhalten bei Männern.

Bei Kindern kommen charakteristische Altersverschiedenheiten vor. Im Alter von etwa 4—10 Jahren kann man praktisch wahrscheinlich mit denselben Normalgrenzen rechnen wie bei Frauen.

Ob die Menses irgendwelchen physiologischen Einfluß haben, ist unsicher. In der Regel braucht man in der Praxis einen solchen nicht in Betracht zu ziehen. Hinsichtlich des Verhaltens der Senkungsreaktion in der ersten Hälfte der Gravidität herrscht noch keine Einigkeit.

Tagesschwankungen der Senkungsreaktion können vorkommen, aber diese haben wahrscheinlich bei niedriger Senkungsreaktion keine und bei höheren Werten nur selten eine nennenswerte praktische Bedeutung. Eine deutliche Beeinflussung durch Nahrungsaufnahme und Trinken, ebenso durch Muskelarbeit, Schwitzen oder Diarrhöe ist bisher nicht bewiesen, aber besonders bei letzteren Zuständen sind zufällige Veränderungen der Senkungsreaktions-Ausschläge keineswegs ausgeschlossen.

IX. Senkungsreaktion nach spezifischen und unspezifischen Eingriffen.

Senkungsreaktion nach Schutzpocken- und anderen Impfungen.

Nach einer gewöhnlichen intracutanen Schutzpockenimpfung mit drei Scarificationen am Oberarm erhält man in der Regel eine gesteigerte Senkungsreaktion. Das Maximum, das man nach ungefähr zwei Wochen findet, erreicht in den Fällen, wo der Körper mittelstark auf die Impfung reagiert hat (bei 2—3 mm vor der Impfung), gewöhnlich eine Senkungsreaktion von etwa 8 bis 10 mm. Eine sehr leichte Erhöhung der Senkungsreaktion kann zuweilen noch einige Wochen danach bestehen bleiben, aber dann pflegt stets der frühere Normalwert wieder erreicht zu sein. Dieses Verhalten habe ich bei ungefähr 50 Fällen mehr oder weniger deutlich beobachten können (im allgemeinen Revaccination), da aber Temperaturmessungen usw. fehlen, beschränke ich mich auf diese kurze Mitteilung. Wenn die Reaktion auf die Impfung nur schwach ist, scheint eine deutliche Wirkung auf die Senkungsreaktion ausbleiben zu können. Bei zwei Fällen dagegen, wo der Organismus besonders stark auf die Impfung reagierte, hatte ich Gelegenheit, den Verlauf genauer zu verfolgen.

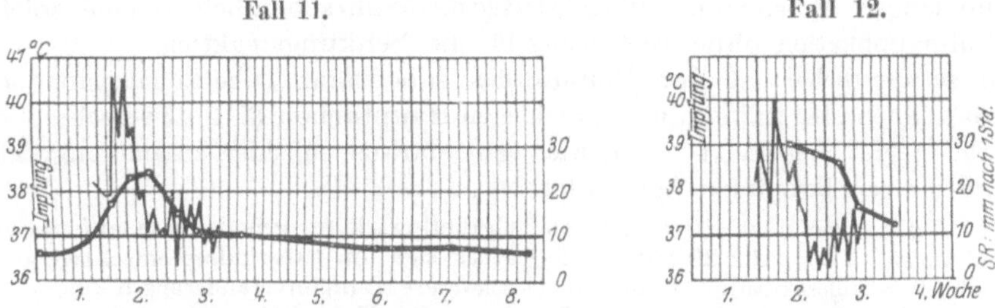

Abb. 14. Zwei Fälle mit starker Reaktion auf Schutzpocken-Impfung.

Fall 11 und 12. (Abb. 14). Etwa 20-jährige, völlig gesunde Frauen. Eine Woche nach der Impfung mußten sie sich wegen starker Beschwerden etwa 2 Wochen lang zu Bett legen. Sie wiesen eine außerordentlich starke Lokalreaktion auf (starke Schwellung, Mißfärbung und Schmerzhaftigkeit des ganzen Oberarmes mit deutlicher Lymphadenitis), deren Intensität ungefähr in der Temperaturkurve ausgedrückt ist, und waren vom Fieber stark mitgenommen. Besonders Fall 11, der drei Tage lang zwischen 39,5^0 und 40,5^0 Fieber hatte, machte wenigstens während dieser Tage zweifellos den Eindruck einer Schwerkranken. — Es sei hinzugefügt, daß keinerlei Grund zur Annahme irgendeiner Mischinfektion vorliegt.

Bei diesen Fällen finden wir eine maximale Senkungsreaktion von resp. 24 und 30 mm, kurz nach Aufhören des hohen Fiebers. Etwa eine Woche später ist die Reaktion bedeutend gesunken, aber erst nach weiteren 5 Wochen zeigt sich (Fall 11) wieder die normale Senkungsreaktion.

Leendertz' Untersuchungen der Senkungsreaktion nach Typhusimpfung zeigen eine Senkungssteigerung, die in den von ihm angeführten Beispielen von 2 bis auf 20(?)mm, von 7 bis auf 14(?)mm und von 9 bis auf 12(?)mm heraufging. Das Maximum fand sich 18—20 Tage nach der Impfung. Leendertz weist weiter einen ziemlich durchgängigen Parallelismus zwischen der Senkungsreaktion und dem Titer der Widalschen Reaktion als Ausdruck der Agglutininbildung nach.

Senkungsreaktion nach Tuberkulininjektionen.

Zunächst habe ich versucht, festzustellen, ob eine intracutane Tuberkulininjektion nach Mantoux von 0,1 mg Alttuberkulin während der folgenden Tage und Wochen irgendwelchen Einfluß auf die Senkungsreaktion hat. Ich habe jedoch nichts gefunden, was hinreichend typisch oder deutlich wäre, um eine längere Erörterung zu rechtfertigen. Wahrscheinlich ist eine solche Tuberkulinapplikation ohne Bedeutung für die Senkungsreaktion.

Um so deutlicher ist der Einfluß, den subcutane Tuberkulininjektionen ausüben können. Ich habe in meiner früheren Hauptarbeit (311) 13 verschiedene Beispiele hierfür angeführt. Das wichtigste daraus sei hier zusammengefaßt und mit einigen Beispielen beleuchtet.

Meine Erfahrungen über diese Art von Tuberkulinwirkung gründen sich auf Serienuntersuchungen an ungefähr 20 Fällen. Es handelt sich um tuberkuloseverdächtige oder ganz leicht tuberkulosekranke Männer ohne schwerere Lungenveränderungen und ohne Zeichen irgend einer anderen eigentlichen Krankheit. Das Tuberkulin wurde immer in rein praktisch-diagnostischer Absicht verabfolgt, im allgemeinen an jedem zweiten Tag eine Injektion, beginnend mit 0,3 und dann steigend auf 0,5, 1, 3, 5 und zweimal 10 mg Alttuberkulin; bis deutliche Fieberreaktion eintrat. Temperaturmessung wurde jede dritte Stunde vorgenommen, auch des Nachts. (Vor den Tuberkulininjektionen hat im allgemeinen eine Senkungsreaktion von 2—7 mm, in einigen Fällen auch 10—20 mm, vorgelegen.)

1. Nach Injektion von Tuberkulinmengen, auf die der Organismus noch nicht deutlich mit Temperaturerhöhung oder allgemeinem Übelbefinden reagiert, sieht man in der Regel eine deutliche Senkungssteigerung (von 2—7 mm) und diese Steigerung findet man sehr häufig, ohne daß genaue Temperaturmessung die geringste Andeutung einer Fieberreaktion ergab.

2. Etwa (24—) 48 Stunden nach Injektion der Tuberkulindosis, die gerade ausreichend war, eine deutliche Fieber- und Allgemeinreaktion hervorzurufen, pflegt die Senkungsreaktion ihr Maximum zu erreichen. Diese Steigerung der Senkungsreaktion pflegt im allgemeinen etwa 10 mm über den Wert vor den Tuberkulininjektionen zu betragen, aber nicht selten, besonders bei starker Beeinflussung von Temperatur und Allgemeinzustand, kann die Steigerung der Senkungsreaktion größer werden.

3. Oft schon nach einer Woche, in der Regel spätestens nach einem Monat, pflegt die vom Tuberkulin verursachte Senkungsvermehrung verschwunden zu sein.

4. Bei mehreren Fällen habe ich in vereinzelten oder in mehreren aufeinanderfolgenden Proben Verminderung der Senkungsreaktion getroffen, wo eigentlich eine gesteigerte Senkungsreaktion zu erwarten gewesen wäre. Diese Senkungsreaktions-Werte können sogar niedriger werden als die ursprünglichen. (Man

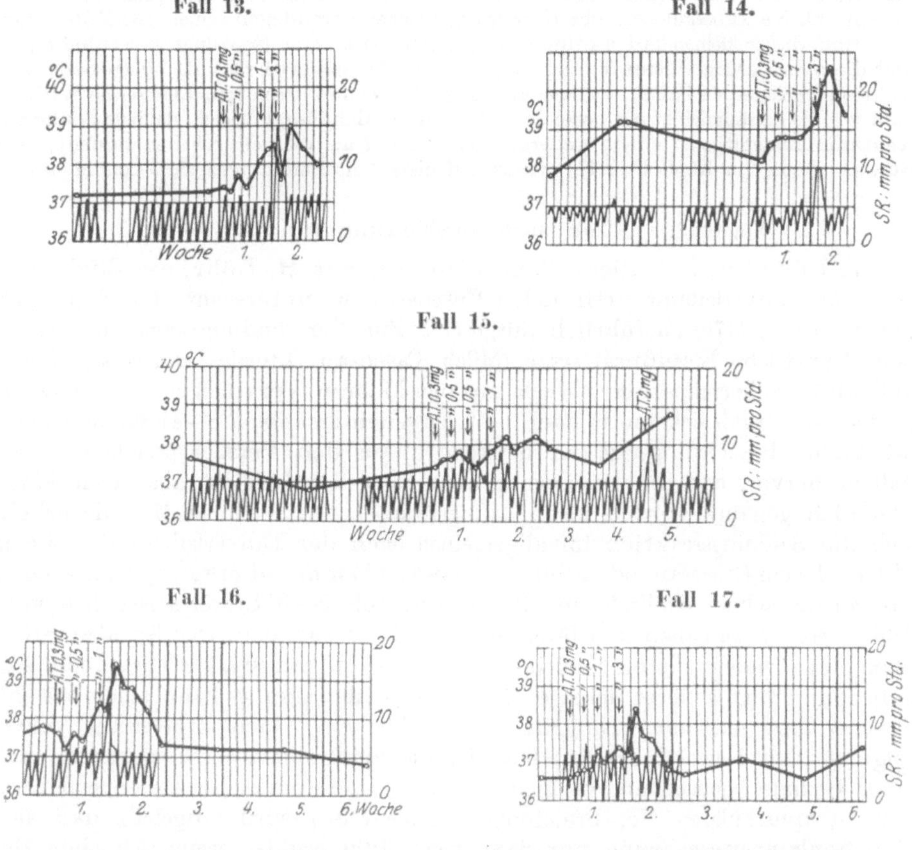

Abb. 15. Serienuntersuchungen während subcutaner Tuberkulinprovokation.

findet sie besonders dann, wenn man die Senkungsreaktions-Probe entnimmt, während gleichzeitig etwas erhöhte Körpertemperatur vorliegt.) Diese der oben gegebenen Regel widersprechende Verminderung der Senkungsreaktion habe ich nicht übersehen können, ich halte sie aber für noch nicht hinreichend untersucht, um ihre Ursachen schon wieder näher besprechen zu können. Als deutlichste Wirkung des Tuberkulins ist natürlich die Senkungssteigerung anzusehen.

Die hier mitgeteilten Erfahrungen werden von den Fällen 13—17 (Abb. 15) illustriert. Es sollte vielleicht hervorgehoben werden, daß jedes Mal die

Senkungsreaktions-Probe unmittelbar vor der Tuberkulininjektion desselben Tages entnommen wurde[1]).

Ausgehend von diesen Beobachtungen hat Grafe (Grafe-Reinwein) die Empfindlichkeit der Senkungsreaktion für Tuberkulinwirkung in praktisch-diagnostischer Absicht auszunutzen versucht. Grafe vermeidet sorgfältig jede Fieber- und Allgemeinreaktion, injiziert subcutan 0,03—0,1 mg Alttuberkulin und erhält so bei Gesunden und Nichttuberkulösen niemals eine Senkungsvermehrung und bei inaktiv Tuberkulösen eine Senkungsvermehrung von höchstens 3 mm. Erhielt er eine stärkere Vermehrung, so sollte dies stets für einen aktiven tuberkulösen Prozeß sprechen. Aus dem ausführlich mitgeteilten Material von Grafe-Reinwein (1267 Einzeluntersuchungen an 562 Personen) geht hervor, daß wo eine aktive Tuberkulose mehr oder weniger sicher vorzuliegen schien (230 Fälle), nach Injektion dieser kleinen Tuberkulinmengen sich fast stets eine Senkungsvermehrung ergab, und diese Steigerung scheint im allgemeinen 4—15 (?) mm mehr als die frühere Senkungsreaktion betragen zu haben, konnte aber sogar 30 (?) mm erreichen. Eine solche Wirkung muß ich als erstaunlich stark bezeichnen (aber doch nicht unglaublich, da diese Senkungsreaktions-Ausschläge an einem andersartigen Material als meinem erhalten wurden). Wir werden später (in Kapitel XIII) wieder auf diese Untersuchungen zurückkommen[2]).

Senkungsreaktion nach Verabfolgung von Reizstoffen.

W. Löhr hat, erst allein, dann zusammen mit H. Löhr, den Effekt parenteraler Einverleibung artfremden Eiweißes usw. untersucht. Die Ergebnisse hat H. Löhr (179) ausführlich mitgeteilt. Zur Verwendung kamen natürliche oder künstliche Eiweißpräparate (Milch, Caseosan, Pferdeserum u. a.), ferner kolloidale Silberpräparate. Nach intramuskulärer Verabfolgung von Eiweißpräparaten ergab sich meist nach 1—2 (zuweilen erst nach 3—4) Stunden „eine erhebliche Beschleunigung der Senkung". Aus den Versuchsprotokollen geht jedoch hervor, daß die Steigerung zwar ganz deutlich ist, aber doch kaum erheblich genannt werden kann. Umgerechnet nach meiner Methode erhöht sich die Senkungsreaktion im allgemeinen nach der Einverleibung von 5 ccm Milch, 1 ccm Caseosan od. ähnl. von etwa 5 (?) mm auf etwa 12(?) mm. Diese Steigerung scheint freilich im allgemeinen nach 2—3 Stunden fast ihre volle Höhe erreicht zu haben und fängt erst nach 1—2 Tagen an, deutlich abzufallen, aber eine Tendenz für ein Maximum (nach 2—10 Stunden) scheint doch vorzuliegen. Eine äußerst leichte Senkungsbeschleunigung kann scheinbar bis etwa 8 Tage nach dem Eingriff bestehen bleiben. Nach intravenöser Verabfolgung (von 1 ccm Caseosan) ließ sich die Senkungsvermehrung schon nach einer Stunde beobachten, verhielt sich aber scheinbar sonst ebenso wie nach der intramuskulären Verabreichung. Später (185) wird mitgeteilt, daß sich eine Senkungsvermehrung nur dann regelmäßig ergäbe, wenn sich nach der Verabfolgung der Reizstoffe eine starke Allgemeinreaktion einstellte, und es sieht aus, als ob die Fiebersteigerung immer früher als die Senkungsvermehrung einträte.

H. Löhr (179) weist auf den weitgehenden Parallelismus zwischen Senkungsreaktion und Steigerung der Typhusagglutinine nach Verabfolgung von Reizkörpern hin. Ganz besonders will ich aber die Übereinstimmung unterstreichen

---

[1]) In Abb. 15 ist an Stelle des sonst überall in dieser Arbeit angegebenen 1-Stunden-Wertes der halbierte 2-Stunden-Wert angegeben. (Dadurch erhält man bei diesen im allgemeinen niedrigen Senkungsreaktions-Werten eine etwas größere Ausschlagsbreite.)

[2]) Die meisten Nachuntersucher haben nicht so regelmäßige Ergebnisse erhalten wie Grafe.

zwischen den Ergebnissen der Senkungsreaktion und den Globulinvermehrungs-Untersuchungen, zu denen besonders W. und H. Löhr (185) wie auch schon früher Fåhraeus, teils durch Literaturstudien, teils (Löhr) durch eigene Eiweißuntersuchungen gekommen sind. — Hinzugefügt sei Rosenberg-Adelsbergers Angabe, daß sie schon $^1/_2$ Stunde nach intravenöser Caseosaninjektion Fibrinvermehrung gefunden hätten. — Kolloidale Silberpräparate hatten weniger deutlich ausgesprochene Wirkung.

In diesem Zusammenhang sei auch an Hedéns Untersuchungen erinnert. Hedén (123) fand, daß bei Quecksilberbehandlung von Syphilispatienten (kolloidales Hg, Oleum Hydrarg.) die Senkungsreaktion oft ansteigt, und zwar besonders stark, wenn sich Intoleranzsymptome (Stomatitis) einstellten. Die Senkungsreaktions-Steigerung scheint in der Regel früher aufzutreten als die Stomatitissymptome und ist sehr deutlich ausgesprochen (bis auf 50—100 mm). Intravenöse Salvarsanbehandlung beeinflußt die Senkungsreaktions-Werte nicht direkt. (Bestehen beim Beginn der Behandlung hohe Senkungsreaktions-Werte, so pflegen diese jedoch während der Behandlung, auch mit Hg, deutlich herunterzugehen.) — In einer späteren Arbeit (124) hat Hedén einen Parallelismus zwischen dem Verhalten des Körpergewichts und der Senkungsreaktion während antiluetischer Behandlung nachgewiesen.

Schließlich sei die Wirkung von Blutinjektionen oder Transfusionen kurz berührt. Daß die unmittelbare Wirkung von intramuskulären Blutinjektionen eine Steigerung der Senkungsreaktion sein muß, ist klar, und ich habe auch in mehreren Fällen diese Wirkung (oft mit gleichzeitiger Steigerung des Hämoglobingehaltes im Blute) feststellen können. H. Löhr (179) schildert einen Fall von perniziöser Anämie, der unmittelbar nach Transfusion von $^1/_2$ Liter defibrinierten Blutes eine Verminderung der Senkungsreaktion aufwies (Untersuchung nach besonders ungeeigneter Methodik).

Senkungsreaktion nach Operationen, Frakturen, Verbrühung usw.

Wie schon in der Einleitung erwähnt, hat Fåhraeus (nach Untersuchungen von Perman) mitgeteilt, daß nach Operationen (ohne beobachtete Komplikationen) von Krankheitsfällen mit vorher normaler Senkungsreaktion eine Steigerung der Senkungsreaktion aufträte, die im allgemeinen 2—7 Tage nach dem Eingriff bis zu 25 mm steigen kann. Nach unkomplizierten Frakturen konnte ein ähnliches Verhalten beobachtet werden.

W. und H. Löhr (184, 185, 180, 181) haben diese Verhältnisse eingehend studiert. Man kann die Senkungsvermehrung oft schon nach 6—12 und stets nach 24 Stunden feststellen, nach 4 Tagen pflegt sie ihr Maximum zu erreichen. Dieses Maximum scheint im allg. zwischen 25 und 50 mm zu liegen, soll aber zuweilen von einem ursprünglich normalen Wert bis auf 70 mm steigen können. „Bei den Knochenbrüchen ist die Senkungsbeschleunigung proportional der Größe des Knochenbruches, nach Operationen im allgemeinen ebenso proportional der Größe des Eingriffs. Wenn die Wunde vernarbt bzw. der Knochen konsolidiert ist“, tritt wieder normale Senkungsreaktion ein. Nach Operationen scheint die Senkungsbeschleunigung im allgemeinen wenigstens 10—14 Tage bestehen zu bleiben[1]). Fåhraeus' und Löhrs Angaben sind später in verschiedenen Teilen von mehreren Forschern bestätigt worden.

In diesem Zusammenhang sei auch daran erinnert, daß Geppert u. a. gefunden haben, daß bei Resorption von Beckenhämatomen eine Steigerung der Senkungsreaktion eintritt.

Kok (149) hat an Hunden eine sorgfältige experimentelle Untersuchung angestellt über den Einfluß, den die Verbrühung eines Fußes bei 55°—75° auf die Senkungsreaktion ausübt. „Mindestens 12 Stunden lang bleibt der gesetzte Entzündungsreiz ohne Einfluß auf die Senkungsgeschwindigkeit. Erst in der zweiten Hälfte des ersten Tages steigt sie an, um in der Mitte der ersten Woche ein entschiedenes Maximum zu zeigen, um sich dann sehr langsam der Norm zu nähern. Der Grad der Veränderung steht in entschiedener Abhängigkeit von dem Grade des Eingriffs".

Unter dieser Rubrik verdient auch erwähnt zu werden, daß nach einer Lumbalpunktion eine geringe Steigerung der Senkungsreaktion beobachtet werden kann. (Noch nicht veröffentlichte Untersuchungen von Sahlgren und Grönberg zusammen mit Verf.) Diese Steigerung der Senkungsreaktion, die nicht stets zu finden ist, kann, bei 2—3 mm vor der Operation, etwa 1 Woche nachher ein Maximum von 8—10 mm erreicht haben, und erst nach etwa einer weiteren Woche ist die Wirkung vorbei. Bei einigen pathologischen Fällen findet man zuweilen Steigerungen bis gegen 20 mm. Es verdient vielleicht gesagt zu werden, daß diese Senkungsvermehrung sicherlich nicht nur dem Nadelstich zuzuschreiben ist.

Senkungsreaktion nach Bestrahlungen.

In diesem Zusammenhang soll auch die Wirkung, die von Sonnenlicht und artifizieller Strahlenbehandlung verschiedener Art (Höhensonne, Bogenlampe, Röntgenstrahlen, Radium) ausgeübt wird behandelt werden. Rennebaum (wie auch Klare) gibt an, daß tuberkulöse Kinder, die intensiver Sonnenbestrahlung ausgesetzt werden, eine erhöhte Senkungsreaktion aufwiesen, im allgemeinen jedoch nur im Beginn einer solchen Bestrahlungsperiode. Wenn starkes Hautpigment vorlag, scheint diese Wirkung ausgeblieben zu sein. Rennebaum erhielt nach Kohlenbogenlicht keine Veränderung der Senkungsreaktion. — Mathé (Untersuchungen bei Lungentuberkulose) spricht von zwei Reaktionsformen bei Sonnenlicht, ebenso bei künstlicher Höhensonne. Dies scheint hauptsächlich zu bedeuten, daß Patienten, die sich unter der Behandlung besserten, Senkungsverminderung zeigten; sobald sich aber nur eine stärkere Müdigkeit einstellte, pflegte eine Steigerung der Senkungsreaktion einzutreten.

Besonders von gynäkologischer Seite sind Beobachtungen über Veränderungen der Senkungsreaktion nach Röntgen- und Radiumbehandlung von Carcinomen mitgeteilt worden. Giesecke, Gragert u. a. halten eine

[1]) W. Löhr (184) hat die Beziehungen zwischen dem leukocytären Blutbild und der Senkungsreaktion nach operativen Eingriffen eingehend studiert. Löhr hat dabei gefunden, daß Leukocytose und Linksverschiebung ein wenig früher auftreten als Steigerung der Senkungsreaktion, und außerdem, daß die Leukocytose schon verschwunden zu sein pflegt, wenn die Senkungsreaktion ihr Maximum erreicht hat. — Es ist leider nicht möglich in dieser Arbeit näher auf die äußerst interessanten Vergleiche einzugehen, die sich von sowohl theoretischen, wie auch praktisch-klinischen Gesichtspunkten zwischen Senkungsreaktion und Leukocytose anstellen lassen.

Senkungsvermehrung für den typischen direkten Effekt, während Risse und v. Mikulicz-Radecki meinen, daß der unmittelbare Bestrahlungseffekt, eine Senkungsverlangsamung sei. Die Beschleunigung wäre also als sekundär aufzufassen. — Daß eine erfolgreiche Strahlenbehandlung eines Carcinomes schließlich in einer beträchtlichen Abnahme der Senkungswerte zum Ausdruck kommt, ist wohl selbstverständlich. — Leendertz fand eine deutliche Senkungsvermehrung nach Röntgenbestrahlung von Tumoren, aber nicht bei Patienten mit Leukämie, Basedow oder Tuberkulose.

Senkungsreaktion nach Adrenalin und Pilocarpin.

Büscher gibt an, daß man nach intravenöser Verabfolgung von Adrenalin eine Steigerung, nach Pilocarpin eine Verminderung der Senkungsreaktion findet. H. Löhr (179) hat die Senkungsvermehrung nach Adrenalin bestätigen können, hat aber auch nach Pilocarpin eine solche erhalten. Adelsberger-Rosenberg haben 3 und 20 Minuten nach Adrenalin oder Pilocarpin unveränderte Senkungsreaktion gefunden.

Senkungsreaktion und Schock.

W. Löhr (182) fand bei einem Fall von schwerem anaphylaktischem Schock (nach intravenöser Gabe von Tetanusserum), daß die Senkung praktisch aufgehoben war. („Im Anschluß daran trat aber eine ganz erhebliche Senkungsbeschleunigung auf, die allmählich nach 6 Tagen wieder zur Norm zurückkehrte.“) Das Verhalten der Senkungsreaktion bei anaphylaktischem Schock ist später hauptsächlich von Wittkower studiert worden. Dieser hat, nach Untersuchungen an Meerschweinchen, die starke Abnahme der Senkungsreaktion während des Schocks bestätigen können und auch komplettierende Blutuntersuchungen vorgenommen. Er gibt an, daß außer der Senkungsverminderung eine hochgradige Bluteindickung charakteristisch für den Schock ist, aber auch Veränderungen im Kolloidzustand der Globuline (Fibrinogenverminderung u. a. an und für sich schon früher bekannte Vorgänge).

Caspari-Eliasberg-Fiegel haben den sog. antianaphylaktischen Zustand untersucht und auch während dieses eine sehr regelmäßige und stark ausgeprägte Senkungsverlangsamung nachweisen können.

Adelsberger-Rosenberg (Rosenberg-Adelsberger), Landsberg, Wiechmann-Schröder, Reiner-Marton u. a. haben die Senkungsreaktion besonders bei der sogenannten crise hémoclasique untersucht. Eine solche Reaktion soll bei Leberkranken mit einer Steigerung der Senkungsreaktion vereinigt sein. Adelsberger-Rosenberg meinen, daß die Senkungsreaktion wertvoll ist zur Unterscheidung von anaphylaktoiden und echten anaphylaktischen Zuständen, bei den letzteren solle eine starke Verminderung, bei den ersteren eine Steigerung der Senkungsreaktion eintreten.

Wenigstens die beachtenswerte Tatsache, daß bei anaphylaktischem Schock eine auffallend starke Senkungsverminderung eintritt, scheint sicher bestätigt zu sein. Es ist sicherlich berechtigt darauf hinzuweisen, daß Veränderungen der Plasmaglobuline (Fibrinogenverminderung u. a.) dieser Veränderung zugrunde liegen, außerdem sind aber auch andere Umstände beteiligt (hier irgend eine Art von Bluteindickung). Es scheint möglich, daß wir es hier mit einer Summationswirkung zu tun haben.

Ergebnisse.

Bei den besprochenen Eingriffen, sei es nun eine chirurgische Operation, eine Serumimpfung, eine Milchinjekton oder dergleichen, stimmt der Verlauf der Senkungsreaktion immer darin überein, daß nach einer gewissen Latenzzeit die Senkungsreaktion in hastiger Steigerung ein ziemlich typisches Maximum erreicht und daß man dann eine sukzessive Abnahme der Stärke der Reaktion beobachten kann. Die Latenzzeit ist wahrscheinlich nach z. B. einer Schutzpockenimpfung (oder einem chirurgischen Eingriff) relativ am längsten und kann in solchen Fällen sogar mehrere Tage betragen, nach einer intravenösen Injektion von Reizkörpern, wo angeblich schon nach 1 Stunde eine deutliche Steigerung eintreten kann, ist sie am kürzesten. Die Steigerung der Reaktionswerte nach einem bestimmten Eingriff pflegt bei verschiedenen Personen ein etwa gleich hohes Maixmum zu erreichen. Wenn die allgemeine Reaktion des Organismus scheinbar völlig abgeklungen ist, kann eine geringe Senkungsbeschleunigung noch bestehen bleiben, nicht selten eine oder ein paar Wochen. Ein deutlich ausgesprochener Unterschied hinsichtlich der Dauer der Senkungsbeschleunigung nach spezifischen oder unspezifischen Eingriffen scheint nicht zu bestehen. Nach spezifischen Eingriffen in entsprechend erkrankten Fällen (z. B. Tuberkulininjektionen bei Fällen von Tuberkulose) können sich kompliziertere und zum Teil auch atypische Verhältnisse ergeben.

In der Literatur finden sich Mitteilungen über eine kolossale Verminderung der Senkungsreaktion im anaphylaktischen Schock. Es scheint mir nicht undenkbar, daß z. B. die nach Tuberkulininjektionen zuweilen beobachtete Verminderung der Senkungsreaktions-Ausschläge durch irgend eine derartige Wirkung erklärt werden könnte; andere Erklärungen dafür sind jedoch auch möglich.

X. Die Senkungsreaktion bei einigen akuten Infektionskrankheiten.

Influenza epidemica.

Im Januar 1922 wurde das Krankenhaus in Söderby von einer typischen Influenzaepidemie heimgesucht. Die Krankheit hatte ähnlichen Charakter wie während der großen Epidemie im Jahre 1918—1919, sie war jedoch in jeder Hinsicht leichter (Söderby hatte keinen Todesfall aufzuweisen). Die Epidemie betraf fast ausschließlich das Pflegepersonal, unter gewissen Kategorien des Personals erkrankte ungefähr die Hälfte.

Diese Patienten wurden so schnell wie möglich in eine besondere Abteilung verlegt, und ich hatte Gelegenheit sie während des Krankheitsverlaufes, oft vom ersten oder zweiten Krankheitstage ab, täglich 2—3 mal zu untersuchen, auch später hatte ich in der Regel mehrere Monate lang Gelegenheit zur Nachuntersuchung.

Im ganzen kamen 39 Fälle zur Untersuchung (im Alter von 18 bis etwa 30 bis 35 Jahren). Alle diese erkrankten zwischen dem 18. Jan. und 10. Febr. 1922. Wenigstens 36 konnte man als völlig gesund ansehen, als sie von der Influenza betroffen wurden.

A. Bei 30 (7 Männern und 23 Frauen) von diesen 36 Patienten war die Influenza, soweit sich feststellen ließ, vollständig unkompliziert. Sie zeigten einen typischen Krankheitsverlauf mit febriler Temperatur während im Mittel 7 (3—10) Tagen, davon im allgemeinen 2—3 Tage lang hohem Fieber (nicht selten bis 40°) und im übrigen die gewöhnlichen Symptome einer ziemlich leichten Influenza: Fiebergefühl, Schmerzen im Körper und Kopfweh, jedoch unbedeutenden oder gar keinen Hustenreiz und niemals irgendwelche physikalische Zeichen einer Bronchitis.

Es zeigte sich nun, daß Senkungsreaktions-Proben, welche während der 2 (bis 4) ersten Krankheitstage entnommen wurden, nicht selten ganz normale Senkungswerte zeigten, trotz hohen Fiebers, und jedenfalls hielten sich die Werte immer unter dem Maximum der Senkungsreaktion, das am 5.—12. Krankheitstage erreicht war. Dieses Maximum stieg im Mittel auf 13 mm bei Männern

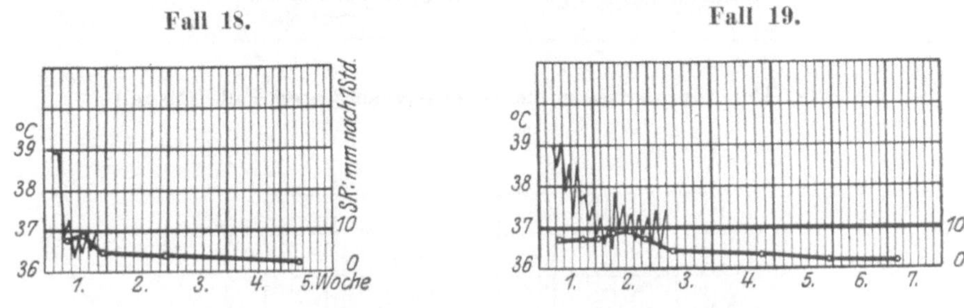

Abb. 16. Unkomplizierte Influenza. (Zwei Männer.)

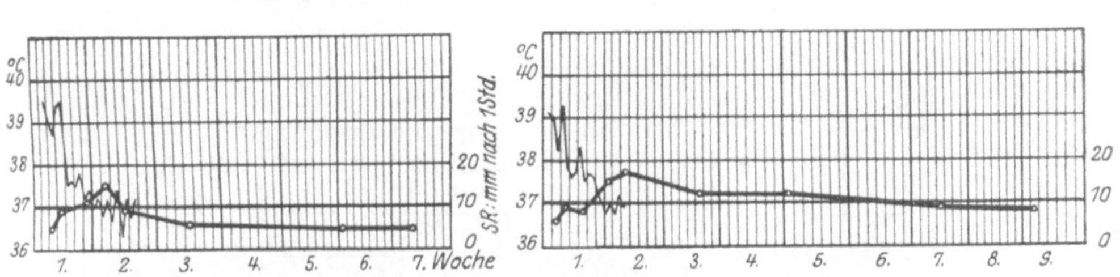

Abb. 17. Unkomplizierte Influenza. (Zwei Frauen.)

(kleinster Wert 8, größter 19 mm), und auf 18 mm (12—24 mm) bei Frauen, und wurde in der Regel 2—3 Tage nachdem das hohe Fieber nachgelassen hatte erreicht. Während der folgenden Woche gingen die Werte ziemlich schnell herunter, aber nachher dauerte es 3—8 Wochen (im Mittel 40 Tage), bevor der Normalwert, 2—3 mm resp. 4—7 mm, wieder erreicht war.

In Abb. 16 und 17 bringen wir einige typische Beispiele für diese unkomplizierten Fälle. **Fall** 18—21 stellen typische leichte oder mittelschwere Fälle dar (2 Männer und 2 Frauen). Man kann diese Fälle als besonders charakteristisch für die ganze Epidemie bezeichnen.

Fall 22. Mann (Abb. 18) ist der schwerste von den unkomplizierten Fällen dieser Epidemie. Dieser Mann hatte, wie man sieht, höheres und langwierigeres Fieber als die anderen und war auch subjektiv stärker beeinflußt, jedoch lag nicht der geringste Grund vor, der den Verdacht irgendeiner Komplikation hätte nahelegen können. (Keine Bronchitis usw.)

Wie man sieht ist die höchste Senkungsreaktion etwa zwei Wochen nach Abfall des Fiebers erreicht, und auch zwei Wochen später ist die Senkungsreaktion nur unbedeutend vermindert. In den ersten Wochen nach Abfall des Fiebers waren die Kräfte des Patienten bedeutend mitgenommen und er gibt an, in dieser Zeit ungefähr 5 kg abgenommen zu haben. Erst ungefähr 2 Monate später fühlte er sich völlig wiederhergestellt.

Fall 22.

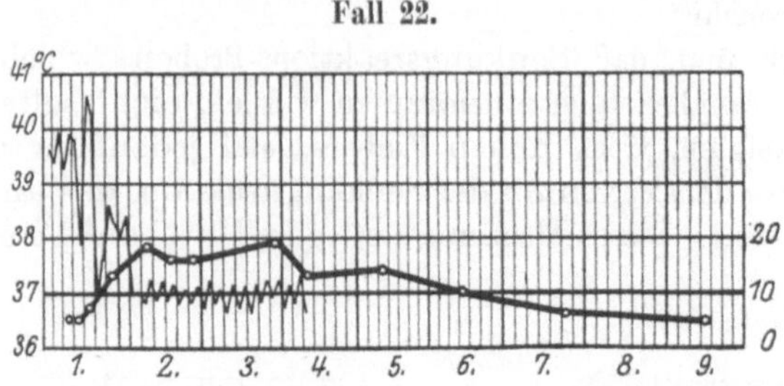

Abb. 18. Unkomplizierte Influenza, relativ schwerer Fall. (Mann.)

Fall 23.

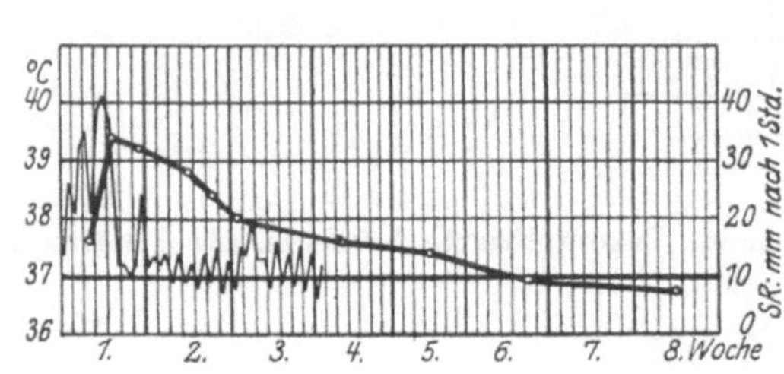

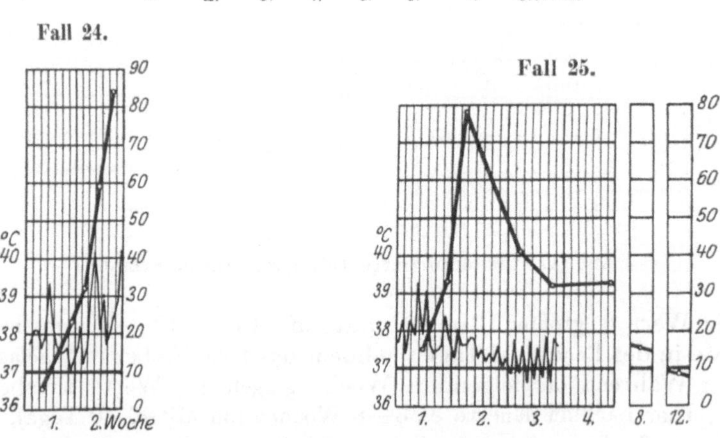

Abb. 19. Influenza mit Komplikationen. — Fall 23: Bronchitis, Fall 24: Bronchopneumonie (und Otitis), Fall 25: Nebenhöhleneiterung.

B. In 6 Fällen lagen klinisch nachweisbare, typische Komplikationen vor. Diese zeigten ausnahmslos höhere Senkungsreaktionswerte als selbst die höchsten bei den deutlich unkomplizierten Fällen. Hier seien einige Beispiele angeführt (Abb. 19).

Fall 23 (Frau). Im großen und ganzen nur mittelschwerer Verlauf, aber deutliche physikalische Zeichen einer diffusen Bronchitis. Weder der Allgemeinzustand, Puls usw.,

noch der phys kalische Befund machte den Verdacht auf eine Bronchopneumonie wahrscheinlich.

Hier bekamen wir 33 mm als maximale Senkungsreaktion, und dieses Maximum trat früher ein als bei den unkomplizierten Fällen. Ein paar Wochen später war die Bronchitis völlig abgelaufen.

Fall 24 (Frau). Schon am Ende der ersten Krankheitswoche erschien der Allgemeinzustand dieser Patientin stärker als gewöhnlich beeinflußt zu sein. Physikalische Zeichen seitens der Lungen traten erst mit der Fieberspitze am 10. Krankheitstage auf, wo eine leichte, nach 3—4 Tagen abgelaufene Bronchopneumonie diagnostiziert wurde. Am 14. (13. ?) Krankheitstage zeigten sich die ersten Symptome einer akuten Otitis mit Mastoiditis. (Patientin wurde zwecks Operation sofort verlegt.)

Diese Patientin hatte schon am 9. Krankheitstage eine Senkungsreaktion von 32 mm, am 11. Tage 59 mm und am 13. Tage 84 mm. Ob die Otitis zur Erhöhung der Ziffern beigetragen hat, ist unsicher.

Fall 25 (Frau). Zuerst, oberflächlich betrachtet, ein mittelschwerer Fall ohne Komplikationen, aber schon die Fieberkurve deutete auf einen anderen Verlauf. Die Senkungsreaktion von 78 mm im Beginn der zweiten Krankheitswoche schien doch unerklärlich, aber gleichzeitig stellten sich leichte subjektive Symptome der Komplikation ein, die sich sehr bald deutlich entwickelte, nämlich ein doppelseitiges, akutes Empyem der Sinus maxillares. Die Patientin wurde in der 5. Krankheitswoche operiert. Erst in der 12. Woche wurde Senkungsreaktion unter 10 mm beobachtet.

Wir sehen, daß der stärkste Senkungsreaktions-Ausschlag auftrat, als die Eiterung akut war, und daß die Senkungsreaktion schon vor der Operation herunterging.

C. Schließlich sei erwähnt, daß sich in drei Fällen Senkungsreaktions-Werte auf ungefähr 30 mm (— 50 mm) fanden, ohne daß sich irgendwelche deutliche Komplikationen feststellen ließen. Diese Patienten zeigten schon bei der ersten Probe hohe Senkungsreaktions-Werte, auch hatten sie keinen typischen Verlauf wie in den oben erwähnten Fällen, und gingen, während meiner Beobachtung, auch nicht zu normalen Werten hinunter. Ich glaube annehmen zu können, daß diese Fälle nicht bei voller Gesundheit von der Influenza betroffen wurden, d. h. man muß sie schon von Anfang an als durch irgendeine andere Krankheit kompliziert betrachten. Ich habe jedoch leider nicht Gelegenheit gehabt, ergänzende Untersuchungen auszuführen, und kann sie deshalb nur als Ausnahmefälle bezeichnen.

Von 39 untersuchten Fällen haben also 36 einen im großen und ganzen außerordentlich charakteristischen Verlauf gezeigt. Besonders will ich noch einmal den oben erwähnten ziemlich konstanten Maximalausschlag hervorheben, der sich bei den unkomplizierten Fällen einstellte, und weiter will ich auf den ungeheuren Unterschied in der Senkungsreaktion bei mehr hervortretenden Komplikationen (Pneumonie, Eiterung) hinweisen. Wenn wir z. B. die Fälle 22 und 25 vergleichen, von denen noch in der zweiten Krankheitswoche Fall 22 ohne Zweifel als der schwerere erschien, so haben wir hier ein gutes Beispiel dafür, daß wenn auch unleugbar die Schwere der Fälle bis zu einem gewissen Grade in den Senkungsreaktionswerten ausgedrückt ist, doch die Höhe des Reaktions-Ausschlages in dieser Epidemie hauptsächlich von den Komplikationen bedingt ist.

Angina tonsillaris.

Im Frühjahr des Jahres 1922 traten in der Kinderabteilung des Krankenhauses in Söderby Fälle von gewöhnlicher Angina tonsillaris (Staphylokokken) so gehäuft auf, daß man von einer Epidemie sprechen kann. Ich stellte bei dieser Gelegenheit Serienuntersuchungen mit der Senkungsreaktion an etwa 10jährigen Knaben an, welche freilich im allgemeinen positive Tuberkulinreaktion und röntgenologisch vergrößerte Hilusdrüsen aufgewiesen hatten, aber keinerlei Zeichen einer aktiven Tuberkulose darboten. Wenn also auch die Möglichkeit zugegeben werden muß, daß ihre Senkungsreaktions-Ausschläge wegen der Bronchialdrüsentuberkulose durchgehend um ein paar Millimeter vermehrt sein können, so kann dieses Verhalten doch mit größter Wahrscheinlichkeit hinsichtlich seiner Einwirkung auf die akute Erkrankung als völlig bedeutungslos betrachtet werden. Wir geben hier die drei Fälle wieder, bei denen die größte Anzahl Senkungsreaktions-Untersuchungen gemacht wurden (Abb. 20).

Fall 26—28; Knaben, resp. 13, 12 und 12 Jahre alt. Typische, akute, nach höchstens einer Woche völlig abgelaufene Tonsillitis mit lakunären Belägen. Unbedeutende Schwellung und Schmerzhaftigkeit über den regionären Lymphdrüsen, sonst keine nachweisbaren Komplikationen. 2—3 Tage lang deutliches Fieber.

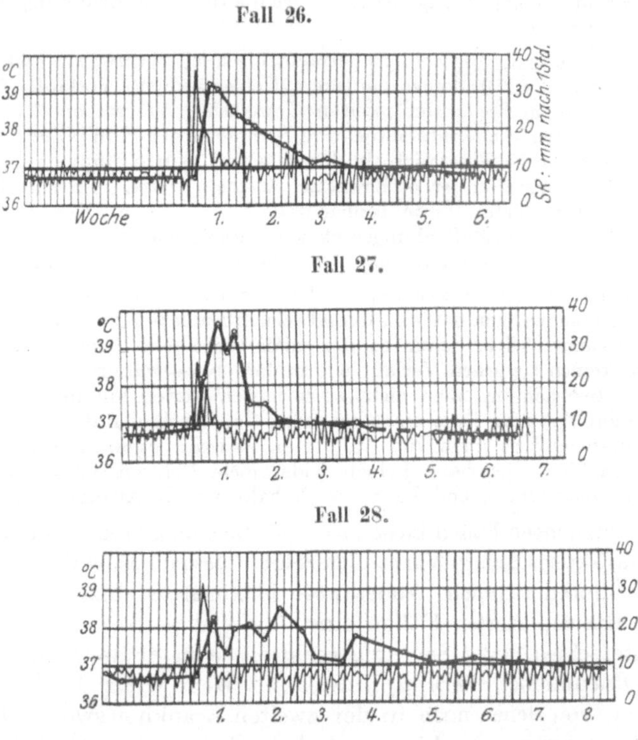

Abb. 20. Unkomplizierte Angina tonsillaris. (Knaben.)

Wir sehen, daß die Senkungsreaktion am ersten Krankheitstage (4—10 Stunden nach Einsetzen der Temperatursteigerung) noch völlig unbeeinflußt ist, aber schon am zweiten Krankheitstage ist sie deutlich gesteigert. Das Maximum stellt sich jedesmal ein, nachdem die höchste Fieberzacke abgefallen ist und ist in den Fällen 26 und 27 deutlich markiert (resp. 32 und 37 mm). In Fall 28 liegt das Maximum tiefer (25 mm), und ist vor allem weniger deutlich markiert, aber anstatt dessen halten sich hier die Senkungsreaktions-Ausschläge länger als bei den beiden anderen Fällen in ziemlicher Höhe. (Um den Verdacht abzuwenden, daß die unregelmäßige Senkungsreaktions-Kurve des Falles 28 durch Unregelmäßigkeiten in der Methodik oder dgl. bedingt sein könnte, sei hier zum Vergleich nur auf den Fall 26 hingewiesen, der gleichzeitig und unter genau gleichen Verhältnissen untersucht wurde, und bei dem 10 Proben in derselben Linie liegen.) Will man die verschiedenen Typen der Senkungsreaktions-Kurven erklären, so liegt es ja am nächsten, sich einen mehr oder weniger langwierigen Verlauf des primären Krankheitsprozesses, oder der Lymphadenitis, zu denken. Es lagen jedoch in dieser Beziehung keine deutlichen klinischen Verschiedenheiten vor und besonders sei hervorgehoben, daß die Symptome von Lymphadenitis in allen Fällen kaum merklich waren.

Ich habe teils bei dieser Epidemie, teils auch bei anderen Fällen leichter oder mittelschwerer, unkomplizierter Angina (auch bei vorher völlig Gesunden) stets gewisse charakteristische Züge wiedergefunden, die auch in den Fällen 26 bis 28 hervortreten, nämlich 1. daß sich am ersten Krankheitstage keine erhöhte Senkungsreaktion findet, daß sie aber nachher schnell ansteigt, 2. daß das Maximum bei unkomplizierten Fällen bei ungefähr 25—35 mm zu liegen pflegt, und 3. daß ganz leicht erhöhte Senkungsreaktions-Ausschläge sich oft noch ungefähr 1 Monat nach Abfall des Fiebers feststellen lassen.

Akute Lungenentzündung.

Fall 29 (Abb. 21). Kräftiger 51 jähriger Mann von ausgezeichnetem Allgemeinzustand. Lungentuberkulose in Turbans Stadium II, rein fibröser Typus, der allen An-

Fall 29.

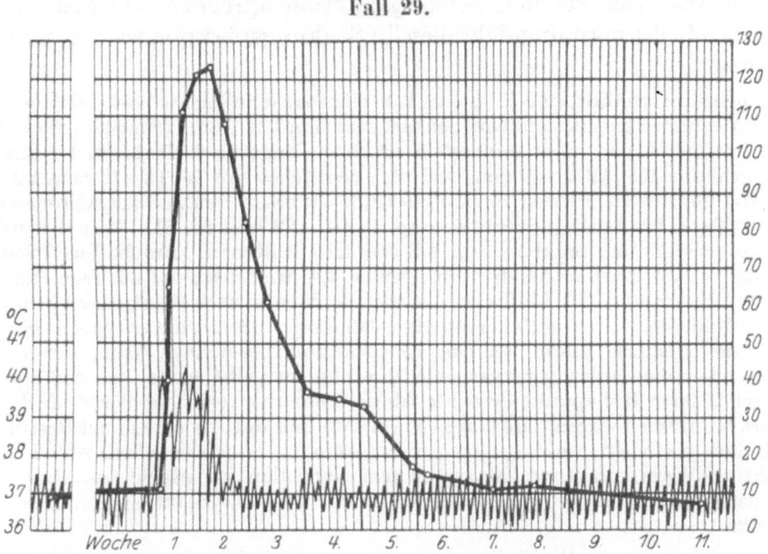

Abb. 21. Pneumonia acuta. (Mann.)

zeichen nach ausgesprochen gutartig ist. (Vor 2 Jahren hatte Patient deutlichere und etwas stärker ausgebreitete physikalische Lungenveränderungen als jetzt.) Tuberkelbazillen immer negativ. Keine katarrhalen Symptome seitens der Lungen, jetzt kein Husten, kein Sputum. (Bei einer Nachuntersuchung fast 2 Jahre nach dem Aufenthalt im Krankenhause war Patient völlig arbeitsfähig und sein Befinden in keiner Weise verschlechtert. Lungenstatus unverändert.)

Patient erkrankte während seines Aufenthaltes in Söderby an einer akuten Pneumonie des unteren Teiles der rechten Lunge. Der Verlauf glich am meisten dem einer akuten croupösen Pneumonie, aber physikalisch lag eher eine Bronchopneumonie vor. Wie dem auch sei, so bestand jedenfalls kein Anlaß zu der Annahme, daß die Tuberkulose des Patienten in irgendeiner für uns bedeutungsvollen Weise die Pneumonie beeinflußt hat oder von ihr beeinflußt worden ist.

Die Senkungsreaktion hatte 5 Wochen früher 9, 26, 82 mm nach bzw. 1, 2 und 24 Stunden ergeben. Patient erkrankte völlig akut mit typischen Symptomen am Abend des ersten Krankheitstages. Am zweiten Krankheitstage (nach ungefähr 18-stündigem Kranksein mit Fieber über 39°) war die Senkungsreaktion 11, 31, 98 mm, am Morgen des nächsten Tages 40, 73, 112 mm und am Nachmittag 65, 100, 115 mm. Am fünften Tage war die Senkungsreaktion 111, 119, 126 mm, am siebenten 121, 125, 129 mm, am neunten 123, 127, 132 mm. Die Temperatur war nach dem zehnten Tage kaum deutlich erhöht, jedoch erst vom 14. Tage ab völlig normal (vgl. Kurve). Am elften Tage war die Senkungsreaktion 108, 124, 130 mm, am vierzehnten 82, 116, 130 mm, am siebzehnten 61, 94, 122 mm und ging dann, abgesehen von einer unwesentlichen Unterbrechung, bei der auch etwas erhöhte Temperatur beobachtet wurde, gleichmäßig herunter auf 11, 29, 80 mm, etwa sechs Wochen nach Beginn der Krankheit und fünf Wochen nach Aufhören des Fiebers. Nach weiteren vier Wochen war die Senkungsreaktion 7, 22, 72 mm.

Die Senkungsreaktion ist also ungefähr 18 Stunden nach dem Auftreten der Krankheitssymptome vielleicht um ein paar Millimeter erhöht, aber doch nicht sicher verändert. Danach steigen die Ziffern sehr schnell an, nach 4 Tagen ist die Senkungsreaktion 111 mm und zwei Tage später wird der fast maximal hohe Wert 121, 125, 129 mm abgelesen. Nach Abfall des Fiebers fällt auch die Senkungsreaktion ziemlich schnell ab, etwa 3 Wochen später kann man schon nicht mehr von einer starken Senkungsreaktion sprechen und nach weiteren 3—4 Wochen findet man ungefähr dieselbe Senkungsreaktion wie vor der akuten Erkrankung.

Es sei nebenbei erwähnt, daß in diesem Fall offenbar eine leichte postinfektiöse Anämie vorlag. Am siebenten Krankheitstage (Senkungsreaktion 121, 125, 129 mm) lag diese Anämie sicherlich noch nicht vor, aber mindestens am elften Tage nach Ausbruch der Krankheit (Senkungsreaktion 108, 124, 130 mm) und noch deutlicher am 14. Tage (Senkungsreaktion 82, 116, 130 mm) ist sie in den Senkungsreaktions-Werten deutlich ausgesprochen. Am 17. und 19. Tage (mit Senkungsreaktion resp. 61, 94, 122 und 52, 81, 115 mm) wurden die Erythrocyten gezählt und ergaben resp. 4,2 und 4,15 Millionen. Am 22. Tage (Senkungsreaktion 37, 67, 107 mm) waren Erythrocyten = 4,4 Millionen, am 46. Tage (Senkungsreaktion 11, 29, 80 mm) 5,0 Millionen und vier Wochen später (Senkungsreaktion 7, 22, 72 mm) 5,0 Millionen. — Ich muß hervorheben, daß diese Anämie, die so typisch sein dürfte, daß man sie eigentlich kaum als eine Komplikation bezeichnen kann, sicherlich erst eintrat, nachdem die Senkungsreaktion ihr Maximum erreicht hatte, und daß sie höchst wahrscheinlich ihren Höhepunkt erreichte, als die Senkungsreaktions-Werte für 1 Stunde schon stark im Abfallen waren. Es läßt sich in diesem Fall natürlich nicht mit Bestimmtheit sagen, ob diese postinfektiöse Anämie einen langsameren oder schnelleren Abfall der Senkungsreaktions-Werte von ihrem Maximum zum Normalen verursacht hat, aber man ist nicht gezwungen anzunehmen, daß dieser Anämie die Senkungsreaktions-Kurve beeinflußt haben muß.

Katz gibt an, daß die Senkungsreaktions-Ausschläge bei croupöser Pneumonie schon vor der Krise, aber besonders während und nach derselben, sehr hastig abnehmen (z. B. von 115 (?) mm auf etwa 15 (?) mm in 7 Tagen.

Was ich an der Hand von Fall 29 besonders zeigen will, ist die Art und Weise, wie sich die Senkungsreaktion im Anfang der Krankheit entwickelt, weiter, daß das Maximum besonders hoch liegt und daß die Senkungsreaktion nach überstandener Krankheit erst ziemlich schnell abfällt, daß man aber noch nach völliger Wiederherstellung leicht erhöhte Reaktions-Werte antrifft. Diese Befunde sind typisch und ich habe sie in mehreren Fällen von akuter Pneumonie wieder angetroffen.

Erythema nodosum.

Fall 30 (Abb. 22). Frau, 25 Jahre alt. Lungentuberkulose in Turbans Stadium I, sicher wenigstens so gutartig und inaktiv, für uns wohl auch ebenso bedeutungslos wie in Fall 29. (Bei einer Nachuntersuchung $1^1/_2$ Jahr nach dem Aufenthalte im Krankenhause war Patientin noch immer bei guter Gesundheit. „Lungen o. B.".)

Erkrankte nach 14tägigem Aufenthalt im Krankenhause in Söderby an Erythema nodosum, die Efflorescenzen wurden erst am fünften Krankheitstage bemerkt. (In den vorhergehenden, in Abb. 22 markierten Krankheitstagen unbedeutendes Fiebergefühl, schwaches Kopfweh und Schmerzen im Körper.) Die Efflorescenzen nahmen bis zum siebenten Krankheitstage zu, und fanden sich dann mäßig ausgebreitet an Unterschenkeln, Armen und Hals. Danach gingen sie zurück, waren schon am zehnten Tage bedeutend blasser und kleiner und ungefähr nach dem 16. Tage waren sie kaum mehr sichtbar. Die Patientin fühlte sich wenigstens da wieder völlig gesund.

Zwölf, sieben und fünf Tage vor dem Auftreten der ersten Krankheitszeichen war die Senkungsreaktion resp. 8, 22, 79 mm, 7, 21, 77 mm und 8, 23, 77 mm. Am ersten Krankheitstage, an dem die höchste Temperatur 37,5° war und auch sonst noch keinerlei objektive und nur sehr unwesentliche subjektive Krankheitssymptome vorlagen, war die Senkungs-

Fall 30.

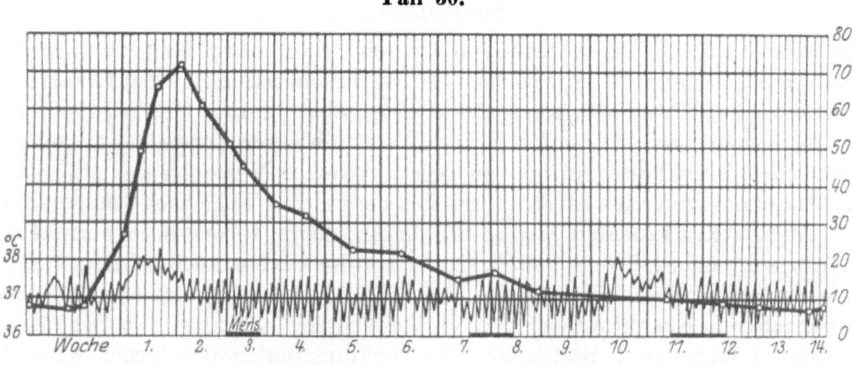

Abb. 22. Erythema nodosum. (Frau,)

reaktion schon 27, 53, 110 mm, am dritten Krankheitstage Senkungsreaktion 49, 80, 124 mm, am fünften Tage, zugleich mit dem ersten Auftreten der Efflorescenzen, war die Senkungsreaktion 66, 102, 127 mm (Erythrocyten = 4,5 Millionen), am achten Tage Senkungsreaktion 72, 108, 128 mm (Erythrocyten = 4,3 Millionen). Danach fiel die Senkungsreaktion allmählich wieder ab. Am elften Tage betrug sie 61, 94, 127 mm, am 15. Tage 51, 85, 125 mm, am 17. Tage 45, 80, 125 mm, am 26. Tage 32, 63, 119 mm (Erythrocyten = 3,8 Millionen), am 38. Tage 22, 50, 110 mm (Erythrocyten = 4,5 Millionen, Hämoglobin 89%), am 45. Tage 15, 39, 104 mm (Erythrocyten = 4,5 Millionen, Hämoglobin 94%), am 56. Tage 12, 32, 92 mm (Erythrocyten = 4,3 Millionen, Hämoglobin 99%) und am 85. Tage nach Beginn der Krankheit war die Senkungsreaktion 8, 24, 88 mm (Hämoglobin 95%).

In diesem Fall sollte man vielleicht nicht unbeachtet lassen, daß die Temperatur einige Male vor Ausbruch der Krankheit erhöht war (vgl. Abb. 22), ich wage jedoch hier nicht, mich auf eine nähere Diskussion dieses Umstandes einzulassen. Eine wesentlich deutlicher ausgesprochene Periode mit Temperaturlabilität ist ja in der 10. und 11. Woche zu finden, ohne Beteiligung der Senkungsreaktion. — Meiner Meinung nach müssen wir besonderes Gewicht darauf legen, daß an dem Tage, der als allererster Krankheitstag bezeichnet werden muß, die Senkungsreaktion schon bedeutend erhöht ist und daß sie dann bis zu den recht hohen Werten 72, 108, 128 mm ungefähr parallel mit der

Intensität der Efflorescenzen und des Fiebers ansteigt. Das Fieber ist ziemlich kurzdauernd (etwa 7 Tage) und übersteigt kaum 38°. Danach fällt die Senkungsreaktion regelmäßig ab, ist aber einen Monat nach überstandener Krankheit noch deutlich erhöht und erst nach einem weiteren Monat hat sie ihren früheren normalen Wert wieder erreicht.

Auch in diesem Fall sehen wir Zeichen einer leichten, postinfektiösen Anämie, deren Verlauf ich hier genauer zu verfolgen Gelegenheit hatte. Über die mögliche Bedeutung dieser Anämie gilt dasselbe, was im Anschluß an Fall 29 gesagt ist.

Daß bei Erythema nodosum immer die Senkungsbeschleunigung früher eintritt als das eigentliche Fieber und der Ausbruch der Efflorescenzen, wage ich nicht mit Bestimmtheit zu behaupten, da ich nicht genügend Material zur Verfügung habe, aber meine Beobachtungen an weiteren drei Fällen gehen in dieser Richtung. Weiter möchte ich betonen, daß man (auch bei schwachem und nur kurzdauerndem Fieber) einen starken, wenn auch keineswegs maximalen Senkungsreaktions-Ausschlag erhält.

Ergebnisse[1]).

Gewisse typische Verhältnisse, für welche hier oben Beispiele angeführt sind, habe ich bei akuten Infektionen der verschiedensten Art und Lokalisation wiedergefunden. Das vorliegende Material ist aber meiner Meinung nach noch nicht hinreichend groß, um schon jetzt den Versuch einer Aufstellung allgemeiner Regeln oder Krankheitsgruppen zu rechtfertigen. Nur folgendes sei gesagt:

1. Am ersten, zuweilen auch am zweiten bis vierten Tage nach dem Ausbruch einer rein akuten Krankheit ist die Senkungsreaktion in der Regel normal oder doch nur sehr unbedeutend gesteigert, es kommen aber auch solche scheinbar akut einsetzende Krankheiten vor, bei denen gleichzeitig mit den allerersten wahrnehmbaren Krankheitszeichen eine deutliche, offenbar von der akuten Erkrankung verursachte Steigerung der Senkungsreaktion gefunden wird [2]).

2. Das Maximum der Senkungsreaktion ist bei unkomplizierten Fällen derselben Krankheit oft auffallend regelmäßig in gleicher Höhe zu finden, doch pflegt im allgemeinen ein stärker angegriffener Patient auch eine etwas stärkere Senkungsreaktion aufzuweisen als ein leicht Erkrankter. — Bei Komplikationen finden sich oft Abweichungen, die unter Umständen außerordentlich stark werden können.

3. Bei einem Vergleich zwischen der Senkungsreaktion und dem Fieber bei reinen akuten Infektionszuständen zeigt sich, daß die Senkungsreaktion oft (aber keineswegs immer) als eine Begleiterscheinung des Fiebers auftritt. Ein gewisser Parallelismus, auf den schon Fåhraeus hingewiesen hat, scheint hier vorzuliegen, indem nämlich bei Erkrankungen mit hohem und langwierigem Fieber auch eine wenigstens ziemlich starke Senkungsreaktion zu finden ist. Aber nicht selten sieht man, daß sehr hohe Senkungsreaktions-Werte auftreten, wo das Fieber nur gering war. Weiterhin kann man bei oder nach

[1]) Vgl. vorläufige Mitteilung (314).

[2]) Als weiteres Beispiel könnte vielleicht Joseph-Marcus' Mitteilung angeführt werden. Joseph-Marcus fanden einen typischen Unterschied zwischen ganz akuter Appendicitis (ohne Senkungsbeschleunigung) und scheinbar gleich akut einsetzender Salpingitis, wo schon während des ersten Krankheitstages eine ziemlich starke Senkungsreaktion zu finden war.

kurzdauernden Perioden hohen Fiebers oft erstaunlich niedrige Senkungsreaktions-Werte antreffen. (Und schließlich sei hervorgehoben, daß der fiebernde Organismus eine völlig normale Senkungsreaktion aufweisen kann.) — Der Parallelismus zwischen Senkungsreaktion und Fieber ist schon bei akuten Infektionszuständen sehr unvollständig.

4. Das Maximum der Senkungsreaktion tritt bei kurzdauernden Infektionszuständen in der Regel erst nach Abfall des Fiebers ein und nicht selten erst bei schon wieder völlig normaler Körpertemperatur. Früher oder später nach Aufhören des Fiebers fallen aber die Ziffern, wenn Genesung eintritt, anfangs schnell, später langsamer ab. Die Zeit, welche zum Wiedererreichen des Normalwertes nach offenbar völlig abgelaufener Krankheit erforderlich ist, scheint in keinem deutlich ausgesprochenen Verhältnis zu dem Maximum der von der Erkrankung verursachten Senkungsreaktion zu stehen. Noch mehrere Wochen nach völliger subjektiver und, soweit sich das feststellen läßt, objektiver Genesung des Patienten kann eine ganz leichte Erhöhung der Senkungsreaktion bestehen bleiben.

5. Eine in mehrfacher Hinsicht interessante Frage ist, ob diejenigen Infektionskrankheiten, welche eine mehr oder weniger nachhaltige Immunität mit sich führen, bezüglich der Höhe und des Verlaufes (Dauer) der Senkungsreaktion irgend einen typischen Unterschied im Verhältnis zu den anderen aufweisen. Es scheint mir, als ob im allgemeinen Immunität am ehesten nach solchen Krankheiten aufträte, die in ihrer akuten Phase eine relativ schwache Senkungsreaktion zeigen. Ob irgend ein Verhältnis zwischen Immunität und Dauer der Senkungsbeschleunigung nach der Genesung besteht, ist noch weniger sicher, und ich kann keinerlei deutliche Hinweise zur Stütze einer solchen Annahme bringen.

Die Senkungsreaktion bei der Tuberkulose.

Das Kapitel X brachte einige Beispiele über das Verhalten der Senkungsreaktion bei akuten Erkrankungen. Meine eigenen Untersuchungen chronischer Krankheiten erstrecken sich hauptsächlich auf die Lungentuberkulose, aber außerdem auch auf die meisten anderen chronischen Erkrankungen, die dem Forschungsgebiet der inneren Medizin angehören. Ganz besonders die Serienuntersuchungen sind bei weitem am vollständigsten für die Lungentuberkulose. Abgesehen von den speziell-klinischen Ergebnissen, die in diesem Teil meiner Arbeit mitgeteilt werden, kann man sagen, daß die Lungentuberkulose typische Beispiele für das Verhalten der Senkungsreaktion bei einer chronischen Krankheit erbietet. Später soll das Verhalten der Reaktion bei weiteren derartigen Krankheiten besprochen werden.

XI. Eigene Untersuchungen bei Lungentuberkulose.

Seit dem Jahre 1919 habe ich auf diesem Gebiete ein recht umfassendes klinisches Material sammeln können (es handelt sich wohl um etwa 3000 verschiedene Fälle); es war mir jedoch nicht möglich, dieses ganze Material so erschöpfend zu bearbeiten, daß seine Mitteilung nennenswert größeres Interesse erbieten könnte als die Untersuchungen an einem mehr begrenzten Material, über welche ich in diesem Kapitel berichten will. In den nächsten Kapiteln sind selbstverständlich alle Erfahrungen, die an dem gesamten Material gewonnen wurden, berücksichtigt.

Tabellarische Übersicht über 339 Fälle.

In der Zeit vom 3. Juli 1919 bis zum 15. April 1920 habe ich insgesamt 339 Fälle von praktisch unkomplizierter Lungentuberkulose untersucht. Die tabellarische Übersicht über die Ergebnisse der Senkungsreaktion bei diesen Fällen ist schon früher (310, 311) veröffentlicht worden, ich will jedoch diese Zusammenstellung hier noch einmal, in der Sache völlig unverändert, wiedergeben, zumal ich Gelegenheit gehabt habe, nach $3^1/_2$—4 Jahren eine Nachuntersuchung dieses Materials vorzunehmen. Wir wollen uns nun zunächst ausschließlich mit der tabellarischen Zusammenstellung meiner Fälle befassen, die im Jahre 1920 angestellt wurde (Tafel I, ausgenommen die kleinen Ziffern).

Die Patienten, alles Männer im Alter von ungefähr 17—55 Jahren, sind, in der Regel 2 Monate bis etwa 1 Jahr lang, im Städtischen Tuberkulosekrankenhaus Söderby bei Stockholm klinisch beobachtet worden. Der frühere Verlauf und der Typus ihrer Erkrankung ist außerdem bei einer großen Anzahl von ihnen von früheren Aufenthalten im Krankenhause her wohlbekannt.

Diese Patienten sind ausschließlich mit Rücksicht auf ihren Lungenstatus in 5 Gruppen (siehe Tafel I) eingeteilt. „Stadium 0“ bezeichnet solche Fälle, die freilich dem Krankenhause wegen Lungentuberkulose überwiesen sind, bei denen sich aber während ihres Aufenthaltes dort weder anamnestisch noch durch klinische Beobachtung die nötigen Anhaltspunkte für die Richtigkeit dieser Diagnose ergaben. — In dieser und der folgenden Gruppe („Stadium I“) sind fast ausnahmslos Röntgenphotographien gemacht worden, ebenso in der Mehrzahl der unter „Stadium II“ und bei einer großen Anzahl der unter den übrigen Gruppen aufgeführten Patienten. Die subcutane Tuberkulinprobe ist bei den meisten im Stadium 0 und bei vielen im Stadium I gemacht worden. — Es ist zu beachten, daß die Patienten im Stadium 0, soweit sich das während ihres Aufenthaltes im Krankenhaus klinisch beurteilen ließ, praktisch als wahrscheinlich gesund anzusehen sind, obwohl einige von ihnen auf Tuberkulin reagierten und bei einigen vielleicht äußerst leichte und unbestimmte physikalische Lungenveränderungen bestanden hatten.

Die Bezeichnung Stadium I, II und III bezieht sich eigentlich auf Turbans Einteilung, aber diese ist so streng angewandt, daß die Fälle, bei denen die Ausbreitung der Veränderungen (physikalisch oder röntgenologisch) unsicher oder zweifelhaft war, immer dem höheren Stadium zugeteilt wurden. Weiter ist hervorzuheben, daß die Bestimmung des Stadiums nicht selten einen oder mehrere Monate später vorgenommen wurde als die Blutprobe, und daß dadurch zuweilen vorgeschrittene Lungenveränderungen registriert wurden. Bei der Klassifikation meines Materials im Jahre 1920 war es mir, wie ich schon damals bemerkte, sehr darum zu tun, niemals den Grad und die Ausbreitung der Lungenveränderungen zu unterschätzen. Bei späterer Durchsicht des Materiales habe ich gefunden, daß beinahe die Hälfte der Fälle, die ich als Stadium II bezeichnet habe, vielleicht von den meisten dem Stadium I zugeteilt worden wäre, usw. In Stadium I zeigen sämtliche Fälle physikalische oder röntgenologische Lungenveränderungen, die mehr weniger sicher einer Tuberkulose zuzuschreiben sind, diese sind jedoch nur äußerst geringen Grades und erreichen, wie eben erwähnt, niemals das Maximum, das für Turbans Stadium I eigentlich noch zulässlich ist. Stadium III habe ich in zwei Abteilungen aufgeteilt, „III B“ mit deutlicher Kavernenbildung oder deutlichen pneumonischen Prozessen, wie auch Fälle, bei denen die tuberkulösen Veränderungen praktisch beiderseits über die ganzen Lungen ausgebreitet sind, und „III A“, mit weniger ausgebreiteten oder weniger deutlich schweren Veränderungen, bei denen aber meiner Meinung nach (1920) wahrscheinlich doch Stadium III vorlag.

Bei einer geringen Anzahl von Fällen im Stadium II und III ist die Diagnose Lungentuberkulose nicht durch den Nachweis von Tuberkelbazillen bestätigt, aber auch in diesen Fällen dürfte wohl die Diagnose durch das Ergebnis der Röntgenuntersuchung usw. als gesichert betrachtet werden. Im Stadium I dagegen ist die Diagnose vielleicht zuweilen nicht ganz einwandfrei, aber durch das Einführen der Stadiums 0 war es möglich, die offenbar unsicheren Fälle auszusondern (vgl. Kapitel XIII).

In der folgenden Reihe der Tabelle ist jedes Stadium in weitere Gruppen eingeteilt, und zwar mit Rücksicht auf die Aktivität, welche die Fälle, allgemein-klinisch beurteilt, aufweisen. Ich unterscheide dabei vier verschiedene Gruppen. Erstens inaktive Fälle (Aktivität = 0), von diesen wurde nicht nur gefordert, daß bei ihnen jedes positive Zeichen eines aktiven Krankheitsprozesses fehlte, sondern auch, daß sie direkte Anhaltspunkte für einen besonders gutartigen Prozeß aufwiesen. Fast alle als inaktiv bezeichneten Fälle sind früher wenigstens einmal, oft mehrmals im Krankenhause zu Söderby unter Beobachtung gewesen. (Diese Fälle würden sicherlich im allgemeinen als „wahrscheinlich geheilte Tuberkulose" bezeichnet werden.) Den nächsten Aktivitätstypus bezeichne ich mit „?". In diesen Fällen fehlen stets deutliche klinische Zeichen der Aktivität, aber auch genügend sichere Anhaltspunkte für eine so anhaltende Latenz, daß ich sie als sicher inaktiv bezeichnen wollte. (Diese Fälle würden wohl im allgemeinen als klinisch latente Tuberkulose aufgefaßt werden.) Mit + bezeichne ich die Aktivität der Fälle, die zwar völlig fieberlos sind, deren Allgemeinzustand, Husten, Sputum, Puls usw. aber doch dafür sprechen, daß sie aktiv sind, und schon 1920 hatte der weitere Verlauf bei den meisten dieser Fälle die Auffassung bestätigt, daß es sich um fieberlos progredierende Fälle handelte. Mit ++ bezeichne ich schließlich die Aktivität der Fälle, die abnorme Temperatur und auch sonst allgemeine Zeichen eines aktiven Prozesses aufwiesen, womit keineswegs gesagt ist, daß dieser einen besonders bösartigen Charakter gehabt haben muß. Es sei hervorgehoben, daß die „Aktivität" der Fälle in der Regel erst nachträglich bestimmt wurde, und daß dabei der weitere Verlauf natürlich oft wichtige Anhaltspunkte ergeben hat. Der Unterschied zwischen + und ++ hinsichtlich der Anzeichen für die Aktivität des betreffenden Prozesses liegt in dem Verhalten der Temperatur.

Die nächste Reihe der Tabelle veranschaulicht für jede Gruppe das Verhalten der Körpertemperatur (stets Rectalmessung). Für die Bezeichnung normale Temperatur (N.) wurde als Forderung aufgestellt: Minima (unmittelbar nach dem Erwachen am Morgen) von höchstens etwa 36,6° und Maxima (mittags oder nachmittags, immer nach Bettruhe) von höchstens etwa 37,3°, außerdem war Bedingung, daß die Temperatur sich mindestens zwei Monate lang in diesen Grenzen halten mußte, besonders wenn früher abnorme Temperaturen vorgelegen hatten. Als subfebril (S.) werden Fälle bezeichnet mit Minima von ungefähr 37° und Maxima von höchstens etwa 37,7°, außerdem aber auch Fälle mit im allgemeinen normaler, aber doch deutlich labiler Temperatur. Alles was diese Grenzen übersteigt, nennen wir Fieber (F.). In Stadium III B sind außerdem die Fälle mit einer durchschnittlichen Temperatur von über 38,3° noch einer besonderen Gruppe (F. F.) zugeteilt. Wie man sieht habe ich mich also bemüht, die Grenzen für normale, resp. subfebrile Temperatur nicht zu weit zu ziehen. Deshalb haben die oben angegebenen Regeln in einigen wenigen Ausnahmefällen nicht pedantisch befolgt werden können. Da ich aber bei den Patienten fast stets während mehrerer Monate wiederholte Senkungsreaktions-Proben vorgenommen hatte, obwohl in die Tabelle nur eine einzige von diesen Proben einregistriert werden konnte, so hat es doch nur recht selten Schwierigkeiten gemacht, einen geeigneten Zeitpunkt für die Registrierung des klinischen Zustandes zu finden. In einer besonderen Gruppe (in der Tabelle mit der Gruppen-Nr. *15* bezeichnet) mußten jedoch solche Fälle mit deutlichen Veränderungen des III. Stadiums gesondert aufgeführt werden, bei denen freilich eine streng normale Temperatur nicht vorlag, bei denen es aber dennoch nicht berechtigt erschien, von einer aktiven Tuberkulose zu sprechen.

Die 1 Stundenziffern der Senkungsreaktion bei diesem Material sind in Gruppen (*a—k*) zusammengestellt[1]). In den kleinen Feldern der Tabelle geben

[1]) Bei der ersten Veröffentlichung der Tabelle wertete ich die kleinen Senkungsreaktions-Ausschläge etwas anders als heute (ich berücksichtigte damals auch in der tabellarischen Zusammenstellung stets die Ablesung nach zwei Stunden). Diese werden in der vorliegenden Tabelle nur als 1-Stunden-Werte aufgeführt. (Mit „6 mm Sedimentierung pro Stunde" verstand ich 1920 beispielsweise im Durchschnitt dasselbe wie 4 mm nach 1 Stunde.) Da ich hier so getreu wie möglich das Material von früher noch einmal bringen wollte, hat die Einteilung der kleinen Reaktions-Werte in Gruppen in der vorliegenden Tabelle nicht in der Weise geschehen können, wie ich es im Kapitel VIII empfohlen habe.

also die großen, mitten in jedem Rechteck stehenden Ziffern an, wie das in den Jahren 1919—1920 untersuchte Material bei der damals vorgenommenen klinischen Beurteilung verteilt wurde. (Die kleineren Ziffern in jedem Felde beziehen sich auf die Nachuntersuchung im Jahre 1923 und sollen später besprochen werden.)

Wir ersehen nun aus der Tabelle, daß die Fälle, bei denen die Diagnose Lungentuberkulose (wie auch jede andere wirkliche Krankheit) unwahrscheinlich war, die für gesunde Männer typischen Senkungsreaktions-Werte aufweisen. Ungefähr die Hälfte der Fälle im Stadium I zeigen normale Senkungsreaktion. Wir finden aber auffallend viele Grenzwerte und in etwa einem Viertel der Fälle pathologische Werte. Die durchschnittliche Sedimentierung für das Stadium I, etwa 6 mm, ist unbestreitbar höher als der Durchschnitt für gesunde Männer. — Für das Stadium II finden wir, daß die Fälle im großen und ganzen mit steigender Aktivität steigende Senkungsreaktions-Werte aufweisen. Wichtig ist auch die Tatsache, die in den späteren Stadien noch deutlicher wird, daß eine völlig normale Temperatur keineswegs eine starke Reaktion ausschließt, und daß Patienten mit subfebriler Temperatur ungefähr dieselben Senkungsreaktions-Werte zeigen wie die fiebernden Patienten. Ein allgemeines Steigen der Senkungsreaktions-Werte im Schritt mit der Schwere der Affektion der Lungen ist ja offenbar, aber die Aktivität der Fälle hat offensichtlich eine noch größere Bedeutung. Als Beispiel möchte ich nur die Mittelwerte z. B. für die sicher inaktiven Fälle im Stadium III B (Gruppe *13* in der Tabelle), also 7 mm, mit den Mittelwerten für die aktiven Fälle im Stadium II (33 resp. 35 mm) vergleichen. Die Mittelwerte für die inaktiven Fälle im Stadium II und III A (etwa 3—4 mm) unterscheiden sich nur wenig vom Normalwerte. Weiter ist zu beachten, daß ich bei den offenbar aktiven Fällen immer Werte über 15 mm erhalten habe.

Nachuntersuchung desselben Materiales nach 3—4 Jahren.

Ich werde später Gelegenheit nehmen, auf die klinischen Schlüsse zurückzukommen, zu denen ich mich im Jahre 1920 berechtigt hielt. Hier will ich nun zunächst das Ergebnis der Nachuntersuchung mitteilen, die im Sommer und Herbst 1923 angestellt wurde, um etwas über das weitere Ergehen dieser Patienten zu erfahren. Es waren da also 3—4 Jahre vergangen, seitdem die in der Tabelle eingetragene Senkungsreaktions-Probe vorgenommen worden war. Bei diesen Nachforschungen sind teils spätere Krankenblätter vom Krankenhause in Söderby, teils die Krankenblätter der Fürsorgestellen verwandt worden; in einer geringeren Anzahl Fälle sind auch Krankenblätter von anderen Krankenhäusern sowie auf privatem Wege erhaltene Angaben, die verläßlich zu sein schienen, benutzt worden. Außer bei Todesfällen habe ich keinerlei Angaben in Betracht gezogen, die sich auf den Zustand der Patienten innerhalb weniger als $2^1/_2$ Jahren nach Entnahme der Probe bezogen (und auch nur einige wenige Angaben beziehen sich auf die Zeit von $2^1/_2$—3 Jahren nach der Probe). Von den 339 in der Tabelle aufgeführten Fällen gelang es auf diese Weise, bei 295 hinreichende Angaben über das weitere Geschick der betreffenden Patienten zu erhalten. In erster Linie galten die Nachforschungen der Feststellung, ob der Patient lebte oder ob er gestorben war. Lebte der Patient, so versuchte ich, auch Angaben über seine Arbeitsfähigkeit, eventuell über den späteren Gesundheitszustand, Krankenhausbehandlung usw. zu bekommen; war der Patient gestorben, so habe ich im allgemeinen versucht, über die Todesursache etwas zu erfahren. — Es sei hervorgehoben, daß die Einteilung dieser Patienten in Gruppen (klinisch und hinsichtlich der Senkungsreaktion) schon 1920 vorgenommen und sofort veröffentlicht worden war.

In der Tabelle geben nun die kleinen Ziffern in jedem Felde an, wieviele von den Patienten, deren Anzahl durch die große Zahl in der Mitte bezeichnet ist, 3—4 Jahre nach Entnahme der Probe noch am Leben waren (die obere kleine Ziffer) und wieviele inzwischen gestorben waren (die kleine Ziffer unten im Felde). Wir ersehen also z. B. aus dem Felde *14f*, daß im Jahre 1919—1920 11 Patienten mit stark ausgesprochenen Lungenveränderungen, aber völlig normaler Temperatur, bei denen kein größerer Verdacht auf einen aktiven Prozeß vorlag, eine Senkungsreaktion von 27—37 mm aufwiesen, daß 1923 sechs von diesen noch lebten, während zwei gestorben waren. (Es war also 1923 gelungen, über acht von diesen elf Patienten genügende Angaben zu erhalten.)

Die Angaben über die Prognose des Materiales, die man auf diese Weise aus der Tabelle erhalten kann, sind natürlich keineswegs vollständig. Eine weitere Aufteilung und Gruppierung dieses schon so aufgeteilten Materiales wäre doch schon a priori bedenklich, und praktisch ist eine solche Gruppierung schwer durchzuführen. Ob man sich außerdem davon einen größeren Erfolg versprechen dürfte als von der angewandten Einteilung in Lebende und Tote, ist auch noch fraglich.

Es sei mir jedoch gestattet, über die unter Stadium 0 und Stadium I aufgeführten Fälle noch einige ergänuende Angaben zu machen. Von den zehn Patienten im Stadium 0 ließen sich, wie ersichtlich, nur von vier hinreichende Angaben über ihren späteren Zustand erhalten. Diese scheinen sämtlich noch immer völlig gesund zu sein. Von den 34 Patienten, bei denen es im Jahre 1919—1920 berechtigt schien, Stadium I zu diagnostizieren, gelang es dagegen schließlich, 31 wieder zu treffen. Von diesen 31 hatten 28 im Jahre 1919—1920 eine Senkungsreaktion unter 15 mm. 20 davon waren im Jahre 1923 noch völlig arbeitsfähig und subjektiv gesund, 8 litten zuweilen an Husten oder Müdigkeit, sind aber sonst völlig oder fast völlig arbeitsfähig (die Senkungsreaktion bei diesen 8 hatte 4—12 mm ergeben). Von keinem dieser 28 Fälle habe ich Angaben erhalten, die auf eine sichere Verschlimmerung des Lungenzustandes seit 1919—1920 schließen lassen. Von den drei übrigen Fällen, welche alle im Jahre 1919—1920 eine Senkungsreaktion von etwa 20 mm aufwiesen, ist hingegen einer an Lungentuberkulose gestorben [1]), der zweite

[1]) **Fall 31.** 20jähriger Arbeiter. Heredität ++. Husten und Müdigkeit seit einigen Monaten. Söderby $2^1/_2$ Monate Anfang 1920. Lungen: physikalisch leichte Dämpfung und Atmungsveränderungen über der linken Spitze, keine Geräusche. Im Röntgenbild nur gering verschwommene Hiluszeichnung links. Völlig normale Temperatur usw. Die Diagnose des Falles schien so unsicher, daß probatorische Tuberkulininjektionen vorgenommen wurden. Reaktion erst nach 10 mg Alttuberkulin. – Senkungsreaktion in 3 Proben vor den Tuberkulininjektionen etwa 22 mm. Gleich nachdem der Patient 2–3 Tage lang mit Fieber reagiert hatte (höchste Temperatur 39,3°), war die Senkungsreaktion 33 mm und 3 Wochen später, bei der Entlassung aus dem Krankenhause, 26 mm. – Subjektiv gesund während eines $^1/_2$ Jahres. Wiederaufnahme im November 1920, nach 2 Monaten

wurde nach ungefähr einem Jahre wieder aufgenommen, er zeigte schon da einen deutlich verschlimmerten Lungenstatus und war im Jahre 1923 nicht arbeitsfähig, der dritte bekam im Jahre 1921 eine exsudative Pleuritis und klagt im Jahre 1923 über Herabsetzung seiner Kräfte, der Zustand seiner Lungen scheint aber nicht verschlimmert zu sein.

Wenn wir nun auch zu den Patienten übergehen, bei denen in den Jahren 1919—1920 schon ein ausgedehnterer Krankheitsprozeß bestand, so müssen wir uns da mit der Feststellung begnügen, ob die betreffenden Patienten noch leben oder ob sie gestorben sind. (In den folgenden Zusammenstellungen habe ich Stadium 0 durchgehends unbeachtet gelassen.)

Wenn nur das Verhältnis der gefundenen Senkungsreaktions-Werte zur Anzahl der Gestorbenen und der Lebenden betrachtet wird, so finden wir, daß von 14 Patienten mit einer Senkungsreaktion von 1—3 mm, die durch die Nachuntersuchung erreicht wurden, 13 leben, einer tot ist. Von 26 Patienten mit Senkungsreaktion von 3—5 mm leben 25, einer ist tot. Von 22 mit Senkungsreaktion 5—8 mm leben 19, 3 sind tot. Von 31 Patienten mit Senkungsreaktion 9—14 mm leben 27, 4 sind tot. Von 35 Patienten mit Senkungsreaktion 15 bis 26 mm leben 24, 11 sind tot. Von 38 Patienten mit Senkungsreaktion 27—37 mm leben 21, 17 sind tot. Von 47 Patienten mit Senkungsreaktion 38—50 mm leben 19, 28 sind tot. Von 34 Patienten mit Senkungsreaktion 51—70 mm leben 5, 29 sind tot. Von 28 Patienten mit Senkungsreaktion 71—89 mm leben 2, 26 sind tot. Von 16 Patienten endlich mit Senkungsreaktion im Jahre 1919—1920 von 90—120 mm lebten 1923 nur noch einer, die übrigen 15 waren tot [1]).

Aus diesen Zahlen geht hervor, daß mit steigender Senkungsreaktion auch die relative Anzahl der Todesfälle ziemlich gleichmäßig ansteigt, und zwar ist dieses relativ unabhängig von der Schwere der Lungenaffektion im Jahre 1919 bis 1920 sowie von dem Vorliegen klinischer Aktivitätszeichen. Es sei hinzugefügt, daß der durchschnittliche Wert der Senkungsreaktion im Jahre 1919 bis 1920 bei den 135 Fällen, die im Jahre 1923 tot waren, 56 mm betrug, während der entsprechende Wert für die 156 nach 3—4 Jahren noch lebenden Patienten 20 mm war.

---

subjektive Verschlimmerung, mit ausgebreiteter Tuberkulose (Kavernen in der linken Lunge) gestorben im Krankenhause zu Söderby im November 1921, etwa 2 Jahre nach der registrierten Senkungsreaktions-Probe, an vorgeschrittener Lungentuberkulose zusammen mit Larynxtuberkulose und Darmtuberkulose.

[1]) Es ist vielleicht von Interesse zu wissen, wie lange Zeit zwischen der Entnahme der registrierten Senkungsreaktions-Proben und dem Exitus letalis in den Fällen mit starker Senkungsreaktion verflossen ist. Es waren vergangen für die beiden Todesfälle im Felde *19k* resp. 1 und 3 Monate, im Felde *18k* (7 Todesfälle) resp. 4 Monate, 4 Monate, 4 Monate, 8 Monate, 1 Jahr, 1 Jahr und $1^1/_2$ Jahre. Im Felde *17k* resp. 3 Monate, 6 Monate, 8 Monate, 10 Monate. Im Felde *16k* $1^1/_2$ Jahre. Im Felde *11k* 2 Jahre. Im Felde *19i* 3 Monate, 6 Monate, 8 Monate. Im Felde *18i* 3 Monate, 4 Monate, 5 Monate, 12 Monate, 14 Monate. Im Felde *17i* 1 Monat, 2 Monate, 5 Monate, 6 Monate (?), 8 Monate, 8 Monate (?), 9 Monate, 1 Jahr, $1^1/_2$ Jahre, $1^1/_2$ Jahre, $2^1/_2$ Jahre. Im Felde *16i* 2 Monate, 6 Monate, 1 Jahr, $1^1/_2$ Jahre, 2 Jahre. Im Felde *14i* 1 Jahr, $1^1/_2$ Jahre. Wenn wir uns für die Senkungsreaktions-Klassen 51—70 mm auf das Stadium III A beschränken, so sehen wir, daß der Todesfall im Felde *12h* nach 6 Monaten eintraf, im Felde *11h* nach 8 Monaten, im Felde *10h* nach resp. 1 Jahr und 2 Jahren und im Felde *9h* ebenfalls nach resp. 1 Jahr und 2 Jahren. Schließlich sei hinzugefügt, daß die Todesfälle in den Feldern *7g* und *6g* nach resp. 9 und 8 Monaten eintrafen.

Aber auch unter den extremen Fällen finden sich Ausnahmen. Bei einer Senkungsreaktion unter 15 mm müssen die Fälle, wo die Patienten innerhalb 3—4 Jahren gestorben sind, als Ausnahmen bezeichnet werden, bei einer Senkungsreaktion über etwa 50 mm dagegen sind die Lebenden die Ausnahme. Auf die allgemeinen Folgerungen hinsichtlich der Bedeutung der Senkungsreaktion für die Prognose der Lungentuberkulose, die man aus diesen Nachuntersuchungen ziehen kann, werden wir im Kapitel XIII eingehen. Wir werden jetzt für eine weitere Besprechung einerseits 9 Fälle mit einer Senkungsreaktion unter 15 mm absondern, bei welchen die Nachuntersuchung ergab, daß sie gestorben waren (diesen stehen in der Tabelle 84 Lebende gegenüber) (vgl. auch die folgende „Nachuntersuchung weiterer 82 Fälle usw.“) und andererseits 8 Fälle mit einer Senkungsreaktion über 50 mm, welche nach 3—4 Jahren noch am Leben waren (diesen stehen 70 Tote gegenüber).

Ausnahmsergebnisse bei der Nachuntersuchung.

Unter diesen Fällen verdient meiner Meinung nach der Todesfall im Felde *4a* die größte Beachtung. Ich halte deshalb eine ziemlich eingehende Besprechung dieses Falles für berechtigt.

Fall 32. 38jähriger Arbeiter. Heredität +[1]). Vor seinem Aufenthalt in Söderby im Jahre 1919 hatte er seit 2—3 Jahren an Husten gelitten, dieser hatte im letzten Jahre zugenommen, auch hatte sich ein geringer Kräfteverfall und Nachtschweiße eingestellt. Hämoptyse im Januar 1919. Danach unregelmäßige Temperaturen (höchstens 38°) und geringer Gewichtsverlust, den Patient jedoch bei seiner Aufnahme ins Krankenhaus wieder ausgeglichen zu haben glaubt. Söderby April—September 1919. Klein, zarter Körperbau. Guter Allgemeinzustand. Lungen: ziemlich leichte physikalische Veränderungen über der oberen Hälfte der rechten Lunge. Nachschleppen rechts. Röntgenuntersuchung im Mai (Platte technisch nicht fehlerfrei) zeigte kalkdichte Flecken an beiden Hilus sowie im I_2 rechts. Sonst zeigt die rechte Lunge eine unregelmäßige Fleckigkeit, im oberen Drittel, am deutlichsten oberhalb des erwähnten Kalkschattens. In der linken Lunge fächerförmig ausgebreitete Flecke und Stränge im Spitzengebiet (vgl. die spätere Platte).

Die Temperatur war in den ersten beiden Wochen des Aufenthaltes im Krankenhause ganz leicht erhöht, morgens 36,7°—37°, mittags 37,2°—37,4°, nachmittags 37°—37,4° (37,6°). Puls 75 bis 85 in der Minute. Die Temperatur fiel bald ab und war während der letzten vier Monate des Aufenthaltes im Krankenhause völlig regelmäßig und normal. (Morgens 36,4°—36,6°, mittags 37°—37,2°, nachmittags 37,2°—37,4°.) Puls 60 bis 80. Sputum in den ersten Wochen etwa 20 ccm in 24 Stunden, bald nachher nur noch 5—10 ccm, Tuberkelbazillen waren nicht nachzuweisen (5 verschiedene Proben, auch mit Antiformin). Das Gewicht hielt sich ziemlich konstant auf ungefähr 49 kg, was für diesen Patienten kein direktes Mindergewicht sein dürfte. Während des ganzen Aufenthaltes im Krankenhause subjektiv und objektiv guter Allgemeinzustand. Kein Hustenreiz, keine deutliche Dyspnöe. Physikalisch keine deutliche Veränderung des Lungenstatus. Neue Röntgenuntersuchung im August (technisch gute Platte) ergab ein wahrscheinlich völlig gleichartiges Bild wie im Mai. Die fleckigen Verdichtungen waren nun scharf begrenzt sichtbar. — Senkungsreaktion im Juli 4—5 mm, im August bei zwei verschiedenen Untersuchungen 2 mm.

Dieser Patient wurde im Jahre 1920 mit der letzten Senkungsreaktions-Probe als Stadium II mit ungewisser Aktivität und normaler Temperatur registriert.

---

[1]) Hinsichtlich Tuberkulose bei näheren Verwandten sage ich „negativ“, wenn solche weder bei den Eltern (evtl. Großeltern), noch bei deren oder des Patienten Geschwistern vorkommt. „Hered. Verhältnisse unbekannt“ bedeutet, daß keine hinreichenden Angaben über die Angehörigen vorliegen. „Hered. ++“ bedeutet, daß mindestens zwei Personen, davon wenigstens einer von den Eltern oder Geschwistern des Patienten, an deutlich bösartiger Lungentuberkulose gelitten hat. „Hered. +“ bedeutet, daß eine schwächere erbliche Belastung vorliegt. (In diesem Fall war ein Onkel an Lungentuberkulose gestorben.)

Im September 1919 wurde er aus dem Krankenhause in Söderby entlassen. Er fühlte sich ein Jahr lang völlig gesund, danach begann sich Husten, Kräfteverfall und geringe Abmagerung einzustellen. Im Dezember 1920 exsudative Pleuritis mit Fieber. Wiederaufnahme in Söderby im März 1921. Deutliche Verschlechterung des Lungenstatus mit Kavernenbildung, wenigstens in der rechten Spitze. Deutlich verschlechterter Allgemeinzustand. Sputum etwa 30 ccm. Tuberkelbazillen +++. Temperatur während der ersten Zeit leicht subfebril. Im Juni Hämoptyse, danach 4 Monate lang normale Temperatur, worauf unregelmäßige Temperatur folgte. (Eine Senkungsreaktion von 48 mm findet sich verzeichnet, dieser Wert ist aber wegen technischer Mangelhaftigkeit wahrscheinlich zu niedrig.) Während des Sommers 1921 große Sputummengen. Jetzt stellten sich auch Symptome einer Larynxtuberkulose ein. Nach einer 2tägigen Abwesenheit vom Krankenhause kam er in schlechtem Zustand wieder zurück (Zeichen von Herzschwäche?) und starb nach 8 Tagen. (Im November 1921, über 2 Jahre nach Entnahme der in der Tabelle registrierten Senkungsreaktions-Probe.) Es sei hinzugefügt, daß ausführliche Eintragungen im Krankenblatt während seines letzten Aufenthaltes im Krankenhause es wahrscheinlich machen, daß dieser Fall mit einem Herzfehler (sogar Mitralstenose?) kompliziert war.

Aus Obigem geht wohl zur Genüge hervor, daß wir keinerlei zwingenden Grund haben, eine aktive Lungentuberkulose während der letzten Hälfte des ersten Aufenthaltes des Patienten in Söderby, als er eine Senkungsreaktion von 2 mm hatte, anzunehmen. Wir finden weiter, daß der Verdacht besteht, daß spezielle senkungshemmende Einflüsse, hervorgerufen durch einen wenn auch kompensierten Herzfehler ein wenig herabsetzend auf den Senkungsreaktions-Wert gewirkt haben können (jedoch kann es sich in diesem Falle dann wahrscheinlich nur um ein paar Millimeter handeln).

Hinsichtlich der übrigen Ausnahmefälle kann ich mich kürzer fassen. Im Felde *13b* der Tabelle findet sich ein Todesfall.

Fall 33. 44jähriger Beamter. Wie aus seiner Einordnung in die Tabelle hervorgeht, wurde dieser Fall 1920 als sicher latenter Fall angesehen. Lungentuberkulose seit 20 Jahren. Kräftiger, etwas emphysematöser Mann in gutem Allgemeinzustand. Sehr verdächtige Kavernenzeichen in der einen Spitze und doppelseitige aber relativ gering ausgebreitete Lungenveränderungen.

Über diesen Mann erhielten wir durch das Krankenblatt einer Fürsorgestelle die Angaben, daß er noch drei Monate nach dem Aufenthalte im Krankenhause völlig arbeitsfähig war und sich gesund fühlte, sowie daß er eine längere Reise vorhatte, bei weiteren Nachforschungen stellte sich jedoch heraus, daß er gestorben war, und zwar ungefähr 10 Monate nach seinem Aufenthalt im Krankenhaus. Angaben über die Todesursache waren nicht zu erhalten.

Es ist möglich, daß dieser Fall dem folgenden Todesfall (im Felde *3c* der Tabelle), über den vollständigere Angaben zu erhalten waren, ähnelt.

Fall 34. 55jähriger Schneider, der zwischen 1915 und 1917 schon zweimal in Söderby behandelt worden war. Er war damals stets völlig afebril. Tuberkelbazillen neg. Diagnose Tubercul. pulm. II (in Übereinstimmung mit Röntgenplatte). Arbeitete danach mit guten Kräften. Erneuter Aufenthalt in Söderby nach einer Zeit angeblicher Abmagerung. Physikalisch geringere Lungenveränderungen als 1915—1917. Völlig afebril während der ganzen Zeit, kein Husten, kein Sputum. Senkungsreaktion (3 Proben) im Juli 1919 ungefähr 8 mm. — Patient wurde 1920 aus guten Gründen als sicher inaktive Tuberkulose registriert.

Im März 1923 wurde Patient in ein Krankenhaus in Stockholm aufgenommen, wo er nach einigen Wochen verstarb. Diagnose: Morb. Basedowi + Psychosis + Tub. pulm. + Vit. org. Cord. + Bronchopneumonia acuta. Nach dem Krankenblatt hatte Patient im März 1923 ebenso geringfügige Lungenveränderungen wie in Söderby. Todesursache war offenbar eine ganz akute Bronchopneumonie.

Es ist wohl klar, daß die Einordnung dieses Falles im Jahre 1920 unter die inaktiven Tuberkulosen berechtigt war, und es ist wahrscheinlich, daß von 1915 bis zum Tode des Patienten keine aktive Lungentuberkulose vorgelegen hat. Die leichte Lungentuberkulose, an der Patient litt, kann jedenfalls nicht als Todesursache in Betracht kommen.

Fall 35. (Feld *9c*). 22jähriger Beamter. Hämoptyse vor einem Jahr. Verschlimmerung im letzten halben Jahr. Ziemlich ausgebreitete, rein einseitige Veränderungen ohne deutliche Kavernenzeichen. Seit 3 Monaten Forlaninibehandlung mit gutem Resultat. Vorzüglicher Allgemeinzustand, Temperatur usw. Senkungsreaktion 5 mm. — Später stellten sich Komplikationen in Verbindung mit dem Pneumothorax des Patienten ein (Empyem usw.) Progression auf die früher symptomfreie Lunge wurde festgestellt, aber doch erst ein volles Jahr nach der registrierten Senkungsreaktions-Probe, und Patient starb nach einem weiteren Jahre.

Das Krankheitsbild wird von dem Empyem beherrscht. Im Zusammenhang mit dieser später auftretenden Komplikation hat sich offenbar eine Verschlimmerung seiner Lungenkrankheit eingestellt. Diese Verschlimmerung war doch sicher nicht eingetreten, bevor die registrierte Senkungsreaktions-Probe entnommen worden war.

Fall 36 (Feld *13c*). 32jähriger Fabrikarbeiter. Hämoptyse vor 6 Jahren. Im Jahre 1919 scheinbar völlig gutartige und inaktive Tuberkulose. Auf beiden Seiten mäßig ausgebreitete Lungenveränderungen, Kavernenzeichen in der einen Spitze. Die Senkungsreaktion schwankte 1919 zwischen 5 und 12 mm. — Patient starb 1921 in einem Krankenhause in Stockholm, sechs Tage nach dem Auftreten großer Hämoptysen (zusammen wenigstens 2 Liter). Während der ganzen Zwischenzeit von $1^1/_2$ Jahren war er arbeitsfähig und scheint sich gesund gefühlt zu haben (besonders kräftig hatte er sich kurz vor dem Eintreten der Hämoptysen gefühlt). Eine Lungenuntersuchung konnte nicht vorgenommen werden.

In diesem Falle muß die komplizierende Hämoptyse als Todesursache angesehen werden. Ob man annehmen muß, daß 1919 eine aktive Lungentuberkulose vorgelegen hat, läßt sich jetzt natürlich nicht mit Sicherheit entscheiden, daß aber wenigstens damals keinerlei Anhaltspunkte für eine solche Annahme vorlagen, geht u. a. aus der Einordnung in die Tabelle unter die deutlich inaktiven Fälle hervor.

Im Felde *14d* finden sich drei Todesfälle.

Fall 37. 39jähriger Arbeiter. Hat immer viel gehustet, Verschlimmerung im letzten Jahre. 1919 doppelseitige Veränderungen, relativ wenig ausgebreitet, Kavernenzeichen in einer Spitze. Tuberkelbazillen neg. Keine Zeichen für Aktivität. Arbeitete dann ununterbrochen $1^1/_2$ Jahre lang, bis eine schnelle Verschlimmerung eintrat. Wiederaufnahme in Söderby, wo Progression der Lungenkrankheit und Larynxtuberkulose, aber besonders eine bösartige Darmtuberkulose konstatiert wurde. Patient starb an einer Perforationsperitonitis, fast 2 Jahre nach der registrierten Senkungsreaktions-Probe.

Fall 38. 45jähriger Arbeiter. Anamnese und Zustand bei Entnahme der Senkungsreaktions-Probe ähnlich dem vorigen Fall. Patient starb an Lungentuberkulose $3^1/_2$ Jahre nach der registrierten Probe. Nähere Angaben ließen sich nicht erhalten.

Fall 39. 24jähriger Straßenbahnschaffner. Seit wenigstens zwei Jahren langsam progrediierender Fall, mit ähnlichen, aber etwas stärker ausgedehnten Lungenveränderungen wie die beiden vorigen. Von diesem ließ sich nur feststellen, daß er sicher gestorben ist (ungefähr 1 Jahr nach der Senkungsreaktions-Probe), über seinen Zustand in der Zwischenzeit und über die Todesursache ließ sich nichts erfahren.

Fall 40 (im Felde *15d*). 54jähriger Photograph, der seit seinem 34. Lebensjahre wiederholte Male wegen Lungentuberkulose in Behandlung war, davon während der letzten 7 Jahre fünfmal in Söderby. Immer fieberfrei. Wenigstens seit 1913 ausgebreitete Lungenveränderungen mit Kavernen, später langsame, schwache Progression, jedoch nicht während der letzten beiden Jahre. Während des fünfmonatigen Aufenthaltes im Krankenhause, wo die Senkungsreaktions-Probe entnommen wurde, war die Temperatur oft etwas labil (jedoch nicht höher als 37,5°—37,6°), meist war Patient jedoch völlig afebril. Tuberkelbazillen neg. Guter Allgemeinzustand. Starke Kurzatmigkeit. Arbeitete später $1^1/_2$ Jahre lang, bis sein Zustand sich nach einer großen Lungenblutung verschlimmerte und er wieder nach Söderby kam, wo er zuerst 4 Monate lang völlig afebril war (Senkungsreaktion damals 34—39 mm). Plötzlich stellte sich Fieber ein, und Patient starb an einer tuberkulösen Meningitis, $2^1/_2$ Jahre nach der registrierten Senkungsreaktions-Probe.

Trotz des teilweise dürftigen Ergebnisses der Nachuntersuchung bei diesen letzten vier Fällen dürfte doch wohl aus dieser, zusammen mit der Registrierung in der Tabelle, hervorgehen, daß nicht einmal bei diesen Fällen ein zwingender Grund zu der Annahme einer aktiven Tuberkulose zur Zeit der Entnahme der Senkungsreaktions-Probe vorliegt.

Nun können wir zu einer Untersuchung der Ausnahmefälle der Tabelle nach der anderen Richtung hin übergehen, d. h. der Fälle, die 1919—1920 eine sehr starke Senkungsreaktion hatten, aber 1923 noch am Leben waren. Der auffälligste von diesen Fällen ist der im Felde *16k*.

Fall 41. 42jähriger Arbeiter. Hered. neg. Ausgesprochen chronischer Fall mit beträchtlicher Kavernenbildung in der oberen Hälfte der rechten Lunge. Diese hatte jedoch schon 1910 ähnliche Veränderungen aufgewiesen. (Die ersten subjektiven Krankheitszeichen stellten sich 1908—1909 ein.) Patient war im allgemeinen während der Jahre 1911—1919 voll arbeitsfähig, aber einige Monate vor der Aufnahme im Krankenhaus hatte sich eine deutliche subjektive Verschlimmerung (Herabsetzung der Kräfte, Husten und Atemnot) eingestellt. Söderby November 1919—August 1920. Außer den erwähnten älteren Veränderungen auf der rechten Seite wurde jetzt eine deutliche Progression auf der linken Lunge festgestellt, jedoch keine deutlichen Kavernensymptome links. Die Temperatur war während der ersten beiden Monate des Aufenthaltes im Krankenhause völlig normal, später traten einige kurzdauernde Perioden mit schwachem Fieber (höchstens 38°) auf. Puls während der ersten Zeit 60 bis 75 per Minute, später etwa 70 bis 90. Gewichtszunahme von etwa 5 kg, die jedoch erst im März begann. Die Sputummengen schwankten zwischen 5 und 30 ccm in 24 Stunden. Tuberkelbazillen meist ++ oder +++. Mäßige Beeinträchtigung des Allgemeinzustandes. Wurde im Jahre 1920 entlassen als verschlimmert während des Aufenthaltes im Krankenhause und nicht arbeitsfähig. — Patient zeigte während der ganzen Zeit eine sehr starke Senkungsreaktion (zusammen zehn Proben): bei der Aufnahme 108 mm, 2 Monate später (9 Tage vor dem Beginn der ersten Fieberperiode) 100 mm, später schwankend zwischen 85 und 115 mm (letzteres kurz nach einer Fieberperiode). Der Hämoglobingehalt, berechnet aus der Korrelation 1/24 Stunden, liegt in den 10 verschiedenen Proben um 100%. Erythrocyten bei drei verschiedenen Gelegenheiten 5,2—5,5 Millionen. — Patient wurde registriert als Fall mit aktiver Lungentuberkulose im Stadium III B ohne Fieber mit einer Senkungsreaktion von 100 mm (zweite Probe).

Dieser Mann wurde unmittelbar nach der Entlassung aus Söderby in ein Krankenheim in Stockholm aufgenommen und hatte 1923 über drei Jahre lang unausgesetzt dort geweilt. 1921 ergab die Senkungsreaktion 92 mm, 1923 111 mm. Allmählich zunehmende Verschlechterung des Allgemeinzustandes, oft Fieberperioden. Zeichen bedeutender Kavernenbildung auch in der linken Lunge. Seit Anfang 1923 Albuminurie (Chron. Nephritis, wahrscheinlich Mischform, Stadium II.) (Früher keine Albuminurie.) War seit 1922 meist bettlägerig.

Zunächst müssen wir feststellen, daß wir hier hinsichtlich der Senkungsreaktion vor einem seltenen Ausnahmefall stehen. Allem Anschein nach ist die im Jahre 1920 vorgenommene Registrierung in die Tabelle richtig gewesen. Aber in einem Fall wie diesem liegt es doch sehr nahe, an Komplikationen zu denken. Ob 1919 solche vorgelegen haben, läßt sich jetzt nicht entscheiden. Die Möglichkeit muß aber doch zugegeben werden, daß dieser Patient schon 1919 an einer Nierenerkrankung litt. — Selbst wenn der Fall schon 1919 mit einer Nephritis kompliziert gewesen wäre, so ist doch sein weiterer langwieriger Verlauf ziemlich ungewöhnlich. Fälle von mit chronischer Nephritis komplizierter Lungentuberkulose pflegen meist erstaunlich starke Senkungsreaktion aufzuweisen (nicht selten um 100 mm). Ich verfüge über etwa 10 solche Fälle aus dem Jahre 1919 (welche damals gerade wegen dieser Komplikation nicht in die Tabelle aufgenommen wurden). Nur einer von diesen scheint 1923 sicher noch am Leben zu sein, aber hierbei ist doch zu bemerken, daß sich der Verlauf in solchen Fällen in der Regel bedeutend mehr in die Länge zieht als in Fällen unkomplizierter Lungentuberkulose mit sehr starker Senkungsreaktion. (Bezüglich der eventuellen Bedeutung einer chronischen Mischinfektion, stricto sensu, die man bei diesem Fall 41 annehmen könnte, sei auf Kapitel XII verwiesen.)

Von den vier Fällen im Felde *19i* war 1923 ein Patient noch am Leben.

Fall 42. 28jähriger Arbeiter mit, wie es schien, akuter Lungentuberkulose von nodös-exsudativem Typus. Einseitige, ziemlich ausgedehnte Veränderungen, mit Zeichen von Einschmelzungen, ziemlich guter Allgemeinzustand. Seit einigen Wochen hohes Fieber. Senkungsreaktion 75 mm (kurz vor dem Fieber 47 mm). Erythrocyten 5,0 Millionen. Hämoglobin (ber.) 100%.

Kurz nach der Entnahme der registrierten Senkungsreaktions-Probe wurde ein Pneumothorax angelegt. Dieser hatte außerordentlich guten Erfolg, Patient wurde bald fieberfrei und war seitdem im allgemeinen völlig arbeitsfähig (Senkungsreaktion im Jahr 1922 war 3 mm.)

Ich muß darauf hinweisen, daß eine Forlaninibehandlung in solchen Fällen ziemlich selten so gut abläuft[1]).

Fall 43 (der noch lebende Patient im Felde *14i*). 43jähriger Arbeiter. Hämotyse 1913. Behandlung in Söderby 1914—1915, wo ein größtenteils rechtsseitiges Stadium III ohne Kavernenzeichen festgestellt wurde. Tuberkelbazillen +. Temperatur zuweilen etwas unregelmäßig, im allgemeinen normal. Arbeitete dann mit meist guten Kräften. 1920 8 Monate in Söderby. (Nach einer Zeit starker Abmagerung, Hämoptyse und Nachtschweißen.) Lungenstatus gegen 1914 verschlechtert, deutliche Kavernenzeichen in der rechten Lunge. Ziemlich guter Allgemeinzustand, während der ganzen Zeit völlig afebril mit Ausnahme eines mäßigen Fieberanstieges aus unbekannter Ätiologie im Mai, der 3—4 Tage dauerte. Puls 60 bis 80, Sputum 10—50 ccm, Tuberkelbazillen ++, gute Gewichtszunahme. Senkungsreaktion in 3 Proben resp. 75, 55, und 65 mm nach 1 Stunde, der erste Wert kurz nach der Aufnahme, der zweite nach 4 Monaten Behandlung im Krankenhause. Hämoglobin (ber.) 95—100%. Patient wurde nach der ersten Probe in das Feld *14i* einregistriert (als Fall im Stadium III B mit unsicherem Aktivitätsgrad und normaler Temperatur).

Nun zeigte sich jedoch, daß ungefähr einen Monat nach der letzten Senkungsreaktions-Probe Symptome einer heftigen akuten Iridocyclitis (und Chorioiditis?) des einen Auges auftraten. Der Spezialist bezeichnete sowohl eine rheumatische wie eine tuberkulöse Ätiologie als möglich. Diese nachträglich auftretende Komplikation scheint sich gebessert zu haben, hat aber wenigstens drei Monate lang weiter bestanden. — Patient wurde 1923 einige Monate lang in einem Krankenhause in Stockholm behandelt. Er hatte in der Zwischenzeit mehrere Hämoptysen und Perioden allgemeiner Herabsetzung des Kräftezustandes durchgemacht, hatte aber zuweilen arbeiten können. Lungenbefund seit seinem Aufenthalt in Söderby 1920 nicht deutlich verändert. Temperatur nicht sicher pathologisch. Tuberkelbazillen jetzt negativ, Senkungsreaktion 36 mm. Keine Eintragung über den Zustand der Augen.

Sollte in diesem Fall eine rheumatische Iridocyclitis vorgelegen haben, so ist der Verdacht gerechtfertigt, daß es sich um einen komplizierten Fall gehandelt hat. Die echt rheumatischen Krankheiten verursachen in der Regel eine bedeutende Steigerung der Senkungsreaktion, was man, nach meiner Erfahrung, auch bei vollständig fehlendem Fieber und sogar vor dem Auftreten manifester Lokalisationen beobachten kann. Natürlich kann man jetzt

---

[1]) Vgl. auch Fall 66 (Tafel IV).

nicht mit Bestimmtheit behaupten, daß die starke Senkungsreaktion im März 1920 einer gemeinsamen Wirkung der Lungentuberkulose und einer rheumatischen Erkrankung zuzuschreiben ist, es ist aber immerhin berechtigt, eine solche Möglichkeit in Betracht zu ziehen.

Bei den fünf Fällen, die im Jahre 1919—1920 eine Senkungsreaktion von 51—70 mm hatten und 1923 noch am Leben waren, handelt es sich in den beiden im Felde *17h* (**Fall 44** und **45**) um etwa 40 Jahre alte Männer, die an einer sicheren Lungentuberkulose litten, welche schon 1919—1920 einen chronischen Typus mit Kavernen zeigte. Hämoglobin (ber.) in beiden Fällen 90—100% oder höher, Erythrocyten bei beiden etwa 5,3 Millionen. Beide scheinen während der ganzen Zeit (1919 bis 1923) arbeitsunfähig gewesen zu sein, sie waren es jedenfalls 1923, wahrscheinlich für immer. In diesen Fällen könnte man vielleicht, wie im obigen Fall 41, die Möglichkeit einer Steigerung der Senkungsreaktion durch eine chronische Mischinfektion in Betracht ziehen. — Über die beiden noch am Leben befindlichen Fälle im Felde *16h* (**Fall 46**, 30jähriger und **Fall 47**, 41jähriger Arbeiter, beide mit sicherer Lungentuberkulose im Stadium III, aber keiner im Jahre 1919 von besonders malignem Typus) ist zu sagen, daß die registrierte Senkungsreaktions-Probe in ersterem Fall 2 Monate nach einer Fieberperiode entnommen worden war, wo die Kräfte des Patienten noch stark herabgesetzt waren, daß aber schon $^1/_2$ Jahr später eine deutliche Verbesserung seines Zustandes und eine Senkungsreaktion von ungefähr 20 mm festgestellt werden konnte. Bei **Fall 47** lagen die Verhältnisse ähnlich, hier liegt aber der Verdacht vor, daß eine zufällige Komplikation (Fistula ad anum mit Eiterung) mit im Spiel gewesen ist. Beide waren 1923 arbeitsfähig. — Ähnliche Verhältnisse (d. h. eine Periode mit deutlicher Verschlimmerung 1919—1920, aber danach nachhaltige Besserung) liegen bei dem noch lebenden Patienten im Felde *14h* vor (**Fall 48**, 33jähriger Typograph), bei dem nichts zu finden ist, das die Annahme einer Komplikation wahrscheinlich macht.

Zusammenfassend läßt sich über die Ausnahmefälle der Nachuntersuchung sagen:

1. Bei keinem der fünf Todesfälle, bei denen die Senkungsreaktion im Jahre 1919—1920 unter 9 mm gelegen hat, ist die Annahme einer aktiven Lungentuberkulose zur Zeit der Entnahme der Senkungsreaktions-Probe begründet, und bei den vier Todesfällen, die damals eine Senkungsreaktion von 9—14 mm hatten, liegt klinisch kein stärkerer Verdacht in dieser Richtung vor. — Unter diesen neun Todesfällen ist in wenigstens einem, möglicherweise sogar drei Fällen die Todesursache nicht Lungentuberkulose gewesen, und in weiteren zwei oder drei Fällen von diesen neun war der Tod nur indirekt durch die Lungentuberkulose bedingt.

2. Bezüglich der acht Fälle, bei denen 1919—1920 eine Senkungsreaktion von über 50 mm vorlag, die aber 1923 noch am Leben waren, muß festgestellt werden, daß bei auffallend vielen (drei von diesen acht Fällen) nachträglich der Verdacht wach geworden ist, daß 1919 latente Komplikationen eine Senkungsbeschleunigung verursacht haben können.

Im Gegensatz zu diesen Ausnahmefällen ließe sich aus der Tabelle mit Leichtigkeit eine große Zahl von anderen Fällen anführen, bei denen die Senkungsreaktion im Jahre 1920 weniger gut mit der durch die klinische Beobachtung gewonnenen Prognose zu stimmen schien, wo aber der spätere Verlauf die von der Senkungsreaktion angedeutete Richtung nahm. Ich will mich jedoch in dieser Sache jetzt darauf beschränken, auf die Todesfälle in den klinischen Gruppen *14*, *9*, *4* und *2* der Tabelle hinzuweisen sowie überhaupt auf die Verteilung der Toten und Lebenden in den allermeisten klinischen Gruppen.

Nachuntersuchung weiterer 82 Fälle nach 3 Jahren.

Zur Vervollständigung des in der Tabelle (Tafel I) vorliegenden Materiales habe ich eine Nachuntersuchung an einem Material von etwa 100 Fällen (Männer und Frauen), die ebenfalls im Krankenhaus in Söderby zur Behandlung geweilt haben, vorgenommen. Die Senkungsreaktion wurde bei diesen in der Zeit vom 1. Juni—11. November 1920 vorgenommen, die Nachuntersuchung wurde im Jahre 1923 zur gleichen Zeit und in derselben Weise wie die eben mitgeteilte ausgeführt. (Die folgenden Gruppen A und B bestehen also aus Fällen, bei denen die Senkungsreaktion etwas später vorgenommen worden ist als bei dem in der Tabelle registrierten Material, und die deshalb weder 1920 noch jetzt in diese Tabelle aufgenommen werden konnten.) Ich habe für diese Nachuntersuchung zwei verschiedene Gruppen unter meinen Fällen ausgewählt.

A. (Zur Vervollständigung des Stadiums 0 und Stadiums I in der Tabelle.) Fälle, die auf Lungentuberkulose verdächtig waren, und Fälle, bei denen dieser Verdacht an Sicherheit grenzte (stets Tuberkelbazillen neg.), bei denen aber die Anzeichen für Lungenveränderungen niemals das für Turbans Stadium I zulässige Maximum erreichten und bei denen während ihres Aufenthaltes im Krankenhause keine deutlichen Zeichen einer aktiven Erkrankung vorlagen. Aus dieser Kategorie habe ich im Jahre 1923 von 59 Patienten (21 Männer und 38 Frauen) hinreichende Angaben erhalten können.

1) 34 Patienten (12 Männer, 22 Frauen) hatten im Jahre 1920 eine Senkungsreaktion von höchstens 7 mm (Männer) resp. höchstens 11 mm (Frauen). Im Jahre 1923 bekam ich a) von 25 unter diesen 34 die Angaben, daß sie die ganze Zeit subjektiv völlig gesund und voll arbeitsfähig gewesen waren. Bei vielen bekam ich die Mitteilung „Lungen ohne Befund", bei keinem war eine deutliche Verschlimmerung des Lungenbefundes beobachtet worden. b) Von den 9 übrigen konnte ich nur erfahren, daß sie sicher lebten und daß ihr Zustand sich wahrscheinlich nicht verschlechtert hat.

2) 17 von den 59 Patienten (6 Männer und 11 Frauen) hatten 1920 eine Senkungsreaktion von resp. 8—15 mm (Männer) und 12—19 mm (Frauen). a) Von 6 davon bekam ich dieselben Angaben wie von den 25 ersten in der Gruppe 1), d. h. sie schienen subjektiv gesund zu sein. b) Von 9 bekam ich Nachricht, daß sie „oft husteten", daß sie „oft müde wären, oder an Atemnot litten", daß sie „leicht abmagerten" u. ähnl., eine beträchtliche Verschlimmerung ihres Zustandes scheint jedoch nicht vorzuliegen. c) Von 2 Patienten schließlich war nur zu erfahren, daß sie sicher lebten.

3) 8 Patienten (3 Männer, 5 Frauen) zeigten eine Senkungsreaktion über 15 resp. über 19 mm. Es ergab sich, daß a) 3 von diesen gesund und völlig arbeitsfähig zu sein schienen. b) 3 litten, wie in der eben erwähnten Gruppe 2b, oft an Husten u. ähnl. — Diese 6 Patienten hatten eine Senkungsreaktion von 19—33 mm gehabt. — c) 2 waren an Lungentuberkulose gestorben.

Fall 49. 20jähriger Arbeiter. Physikalisch ganz leichte Veränderungen (mit spärlichen Geräuschen über einer Spitze), Röntgen zeigte etwas mehr ausgebreitete leichte Veränderungen, die jedoch für so unsicher angesehen wurden, daß Patient probatorische Tuberkulininjektionen erhielt und nach 5 mg Alttuberkulin reagierte. Die Senkungsreaktion war vorher zweimal etwa 40 mm gewesen, sie war eine Woche nach der Fieberreaktion 50 mm. Patient starb $1^1/_2$ Jahre später an ausgedehnter Lungentuberkulose und Amyloidose.

Fall 50. 32jährige Frau. Physikalisch unsichere basale Geräusche. Die Röntgenplatte zeigte unscharfe Flecken unmittelbar an dem Hilus, aber auch in diesem Fall war die Diagnose unsicher und Patient erhielt probatorisch 0,5 mg Alttuberkulin mit sofortiger Reaktion. Senkungsreaktion zwei Monate vorher 31 mm, zwei Monate nach der Tuberkulinreaktion 44 mm. Auch diese Patientin starb etwa $1^1/_2$ Jahre nach Entnahme der Senkungsreaktions-Probe an vorgeschrittener Lungentuberkulose.

In diesen beiden Fällen war also die Diagnose Tuberkulose sehr unsicher und klinisch hat sicherlich nicht einmal der Verdacht auf eine aktive Tuberkulose vorgelegen, als die Senkungsreaktion 40 und 31 mm ergab. Der Todesfall im Stadium I in unserer Tabelle (Fall 31) ist ja diesen Fällen auffallend ähnlich.

Dieses Material von 59 Fällen kann zur Vervollständigung der zusammen 35 Fälle des Stadiums 0 und Stadiums I in der Tabelle dienen. Es liegen also im ganzen 94 Fälle vor, welche mein ganzes Material aus den Jahren 1919—1920 an verdächtiger oder sicherer, nach allem zu urteilen aber unkomplizierter Lungentuberkulose von nur geringer Ausbreitung darstellen, über die ich durch die Nachuntersuchung im Jahre 1923 Angaben erhalten konnte. Sicher ist, daß keiner der 83 Patienten, die eine Senkungsreaktion unter 15 mm gezeigt hatten, gestorben ist, sowie daß von den 11 Fällen mit höherer Senkungsreaktion drei an vorgeschrittener Lungentuberkulose gestorben sind, und daß der Zustand wenigstens noch eines von diesen sich stark verschlimmert hat. (Die Senkungsreaktion hatte bei diesen vier Patienten 22—40 mm betragen.) Die Angaben über den Zustand der Lungen bei den 1923 noch lebenden Patienten sind bei den meisten viel zu unvollständig und unsicher, als daß man irgend welche sicheren Schlüsse daraus ziehen könnte, jedoch muß gesagt werden, daß bei keinem von diesen Fällen mit einer Senkungsreaktion unter 15 mm Mitteilung über eine Verschlechterung des Befundes eingegangen ist. Es ist natürlich gar nicht ausgeschlossen, daß sich unter diesen 83 Patienten Fälle langsam progrediierender Tuberkulose finden können, es erscheint aber nach den erhaltenen Angaben zu urteilen unwahrscheinlich, daß diese Fälle seit 1920 sich wesentlich verschlimmert haben.

B. Zur Vervollständigung des Materiales in der Tabelle, welches bei manifester Lungentuberkulose eine niedrige Senkungsreaktion hatte, habe ich in derselben Weise wie in der eben besprochenen Gruppe A im Jahre 1923 Angaben über 23 Fälle (19 Männer, 4 Frauen) erhalten, bei denen im Jahre 1920 eine Lungentuberkulose im Stadium II oder III diagnostiziert worden war, während sie gleichzeitig eine Senkungsreaktion von höchstens 11 mm (resp. 15 mm bei Frauen) gezeigt hatten.

Alle diese Patienten waren im Jahre 1923 noch am Leben und, soweit sich dies aus den Angaben ersehen läßt, scheinen sie im allgemeinen auch alle arbeitsfähig zu sein.

Legt man diese 23 Fälle zu den 37 der Tabelle (im Stadium II und III) mit einer Senkungsreaktion von höchstens 8 mm, so ergibt dies mein ganzes Material aus den Jahren 1919 und 1920 (60 Fälle) von manifester Lungentuberkulose im Stadium II und III mit einer Senkungsreaktion unter 9 (—12) mm, über welches ich im Jahre 1923 hinreichende Angaben erhalten konnte. Von diesen 60 Patienten sind also 5 gestorben. Ich habe eben summarisch über diese Todesfälle Bericht erstattet, und daraus geht hervor, daß in keinem dieser

Fälle das Vorliegen einer aktiven Tuberkulose bei der Anstellung der Senkungsreaktion im Jahre 1919—1920 notwendig angenommen werden muß.

Serienuntersuchungen an 16 typischen Fällen.

In meiner Arbeit (311) finden sich 60 Fälle von Lungentuberkulose, an denen eine Zeit von 3—8 Monaten hindurch Serienuntersuchungen angestellt wurden. Diese Untersuchungen habe ich später fortgesetzt und erweitert. — In der Zeit vom Dezember 1921 bis Juli 1923 habe ich an einem meist aus Frauen bestehenden Material zahlreiche Serienuntersuchungen vorgenommen und verfüge nun über 200—300 Fälle, bei denen während 2—15 Monaten wiederholte Senkungsreaktions-Proben (oft jeden 3.—10. Tag) angestellt wurden. Bei den meisten dieser Fälle ist während eines Zeitraumes bis zu etwa 10 Monaten auch der Hämoglobingehalt des Venenblutes (eventuell auch die Erythrocytenzahl) bestimmt worden, und bei einer großen Anzahl der letzteren Fälle sind auch Bestimmungen des Brechungsindex des Citratplasmas vorgenommen worden. Um mit wenigen Fällen möglichst vollständig die Fragen illustrieren zu können, die in verschiedenen Teilen dieser Arbeit behandelt werden, habe ich die folgenden Fälle 51—66 ausgewählt, alles Frauen, die im Krankenhause zu Söderby beobachtet worden sind und bei denen im allgemeinen die Hämoglobinbestimmung und oft auch die Refraktionsbestimmung gleichzeitig mit der Ausführung der Senkungsreaktion vorgenommen wurde.

In den graphischen Darstellungen der Fälle 51—66 (Tafel II—IV) bedeutet: 1) ein vertikaler Strich die tägliche Rectaltemperatur (Minimum stets morgens, außer während deutlicher Fieberperioden, Maximum mittags oder nachmittags, stets nach wenigstens 20 Minuten Bettruhe).

2) Ein kurzer, dicker Strich unter der 36°-Linie die Mensestage.

3) Der Text das Körpergewicht des Patienten[1] (im allgemeinen zweimal monatlich), die Sputummenge (durchschnittlich für 24 Stunden; Messung im allgemeinen jeden zweiten Monat 10 Tage nacheinander, in einigen Fällen permanente Messung), sowie den Befund von Tuberkelbazillen (+ bis +++, bei negativem Befund wurde stets bei der Aufnahme ins Krankenhaus, zuweilen auch später, auch nach Konzentration mit Antiformin geprüft) und, an jedem Monatsende, die Diazoreaktion im Urin.

4) Offene Kreise, verbunden durch eine grobe ausgezogene Linie die Senkungsreaktion (Millimeter nach 1 Stunde).

5) Kleine ausgefüllte Vierecke, verbunden durch eine ausgezogene Linie, den Hämoglobingehalt des Citratblutes.

6) Kleine offene Vierecke, verbunden durch eine punktierte Linie, den mit Benutzung der Korrelation 1/24 Stunden aus den Senkungsreaktions-Werten unter Verwendung der Abb. 7 (Kap. III) berechneten Hämoglobingehalt.

7) Ausgefüllte Kreise die Erythrocytenzahl.

8) Liegende Kreuze den mit Benutzung des Citratplasma-Brechungsindex berechneten Eiweißgehalt des Plasmas.

An den Seiten der Kurven findet sich eine für die oben unter 4 bis 8 beschriebenen Untersuchungen gemeinsame Skala, deren Zahlen also ausdrücken: für die Senkungsreaktion: Millimeter nach 1 Stunde, für Hämoglobin: Prozent (Autenrieth), für Erythrocyten: das 20fache der Zahl per Kubikmillimeter (die Ziffer 100 der Skala also = 5 Millionen per Kubikmillimeter, 90 = 4,5 Millionen usw.) und für Plasmaeiweiß: Promille.

Im folgenden sollen in möglichster Kürze für jeden Fall die wichtigsten klinischen Angaben gemacht und im Anschluß an jeden Fall das Verhalten

[1]) Im Zusammenhang mit der komplettierenden klinischen Beschreibung der Fälle wird im folgenden jedesmal ein ungefähres Normalgewicht angegeben (berechnet aus der Körperlänge und dem Alter der Patienten).

der Senkungsreaktion besprochen werden. Der Zusammenhang zwischen den komplettierenden Blutuntersuchungen (Hämoglobin, Plasma-Eiweiß) und der Senkungsreaktion ist schon früher in Kapitel VI besprochen worden. In Kapitel XIII findet sich ein kurzer Vergleich zwischen der Senkungsreaktion und den Temperaturkurven dieser 16 Fälle, — Meine Absicht ist nicht mit diesen Fällen allgemein gültiges Beweismaterial zu bringen, sondern hauptsächlich einige meines Erachtens ziemlich typische Beispiele für das Verhalten der Senkungsreaktion bei Lungentuberkulose anzuführen.

Auf Tafel II finden sich 6 Fälle von überwiegend gutartiger Natur.

Fall 51. 18 Jahre alt. Ber. Normalgewicht 61 kg. Heredität negativ. Im Alter von 10 Jahren Diagnose auf Lungentuberkulose (zufälliger Lungenbefund) seitdem wiederholter Aufenthalt in Sanatorien. Subjektiv immer gesund, aber oft Reizhusten. Im letzten Jahr geringe Müdigkeit. Status: Lungen: physikalisch nur sehr leichte Spitzenveränderungen mit unsicheren Geräuschen (inkonstant). Röntgenplatte: etwas verbreiteter Hilus beiderseits, in den Lungenfeldern nichts pathologisches. Kutane Reaktion [1]) mittelstark. Subjektiv gesund. Allgemeinzustand während des ganzen Aufenthaltes im Krankenhause ausgezeichnet. — Nachuntersuchung: Nach der Entlassung aus dem Krankenhause ist sie $1^1/_2$ Jahre lang ununterbrochen subjektiv gesund gewesen, die Geräusche über den Lungen scheinen ziemlich unverändert zu sein.

Ob man überhaupt hier berechtigt ist, von einem Fall von Lungentuberkulose zu sprechen, ist natürlich sehr zweifelhaft. Die Senkungsreaktion verhält sich in diesem Fall wie bei einer völlig gesunden Frau. — Wir finden im Diagramm, daß die Senkungsreaktion (40 Proben in $3^1/_2$ Monaten) zwischen 4 und 6 mm schwankt (einmal 7 mm am dritten Tage einer Menstruation, in diesem Fall kann man jedoch meiner Meinung nach nicht von einem deutlichen Einfluß der Menses sprechen).

Fall 52. 21 Jahre. Ber. Normalgewicht 53 kg. Heredität + ? Anamnese sonst in allen Stücken wie bei dem vorigen Fall, hier hat aber außerdem (vor mehr als drei Jahren) eine kurzdauernde exsudative Pleuritis vorgelegen, und seitdem angeblich auch Abmagerung und zuweilen Nachtschweiße, besonders im letzten halben Jahr. Status: Lungen: physikalisch leichte Dämpfung und Veränderung des Atemgeräusches über beiden Spitzen, wo auch zuweilen spärliche Geräusche hörbar waren. Basal über der rechten Lunge konstante Rasselgeräusche. Röntgenplatte: Über dem Spitzengebiet der linken Lunge verstärkte Lungenzeichnung mit einzelnen kleinen, unregelmäßigen, fast kalkdichten Flecken. Ähnliche Verhältnisse beiderseits in der Umgebung der Hilus. Kutane Reaktion ziemlich stark. Allgemeinzustand während des ganzen Aufenthaltes im Krankenhause vorzüglich, ab und zu geringer Hustenreiz, sonst subjektiv gesund. — Nach einem dreitägigen Urlaub aus dem Krankenhause im April kam Patientin mit starkem Husten und etwas Seitenstechen rechts zurück. Physikalisch war nur eine diffuse Bronchitis nachweisbar, die erst nach etwa drei Wochen verschwand. (Sputum jetzt, wie früher, größtenteils mukös mit Detritus und Eiterzellen in mäßiger Menge.) Später waren die physikalischen Veränderungen über den Lungen noch geringer als während der ersten Monate im Krankenhause. — Nachuntersuchung: Zwei Jahre nach dem Aufenthalt im Krankenhause war Patientin völlig arbeitsfähig und subjektiv gesund. Während dieser Zeit wenigstens keine Verschlechterung des Lungenbefundes.

Diagnose: gutartige fibröse Tuberkulose von geringer Ausdehnung, die wahrscheinlich mit leichten Bronchiektasien sowie mit einer zufälligen akuten Bronchitis kompliziert ist. Vor der akuten Bronchitis schwankt die Senkungsreaktion zwischen (4—) 6 mm und 7 (—8) mm nach 1 Stunde. Während der Bronchitis ist die Senkungsreaktion etwa zwei Wochen lang gesteigert, über

[1]) Intrakutane Tuberkulinreaktion nach Mantoux mit 0,1 mg Alttuberkulin.

10 mm jedoch nur etwa eine Woche lang, sie zeigt dabei ein deutlich ausgesprochenes Maximum (25 mm), geht aber nachher sehr schnell wieder auf ihren früheren Wert zurück, schon ehe die Bronchitis subjektiv und objektiv gänzlich verschwunden ist. Dieser Fall ist den in einem anderen Zusammenhange mitgeteilten Fällen 29 und 30 (Kapitel X) gleichzustellen, welche auch das Verhalten der Senkungsreaktion bei völlig gutartiger Tuberkulose mit interkurrenten Komplikationen illustrieren. In unserem Fall 52 kann man den ziemlich unwesentlichen Schwankungen der Senkungsreaktion (natürlich abgesehen von der Bronchitis) keine sichere pathologische Bedeutung zuschreiben. Bei diesem sowie in mancher Hinsicht auch bei Fall 51 (und auch den Fällen 29 und 30) ist das Verhalten der Senkungsreaktion ein gutes Hilfsmittel für die Auffassung der Krankheit als eines durch und durch gutartigen Prozesses gewesen. Fall 52 illustriert Verhältnisse, die in der Praxis sehr häufig sind und bei denen die Senkungsreaktion besonders wertvoll sein kann. Es sei doch erwähnt, daß man eine so ausgesprochene Steigerung der Senkungsreaktion wie in diesem Fall bei den sog. Erkältungsbronchitiden ziemlich selten antrifft.

Fall 53. 28 Jahre. Ber. Normalgewicht 66 kg. Heredität negativ. Vor 8 Jahren Hämoptyse. Keine Krankenhausbehandlung. Im allgemeinen subjektiv gesund bis fünf Monate vor der Einlieferung ins Krankenhaus, wo sie nach einer Influenza (?) eine Herabsetzung ihrer Kräfte merkte. Mäßiger Husten. Ungefähr zwei Monate vor der Aufnahme ins Krankenhaus Verschlimmerung, zweimal Hämoptysen im Anschluß an die Menses und oft subfebrile Temperaturen. Status: Lungen: Physikalisch mittelschwere Veränderungen mit ausgesprochenen Dämpfungen über dem oberen Drittel beider Lungen (reichlich konsonierende Rasselgeräusche über den Spitzen) etwas stärker nach rechts. An den Lungen sonst nur undeutliche leichte Veränderungen. Nachschleppen rechts. Kutane Reaktion ziemlich stark. Allgemeinzustand schon bei der Aufnahme ins Krankenhaus objektiv und subjektiv nur sehr wenig beeinflußt, wurde ständig besser und muß wenigstens seit August als ausgezeichnet betrachtet werden. Seitdem subjektiv gesund, vielleicht noch immer etwas kurzatmig. Röntgenplatte (im Dezember): Keilförmig angeordnete, etwas unscharfe fleckige Verdichtung über der rechten Spitze. Sonst in den Lungenfeldern, besonders über der linken Spitze, verstreute Kleinfleckigkeit, die Flecken stehen mäßig dicht, sind im allgemeinen gut begrenzt, hier und da finden sich kalkdichte Herde. — Die physikalischen Lungenveränderungen auf der linken Seite nahmen ab, rechts ließ sich während der ersten 6 Monate im Krankenhause eine unbedeutende Verstärkung der Rasselgeräusche feststellen, später nahmen auch sie ab. — Nachuntersuchung: Fast ein Jahr nach der Entlassung aus dem Krankenhause war Patientin arbeitsfähig und subjektiv gesund, während dieses Jahres war keine Verschlechterung ihres Zustandes eingetreten. Nach dem Krankenblatt der Fürsorgestelle sind die Lungenveränderungen jetzt deutlich schwächer als nach der Entlassung aus Söderby. Wiegt 60 kg.

Gestützt auf die Anamnese, die Beobachtung im Krankenhause und die Nachuntersuchung, kann man diesen Fall als einen überwiegend chronischen, wahrscheinlich gutartigen betrachten, bei dem jedoch kurz vor der Aufnahme ins Krankenhaus eine deutliche Aktivitätsperiode (von etwa 5 Monaten) vorgelegen hat. Diagnose: nodös-fibröse Tuberkulose von nicht unbedeutender Ausdehnung, ohne Kavernenzeichen (Turbans Stadium II—III). — Die 65 Senkungsreaktions-Proben (während etwa 10 Monaten) lassen sich gut zu einer Kurve vereinigen. Diese Kurve zeigt durch ihren allgemeinen Abfall während der ersten Krankheitsmonate eine deutliche Verbesserung an, aber wir finden gleichzeitig einen deutlich wellenförmigen Verlauf der Kurve. Die Wellenberge haben eine gewisse Tendenz mit den Menses zusammen zu fallen, aber daß sie nicht physiologisch sind, geht aus dem weiteren Verlauf der Kurve deutlich hervor. Nichts widerspricht der Annahme, daß dieser wellenförmige

Verlauf einer variierenden Intensität der tuberkulösen Prozesse entspricht. Daß ein Zusammenhang zwischen Menses und geringen Exazerbationen der Lungentuberkulose vorliegen kann, ist ja eine bekannte Annahme. (Die Hämoptysen in der Vorgeschichte bieten einen weiteren Anhaltspunkt für eine solche Möglichkeit.) In diesem Fall würden also die Steigerungen der Senkungsreaktion nicht durch die Menses hervorgerufen sein, sondern durch die Lungentuberkulose, deren Intensität, vielleicht im Zusammenhang mit den Menses, gesteigert war. — Seit September hat die Senkungsreaktions-Kurve einen ziemlich gleichmäßigen Verlauf. Ungefähr zu dieser Zeit hatte sich die Patientin auch wieder ziemlich vollständig erholt. Bezeichnend ist auch, daß seitdem sich die Senkungsreaktion mit geringen Variationen auf der Höhe von etwa 10 mm hielt, keine Tuberkelbazillen mehr im Sputum nachweisbar waren.

Der folgende Fall hat offenbare Ähnlichkeiten mit dem vorigen, ist aber in anderen wichtigen Umständen verschieden.

Fall 54. 25 Jahre. Ber. Normalgewicht 57 kg. Heredität negativ. Seit 2 Jahren geringe Müdigkeit und Husten. 3 Monate vor der Aufnahme in das Krankenhaus nach einer typischen Influenza etwas verschlimmert (Hämoptyse). Status: Lungen: Physikalisch leichte Spitzenveränderungen mit Rasselgeräuschen, deutlich nur links. Röntgenplatte: Linke Lunge im J_1 und J_2 wolkige Verdichtung (mäßig ausgesprochen) mit angedeuteter Fleckigkeit. Kutane Reaktion sehr stark. Allgemeinzustand während des ganzen Aufenthaltes im Krankenhause sehr gut. Vergleiche Gewicht, Sputum und Tuberkelbazillen im Diagramm. (Über das spätere Schicksal dieser Patientin habe ich leider nichts erfahren können.)

Die Diagnose ist in diesem Fall physikalisch ein Turban-Stadium I. Die Röntgenplatte macht aber den Verdacht auf einen nicht ganz gutartigen Typus möglich, dessen frühere, ziemlich deutliche Aktivität während des Aufenthaltes im Krankenhause allmählich abgeklungen ist. An der Senkungsreaktions-Kurve ist in diesem Fall der wellenförmige Verlauf noch deutlicher ausgesprochen. (Es sei nebenbei erwähnt, daß die Körpertemperatur sich in den ersten 2—3 Monaten etwas verschieden verhält, während die Senkungsreaktion gleichzeitig bis zu 42 mm steigt. Später liegt die Senkungsreaktion zwischen 10 und 20 mm und während dieser Zeit läßt sich ein von früher etwas abweichender Temperaturtyp beobachten. Ausgesprochenes Fieber liegt jedoch niemals vor.) In diesem Fall läßt sich kaum ein deutlicher Zusammenhang zwischen Steigerung der Senkungsreaktion und Menses feststellen. — Eine so deutliche wellenförmige Steigerung der Senkungsreaktion wie in diesem Falle ist ohne deutliche klinische Zeichen einer Exazerbation ziemlich selten zu finden.

In prognostischer Hinsicht muß man bei einem Vergleich zwischen diesem und dem vorigen Fall beachten, daß, obwohl bei Fall 53 ziemlich ausgebreitete Lungenveränderungen vorlagen, die Senkungsreaktion auf unter 10 mm herunterging, in Fall 54 dagegen liegen bedeutend weniger ausgedehnte Lungenveränderungen vor, aber die Senkungsreaktion geht doch niemals soweit herunter wie in dem anderen Fall. (Natürlich kann man nicht unter allen Umständen behaupten, daß eine Senkungsreaktion von 15 mm bei einem Individuum immer eine deutlich stärkere Krankheitsintensität anzeigt als 10 mm bei einem anderen, diese beiden Fälle scheinen mir aber gut vergleichbar.) Im Fall 53 hat die Senkungsreaktion wichtige Anhaltspunkte für eine relativ gute Prognose gegeben, in dem anderen Fall macht die Senkungsreaktion eine gute Prognose schon weniger sicher. Denn die ziemlich starke Senkungsreaktion während der ersten vier Monate, sowie die Beobachtung, daß während einer Krankenhausbehandlung von weiteren vier Monaten der Normalwert nicht erreicht wird, deuten doch darauf hin, daß die zur Zeit nicht deutlich bösartige Lungenerkrankung wieder progredient werden kann.

Fall 55. 44 Jahre. Ber. Normalgewicht 63 Kg. Heredität +. Vor 4 Monaten leichte Pleuritis (?) rechts und anhaltender Husten, später geringer Gewichtsverlust und Herabsetzung der Körperkräfte. Status: Lungen: Physikalisch fast über die ganze linke Lunge ausgebreitete, aber nicht besonders hochgradige Veränderungen. Rechte Lunge unsichere Spitzenveränderungen, spärliches Reiben basal. Röntgenplatte zeigte bei der Aufnahme das Bild einer überwiegend kleinfleckigen Tuberkulose mit starker Schrumpfung über der ganzen linken Lunge. Einige verdächtige Herde im unteren Teil der rechten Lunge. Kutane Reaktion ziemlich stark. Mäßige Herabsetzung des Allgemeinzustandes. Am 10., 11. und 13. Tage nach der Aufnahme wurde eine linksseitige Pneumothoraxbehandlung eingeleitet, in diesen Tagen wurden zusammen 1250 ccm insuffliert. Am Abend des 13. Tages Schüttelfrost und 39,7°. Während der folgenden Tage deutliche physikalische Zeichen einer leichten rechtsseitigen Pleuritis. Nach einer weiteren Woche waren nur noch die alten Veränderungen festzustellen. Die Pneumothoraxbehandlung wurde aufgegeben. Eine Woche nach der letzten Insufflation zeigte eine erneute Röntgenplatte einen linksseitigen partiellen Pneumothorax, die Herde an der Basis der rechten Seite traten sehr deutlich hervor, mit unscharfen Grenzen, außerdem leichte Zeichen einer Pleuritis. Im Dezember und Januar bedeutende Besserung des Allgemeinzustandes. Keine Zeichen einer eigentlichen Progression der Lungenerkrankung. — Nachuntersuchung: Ungefähr 1 Jahr nach der Entlassung aus dem Krankenhause wurde Patientin wieder untersucht. Sie fühlte sich wohl und konnte wenigstens leichtere Arbeit verrichten. Gewicht 63 kg. Keine Verschlimmerung seit dem Aufenthalt in Söderby wird erwähnt. Die physikalischen Veränderungen über den Lungen haben deutlich abgenommen.

Diagnose: ausgedehnte linksseitige Tuberkulose (Mischform, überwiegend cirrhotischer Typus), wenig ausgedehnte rechtsseitige Tuberkulose mit Exazerbation einer Pleuritis. Die Senkungsreaktion vor dem Pneumothoraxversuch (22—24 mm) spricht bei so ausgedehnten Veränderungen wie in diesem Falle dafür, daß ein relativ gutartiger Prozeß vorliegt. Bei einem zufälligen Aufflammen eines Krankheitsherdes, mit Pleuritis, steigt die Senkungsreaktion bis auf 50 mm, aber diese Erhöhung ist nach 2 Wochen wieder zurückgegangen, und danach liegen die Senkungsreaktions-Werte noch tiefer als bei der Aufnahme. In diesem Fall scheint mir das Verhalten der Senkungsreaktion u. a. schon früh darauf hinzudeuten, daß die geringe Verschlimmerung des Lungenprozesses, die wahrscheinlich durch den therapeutischen Versuch hervorgerufen wurde, nur vorübergehender Art gewesen ist.

Fall 56. 29 Jahre. Ber. Normalgewicht 62 kg. Heredität + ? Hat angeblich seit 4 Jahren (nach Lungenentzündung) fast unausgesetzt gehustet, oft mit reichlichem Expektorat, hat sich stets kränklich gefühlt, zu Zeiten mehr als sonst. Selten normale Temperatur, oft Fieber (Krankenhausbeobachtung). Während der letzten Zeit keine besondere Verschlimmerung. — Ist stets sehr nervös gewesen, oft Schlaflosigkeit, Kopfschmerzen, dyspeptische Beschwerden. (Mutter schwer neurotisch.) — Status: Lungen: Physikalisch leichte Dämpfungen und Veränderungen des Atemgeräusches. Zuweilen Geräusche über der linken Spitze. Röntgenplatte: Im linken Spitzenfeld vereinzelte, sehr kleine, scharf begrenzte Flecken. Kutane Reaktion mittelstark. Ausgesprochen neurotische Person. Ziemlich schlechter Ernährungszustand. Subjektiv schwer krank. Klagt während des Aufenthaltes im Krankenhause sehr oft über allerlei Krankheitssymptome. (Mehrere Monate lang starke Heiserkeit mit Erstickungsanfällen, oft Verdauungsbeschwerden usw., alles ohne deutliche organische Ursache). Ende Mai klagte sie 1—2 Tage lang über beschwerliches Seitenstechen, hauptsächlich in der rechten Seite. Gleichzeitig „Erkältungsgefühl". Kein objektiver Befund an den Lungen usw. trotz wiederholter Untersuchungen. Während des Sommers subjektive Besserung, so daß Patientin 2 Monate lang arbeiten konnte. Fühlte sich danach wieder schlechter (Temperatur oft über 38°), zunehmender Husten. Im November Wiederaufnahme in Söderby. Lungen: Physikalisch (wie überhaupt während des ganzen Aufenthaltes im Krankenhause) ohne deutlichere Veränderungen als im April. Röntgenplatte (fast 7 Monate nach der vorigen) zeigt ein völlig unverändertes Bild. Starke Kutanreaktion. Die neurasthenischen Symptome waren im Dezember und Januar besonders stark, danach deutliche Besserung. — Nachuntersuchung: Patientin hat nach der Entlassung aus dem Krankenhause ein Jahr lang unter sorgfältiger Beobachtung der Fürsorgestelle gestanden. Sie klagt über Seitenstechen usw., über den Lungen lassen sich jedoch keine Geräusche oder andere objektive Krankheitszeichen feststellen. Neigung zu erhöhten Temperaturen scheint weiter zu bestehen.

Daß wir es hier mit einer ausgesprochen neurotischen (oder hysterischen) Person zu tun haben, ist sicher. Es ist aber auch nicht unwahrscheinlich, daß der Fall als eine Lungentuberkulose bezeichnet werden kann, obwohl diese Krankheit jedenfalls so wenig ausgedehnt ist, daß sie kaum eben noch festzustellen und ihrem Charakter nach außerordentlich gutartig ist [1]). Ma kann ja die Möglichkeit nicht ausschließen, daß diese vielleicht vorliegende Lungentuberkulose der Patientin zu ihren starken subjektiven Beschwerden beitragen kann, aber deswegen kann ja die Tuberkulose an und für sich immer noch als durch und durch gutartig bezeichnet werden.

Unter den übrigen Krankheitszeichen müssen wir hier der Temperatur besondere Aufmerksamkeit zuwenden und sie schon in diesem Zusammenhang etwas ausführlicher als gewöhnlich besprechen. Diese Patientin hat überhaupt eine hochliegende und ausgesprochen labile Temperatur, die besonders zu gewissen Zeiten, z. B. Dezember—Januar, zweifellos als pathologisch bezeichnet werden muß. (Bei wiederholter Kontrolle hat niemals Verdacht auf Simulation vorgelegen.) Ob eine organische Ursache für die Temperatursteigerung, in diesem Falle also in erster Hand die tuberkulöse Infektion der Patientin, vorliegen kann, oder ob wir hier berechtigt sind, von einem rein hysterischen Fieber zu sprechen, läßt sich nicht mit Bestimmtheit entscheiden. Sicher scheint mir aber doch, daß diese Temperaturkurve, wenn sie für eine Tuberkulose, wie auch für jede andere organische Krankheit überhaupt, bezeichnend sein soll, als praktisch irreführend anzusehen ist.

Wie man sieht, liegen die Werte im allgemeinen unter 10 mm, oft unter 7 mm, aber bei einigen Gelegenheiten wurden leicht erhöhte Ausschläge beobachtet, besonders einmal 21 mm (im Mai, gleichzeitig mit Brustschmerzen usw., aber ohne deutliche Veränderung der Temperaturkurve). Bei wiederholten Untersuchungen des Hämoglobins und Plasma-Eiweißes wurde festgestellt, daß in dieser Beziehung keine bemerkenswerten Veränderungen vorlagen.

An der oben ausgesprochenen Vermutung, daß als beitragende Ursache zu den Beschwerden der Patientin und besonders zu der erhöhten Temperatur ein organisches Leiden vorliegen kann, muß festgehalten werden. Es ist mehr als wahrscheinlich, daß die beobachteten geringen Steigerungen der Senkungsreaktion organisch bedingt sind, aber die im allgemeinen niedrigen Werte der Reaktion und besonders ihre Normalwerte sind doch eine wertvolle Bestätigung der in diesem Fall doch schon klinisch ziemlich wohlbegründeten Auffassung, daß es sich um ein somatisch durch und durch gutartiges Leiden handelt. Ich

[1]) Die Möglichkeit, daß die leichte Lungenerkrankung der Patientin durchaus nichttuberkulös wäre, muß natürlich zugegeben werden. Zeichen einer anderweitigen organischen Krankheit waren nicht zu finden.

habe diesen Fall als typisch mitgeteilt. Solche Fälle sind natürlich nicht besonders häufig, aber ich habe doch Gelegenheit gehabt, wenigstens 10 (wenn ich die Grenzen weiter ziehe, vielleicht sogar 100) ähnlicher Fälle zu beobachten, und bei einer großen Anzahl von ihnen konnte ich mich davon überzeugen, daß keine Komplikationen vorgelegen haben, die einen senkungshemmenden Einfluß ausüben konnten. Meist hat es sich um Frauen gehandelt und oft ließ sich eine geringfügige organische Ursache zu der Temperatursteigerung (nicht immer Tuberkulose!) auffinden, aber noch niemals hat der weitere Verlauf der von der Senkungsreaktion angedeuteten Prognose widersprochen.

Die Tafel III enthält 6 Fälle mit tödlichem Ausgang.

Fall 57. 21 Jahre. Ber. Normalgewicht 63 kg. Heredität +. Abmagerung seit fast einem Jahr, vor zwei Monaten kurzdauerndes Fieber, Seitenstiche und Husten. Status: Lungen: Physikalisch mittelschwere Veränderungen über der oberen Hälfte der rechten Lunge, unsichere Veränderungen links. Röntgenplatte: Rechte Lunge oberhalb der zweiten Rippe starke Verdichtung von pneumonischem Typus mit deutlicher Einschmelzung, sonst in der rechten Lunge mäßig ausgesprochene mittelgroße-große Flecken mit deutlich unscharfen Grenzen. Linke Lunge ähnliche fleckige Verdichtungen im J_2. Kutanreaktion mittelstark. Allgemeinzustand ziemlich gering beeinflußt, während der ersten fünf Wochen deutlich gebessert. Im September plötzlich Fieber und Schüttelfrost. Auch physikalisch deutliche Kavernenzeichen über der rechten Lunge. Allgemeinzustand während der Fieberperiode nur sehr gering beeinträchtigt, danach im November bedeutende Besserung, im Dezember und Januar fast völlig gut. Im Januar ließ sich eine deutliche Progression des Lungenprozesses mit Kavernenzeichen auch über der linken Lunge feststellen. Der Zustand der Patientin war jedoch wenigstens subjektiv kaum verschlechtert, als sich im Februar Fieber einstellte. Erst im März begann sich der Allgemeinzustand schnell zu verschlechtern. Exitus letalis zwei Monate nach der im Diagramm aufgezeichneten Zeit, in starker Kachexie, die jedoch nur während des letzten Monates wirklich hochgradig war.

Die Senkungsreaktion liegt in diesem Falle von nodös-exsudativer und konfluierender bronchopneumonischer Tuberkulose in einem ganz anderen Niveau als in den vorhergehenden Fällen, sie zeigt aber doch so bedeutende Schwankungen wie 42 und 102 mm. Schon bei der Aufnahme findet sich die sehr starke Senkungsreaktion von 85 mm, während der folgenden Besserungsperiode fällt die Senkungsreaktion auf ungefähr 55 mm ab, der Abfall wird aber 16 Tage vor der Fieberperiode im Februar unterbrochen. Mit dem Einsetzen des Fiebers steigt die Senkungsreaktion auf 88 mm, fällt aber bald wieder ab und ist etwa 1 Monat nach Abklingen des Fiebers auf 42 mm gesunken. Dann steigt die Reaktion in kurzer Zeit wieder auf 78 mm, ohne daß die Temperaturkurve gleichzeitig eine Akutisierung anzeigt, und liegt im Januar in weiteren drei Proben bei etwa 70 mm. Mit dem definitiven Überhandnehmen der Krankheit steigt die Senkungsreaktion allmählich bis auf 102 mm. — In diesem Fall muß man die Senkungsreaktion auch mit dem Körpergewicht und der Diazoreaktion vergleichen, besonders ist ja der Zusammenhang mit der letzteren Reaktion auffallend[1]). Daß die Senkungsreaktion in diesem Fall (der als durchaus typisch zu bezeichnen ist), die wechselnde Intensität des Krankheitsprozesses wiedergibt, und zwar in weit besserer Weise als die Temperaturkurve, ist wohl nicht zu bezweifeln.

---

[1]) Es sei hervorgehoben, daß der Allgemeinzustand dieser Patientin fast während der ganzen im Diagramm aufgezeichneten Zeit weit weniger deutlich beeinflußt war, als man es bei fieberfreien Patienten mit positiver Diazoreaktion zu finden pflegt.

Fall 58. 42 Jahre. Ber. Normalgewicht 61 kg. Lungentuberkulose seit mehreren Jahren, besonders während der letzten Jahre stark progredient. Status: Lungen: Beiderseits große Kavernensysteme. Im Dezember lag noch keine hochgradige Kachexie vor, aber später entwickelte sich allmählich ein stark marantischer Zustand.

Der Fall wird hauptsächlich mitgeteilt, um die Verminderung der Senkungsreaktion bei zunehmender Kachexie zu zeigen. Wir sind schon früher im Kapitel VI ziemlich eingehend auf dieses Verhalten eingegangen, und zwar im Zusammenhang mit den Untersuchungen des Plasma-Eiweißes und Hämoglobins und des Verhaltens der Senkungsreaktion zu Variationen dieser.

Fall 59. 19 Jahre. Ber. Normalgewicht 56 kg. Heredität +. Seit einigen Monaten Abmagerung, Husten und Müdigkeit. (Bei einer Lungenuntersuchung — Spezialist — vor einem Jahr gelegentlich eines Partus Lungen o. B.). Status: Lungen: Ziemlich ausgebreitete, doppelseitige schwere Veränderungen mit Kavernen (keine Röntgenuntersuchung). Kutanreaktion schwach. Allgemeinzustand schlecht, besonders der Ernährungszustand. Kräfte und Aussehen der Patientin besserten sich etwas, sie nahm auch an Gewicht zu, aber in der folgenden Fieberperiode (seit ungefähr Dezember) trat wieder eine Verschlechterung ein. Während der Zeit, die im Diagramm aufgezeichnet ist, kann man jedoch nicht von einer stark ausgesprochenen Kachexie sprechen. Später trat eine weitere Verschlechterung ihres Zustandes ein (eine Verschlimmerung des Lungenstatus konnte jedoch erst einige Monate nach Abschluß des Diagrammes festgestellt werden. Keine Diarrhöen) und die Patientin starb in hochgradig marantischem Zustande 6 Monate nach der im Diagramm aufgezeichneten Zeit.

Hier liegt die Senkungsreaktion während der ganzen Zeit sehr hoch (zwischen 110 und 75 mm). Während der ersten Besserungsperiode, die vier Monate anhielt, ließ sich nur ein von praktischen Gesichtspunkten ziemlich unwesentlicher Abfall der Senkungsreaktion feststellen, und während des Fiebers stieg die Reaktion nicht oder nur wenig an. Hauptsächlich letzteres ist, wie in Kapitel XIII noch näher besprochen werden wird, charakteristisch für Fälle von subakut progrediierender, stark ausgedehnter Lungentuberkulose, deren Verlauf sich in die Länge zieht. Unter anderem will ich den Unterschied zwischen den Fällen 59 und 57 hervorheben. In letzterem Fall (59) hat man den Eindruck, daß es sich um einen Patienten mit sehr geringer Widerstandskraft gegen den Krankheitsprozeß handelt, im Fall 57 dagegen haben Perioden relativer Ruhe mit heftigem Aufflammen der Krankheit abgewechselt. Alles dieses findet nun seinen Ausdruck in Allgemeinzustand, Tuberkulinempfindlichkeit, Diazoreaktion usw., aber ganz besonders in der Senkungsreaktion.

Fall 60. 24 Jahre. Ber. Normalgewicht 61 kg. Heredität + ?. Seit 3 (8 ?) Monaten Kräfteverfall, Abmagerung und Husten. Status: Lungen: Stark ausgebreitete doppelseitige Veränderungen, deutliche (einseitige) Kavernenzeichen erst im Februar, bald danach doppelseitige. Kutanreaktion bei der Aufnahme ziemlich stark. Allgemeinzustand deutlich herabgesetzt, aber doch nicht besonders schlecht, bald Besserung, aber seit Februar wieder Verschlechterung. Von einer deutlichen Kachexie konnte man jedoch während der im Diagramm aufgezeichneten Zeit nicht reden. — Die Patientin starb 5 Monate später.

Dieser Fall zeigt ungefähr ähnliche Verhältnisse wie Fall 59 und 57, doch sah die Prognose in diesem Fall klinisch nicht so unbedingt schlecht aus, wie von der Senkungsreaktion angedeutet wurde.

Fall 61. 21 Jahre. Ber. Normalgewicht 60 kg. Heredität + +. Vor 2 Jahren Husten und Abmagerung (Tuberkelbazillen +), Behandlung im Sanatorium mit gutem Erfolg; 3 Monate vor der Aufnahme wieder Husten und geringe Herabsetzung der Körperkräfte. Status: Lungen. Physikalisch ausgedehnte, wahrscheinlich schwere Veränderungen, besonders über der oberen Hälfte der rechten Lunge, leichte Veränderungen von ähnlicher Ausdehnung über der linken Lunge. Röntgenplatte: Rechte Lunge: im oberen Drittel etwas verwischte Kleinfleckigkeit und geringe diffuse Verdichtung. Verdächtige Kavernenzeichen. Linke Lunge: ziemlich spärlich verbreitete ähnliche Fleckigkeit über der oberen Hälfte. Kutanreaktion mittelstark. Herabgesetzter Kräftezustand, schlecht entwickeltes Fettpolster, aber ziemlich gesundes Aussehen. Gleichzeitig mit der Fieberperiode im (Febr.-) März stellten sich ziemlich plötzlich sehr starke, unstillbare Diarrhöen ein, die bis zu dem 6 Wochen später erfolgenden Tode anhalten. Im März sich rasch entwickelnde, starke Kachexie. Die Sektion zeigte im oberen Lappen der rechten Lunge einige kleinere Kavernen von ziemlich frischem Typus, sonst auf beiden Seiten diffus verstreute, meist erbsen- bis höchstens bohnengroße käsige Herde. Im Darm hochgradige käsige Tuberkulose. Große Leber mit stark ausgesprochener Fettdegeneration. Leichte Nephrose.

In diesem Fall von maligner, aber nicht hochakuter oder pneumonischer Tuberkulose, bei dem offenbar die Darmtuberkulose (deren Alter als unsicher gelten muß) die Todesursache war, lag die Senkungsreaktion von November bis Februar ungefähr in der Höhe von 50 mm. Der Abfall der Senkungsreaktion bei zunehmender Kachexie (und Darmtuberkulose!) ist typisch.

Fall 62. 20 Jahre. Ber. Normalgewicht 60 kg. Heredität negativ. 2 Jahre vor der im Diagramm aufgezeichneten Zeit war Patientin in Söderby in Behandlung gewesen. Einige Monate vor jenem Aufenthalt im Krankenhause hatte sie verdächtige Symptome einer leichten Pleuritis gehabt, war aber vorher und nachher gesund und munter gewesen. Damals war der Fall als Turbans Stad. I, auf der Grenze zu II, mit leichten Spitzenveränderungen zu bezeichnen (spärliche feine, harte Rasselgeräusche beiderseits in den Fossae, etwas reichlicher und in etwas größerer Ausdehnung über der Rückseite der rechten Lunge). Kutanreaktion ziemlich schwach. Temperatur und Puls waren während des ganzen Aufenthaltes im Krankenhause (2 Monate) völlig normal. Gewicht etwa 48 kg. Die Patientin glaubte nicht magerer geworden zu sein. Kein Sputum, kein Hustenreiz. Senkungsreaktion 42 mm (Hämoglobin ber. 80%).

Sie ging nachher fast 2 Jahre lang mit subjektiv recht guter Gesundheit ihrer Arbeit nach, begann dann zu husten und etwas abzumagern und kam wieder nach Söderby (s. Tafel III). Status: Lungen: Doppelseitige Veränderungen mit Kavernen, besonders über der rechten Lunge. Kutanreaktion äußerst schwach. Allgemeinzustand bei der Einlieferung nicht besonders schlecht, besserte sich sogar etwas während der ersten 5—6 Monate. Seit Januar allmähliche Verschlechterung, aber erst während des letzten Monates vor dem Exitus kann man von ausgesprochener Kachexie reden. Seit April sehr verdächtige Symptome von Darmtuberkulose (niemals Diarrhöe). Die Lungenveränderungen hatten während der ganzen Zeit zugenommen, (wenigstens im März fanden sich Kavernensymptome fast über den ganzen Lungen).

Der Fall hat eine gewisse Ähnlichkeit mit z. B. dem Fall 59, aber in wichtigen Dingen ist er doch verschieden. Bei Fall 59 handelte es sich wahrscheinlich um eine ziemlich akute Erkrankung, im Fall 62 dagegen, nach allem zu urteilen, um einen überwiegend chronischen Progreß. Die Senkungsreaktion liegt in Fall 62 erstaunlich niedrig. Vor 2 Jahren, als die Krankheit akut war, lagen nur geringe Lungenveränderungen und keine der gewöhnlichen Aktivitätszeichen vor, die Senkungsreaktion war aber stärker als jemals während der im Diagramm aufgezeichneten Zeit. Dieser Fall zeigt in recht verblüffender Weise, daß es gerade die akuten tuberkulösen Prozesse sind, welche die Senkungsbeschleunigung verursachen (vgl. Senkungsreaktions-Probe in der Vorgeschichte). Die relativ niedrige Senkungsreaktion im Diagramm darf wohl kaum als Ausdruck einer eigentlichen Kachexie aufgefaßt werden. (Einer solchen Annahme widerspricht u. a. auch das Fehlen einer Verminderung des Eiweißgehaltes im Plasma. Möglicherweise kann hier eine Darmtuberkulose doch indirekt irgendeine senkungshemmende Wirkung gehabt haben.) Wir sehen weiter, wie wenig die Senkungsreaktion von dem im Dezember—Januar auftretenden Fieber beeinflußt wird, hierin in deutlicher Übereinstimmung mit Fall 59 u. a. Fall 62 ist ein Beispiel dafür, daß auch bei letal verlaufenden Fällen nicht immer im Jahre vor dem Tode eine sehr starke Senkungsreaktion vorliegen muß. Und schließlich ist die prognostische Bedeutung beachtenswert, die offenbar dem Senkungsreaktions-Wert 42 mm 2 Jahre vor dem Diagramm zukam.

In Tafel IV finden sich 4 Fälle angegeben, bei denen es möglich war, den Verlauf der Senkungsreaktions-Kurve bei gewissen Komplikationen zu untersuchen.

Fall 63. 26 Jahre. Ber. Normalgewicht 66 kg. Heredität +. Vor 4 Jahren wurde eine gutartige Lungentuberkulose diagnostiziert. Patientin ist danach dreimal in Sanatorien behandelt worden, Temperatur zuweilen subfebril und Tuberkelbazillen positiv. Dreimal Hämoptysen und zweimal Pleuritiden. Status: Lungen: Doppelseitige, ziemlich leichte Veränderungen, am deutlichsten über der rechten Spitze, deren Ausbreitung nicht mit Sicherheit zu bestimmen ist. Zeichen abgelaufener linksseitiger Pleuritis. Röntgenplatte zeigt hauptsächlich im oberen Drittel der rechten Lunge vermehrte Lungenzeichnung und einige kleine, scharfe Flecken, außerdem beiderseits unsichere Verdichtungen außerhalb des Hilusgebietes. Kutanreaktion ziemlich stark. Guter Allgemeinzustand und gesundes Aussehen, subjektiv oft müde und kurzatmig. Geringe Besserung von April bis August, wo Patientin plötzlich ziemlich akut an einer rechtsseitigen exsudativen Pleuritis erkrankte. Sehr mitgenommen von dem hohen, 2 Wochen anhaltenden Fieber. Thorakozentese am 31. August (1400 ccm) und am 5. September (500 ccm). Nach Abfall des Fiebers im September schnelle Besserung. (Zur Zeit der Fieberzacke in den letzten Tagen im September wurde eine Punktion vorgenommen, es ließ sich jedoch nur ganz wenig Exsudat erhalten.) Allmählich trat eine offenbare subjektive Besserung und eine Verbesserung des Allgemeinzustandes gegen die Zeit vor der Pleuritis ein. Bei der Entlassung im Februar waren die feststellbaren physikalischen Veränderungen über den Lungen noch geringer als bei der Aufnahme. — Nachuntersuchung: Ein Jahr nach dem Aufenthalte im Krankenhause wurde eine Untersuchung der Patientin in der Fürsorgestelle vorgenommen. Sie gibt an, daß sie in der Zwischenzeit ab und zu an Husten, Seitenstechen und Nachtschweißen gelitten habe, fühlte sich aber keineswegs schlechter als früher. Über den Lungen waren keine sicheren Geräusche festzustellen und der Allgemeinzustand wird als gut bezeichnet. Die subjektiven Beschwerden der Patientin wurden als neurotisch bedingt aufgefaßt.

Es handelt sich hier offenbar um einen Fall von gutartiger Lungentuberkulose Turbans Stadium I (II?) — mit einer interkurrenten Pleuritis, nach welcher sich eine deutliche Besserung des allgemeinen Gesundheitszustandes der Patientin einstellte. Die Senkungsreaktions-Kurve zeigt vor der Pleuritis einen deutlich wellenförmigen Verlauf, während in Übereinstimmung mit den Fällen 53 und 54 der allgemein klinische Befund in keiner Weise irgendwelche Veränderungen in der Intensität des Krankheitsprozesses angeben. (Es sei doch hinzugefügt, daß die Patienten in solchen Fällen zuweilen gleichzeitig mit der Erhöhung der Senkungsreaktion über eine subjektive Verschlechterung klagen.) In diesem Fall ist kein deutlicher Zusammenhang zwischen den Menses und der Senkungsreaktion nachzuweisen. — Die Senkungsreaktions-Zacke im Mai (von 15—20 mm bis auf 31 mm) verläuft, ohne daß irgend etwas eintritt. Nach einer ähnlichen ersten Zacke im August (bis 32 mm) scheint sich erst ein Rückgang geltend machen zu wollen, aber schon ehe die Temperatur steigt und vor dem Auftreten von Pleuritissymptomen steigt die Senkungsreaktion wieder an (von 21 auf 29 mm) und erhöht sich, zugleich mit der Steigerung der Temperatur im Laufe von 3 Wochen allmählich bis auf 78 mm. Danach fällt die Senkungsreaktion wieder ab und, mit einer kurzen Unterbrechung während der späteren kleineren Fieberperiode, geht sie nach dem Abklingen der Pleuritis allmählich auf 10 mm herunter, zugleich mit einer deutlichen Besserung im Befinden des Patienten.

Bei akuten Pleuritiden, besonders wenn sie so heftig sind wie in diesem Fall, sieht man gewöhnlich starke Senkungsreaktions-Ausschläge auf dem Höhepunkt der Erkrankung. Es liegt ja nahe, z. B. die kleine Senkungsreaktions-Zacke im Mai (bis 31 mm) mit der großen, hauptsächlich wohl von der Pleuritis bedingten Zacke (bis 78 mm) zu vergleichen. Man könnte dann beide als Zeichen einer Exazerbation der Krankheitsprozesse mit zufällig verschiedenem Resultat auffassen, die dann ihren relativen Gleichgewichtszustand wieder erreicht haben.

Fall 64. 21 Jahre. Ber. Normalgewicht 56 kg. Heredität negativ. Hustet seit $^1/_2$ Jahr, vor 2 Monaten kleine Hämoptyse, danach Krankenhausbehandlung, Tuberkelbazillen positiv. Während dieser Zeit völlig gleichmäßige, normale Temperatur (ähnlich der im Juli auf dem Diagramm verzeichneten Temperatur). Die Patientin ist nicht magerer geworden, hat sich nicht krank gefühlt. Status: Lungen: Physikalisch linke Lunge ziemlich leichte Spitzenveränderungen mit Rasselgeräuschen, sonst über der Lunge eine äußerst leichte Veränderung des Atemgeräusches. Rechte Lunge: keine sicheren Veränderungen (Lungenstatus unverändert im September, Oktober und am 12. Dezember). Röntgenplatte (am 31. August): Im oberen Drittel der linken Lunge nur gering ausgesprochene, fächerförmig angeordnete, parenchymatöse Kleinfleckigkeit mit Strängen. Einige verdächtige Flecken in der linken Basis. Rechte Lunge kein deutlich pathologischer Befund. Kutanreaktion stark (starkes Erythem 60×60 mm, ausgesprochene Papel 20×20 mm). Allgemeinzustand ausgezeichnet, subjektiv gesund bis zum Dezember (nach Weihnachten), wo sie sich ein wenig müde fühlte und ein paar Tage lang geringes Seitenstechen links verspürte. Gleichzeitig einmal einige Streifen Blut im Sputum. Am 9. Januar wurde außer den früher erwähnten Veränderungen über der linken Lunge eine Dämpfung und ein deutlich pneumonisch verändertes Atemgeräusch über einem fast doppelt handtellergroßen Gebiet nach lateral-unten konstatiert. Die pneumonische Atmung wurde während der folgenden Tage noch deutlicher, konsonierende Rasselgeräusche kamen in derselben Gegend dazu (zuerst feinere, dann mittelgrobe, niemals Reibegeräusche) und diese Veränderungen bestanden mit nur geringer Verminderung noch im Mai (bei der Entlassung hatten sie sich deutlich vermindert). Eine neue Röntgenplatte am 18. Januar zeigte über der linken Lunge oberhalb der Basis eine sehr stark ausgesprochene keilförmige Verdichtung, mit ihrer Basis, etwa 10 cm hoch, lateral. Die Verdichtung hat sowohl nach oben wie auch nach unten unscharfe Grenzen. Nach dem Zwerchfell hin deutliche Aufhellung. Sinus frei. Eine Durchleuchtung im Februar ergab einen ähnlichen Befund. Wiederholte Punktionsversuche waren ohne Ergebnis. Im Januar fühlte sich Patientin angeblich kaum irgendwie krank, außer leichtem Seitenstechen, das sie nur selten verspürte, und ihr Allgemeinzustand war nicht merklich beeinflußt. — Im Diagramm ist in diesem Falle auch für jedes Monatsdrittel die durchschnittliche tägliche Pulsfrequenz aufgezeichnet. (Im Januar, gleichzeitig mit einer zweitägigen Temperatursteigerung mit einem Maximum von über 38°, stieg die Pulsfrequenz einmal auf 98 in der Minute, sonst lag sie im Januar ziemlich regelmäßig zwischen 80 und 90 per Minute.) Vgl. auch das Gewicht. Wenigstens vom Februar an war die Patientin subjektiv wieder gesund. — Nachuntersuchung: Fast 7 Monate nach der im Diagramm aufgezeichneten Zeit (etwa 13 Monate nach Ausbruch der Pneumonie) ist der Zustand der Patientin noch immer ausgezeichnet (kein Husten, keine Kurzatmigkeit) und sie hat während dieser 6 Monate mit guten Kräften gearbeitet. Eine neue Röntgenplatte zeigt jetzt, daß die starke Verdichtung vom Januar fast völlig verschwunden ist. Eine schon früher angedeutete Schrumpfungstendenz der linken Lunge ist jetzt noch deutlicher ausgesprochen.

Tuberkulöse Pneumonien und pneumonische Prozesse in Fällen von Lungentuberkulose sind schon seit langem Gegenstand lebhafter Diskussion gewesen. In verschiedenen Einzelheiten herrscht in dieser Sache offenbar noch keine Einigkeit. Es ist natürlich nicht möglich, bestimmt zu entscheiden, was für ein pathologisch-anatomischer Prozeß sich in diesem Fall abgespielt hat. Meiner Ansicht nach liegt die Annahme am nächsten zur Hand, daß ich es hier mit einer sogenannten desquamativen oder glatten Pneumonie zu tun gehabt habe, mit wahrscheinlich tuberkulöser Ätiologie, die aber also nicht käsiger

Degeneration anheimgefallen ist. Solche Pneumonien hat man als Vorstadien oder richtiger vielleicht als unvollständig ausgebildete käsige Pneumonien aufgefaßt, man hat auch angenommen, daß sie toxischen Ursprungs wären, zum Unterschied von den bacillären, käsig degenerierenden, typischen tuberkulösen Pneumonien, andere haben überhaupt die spezifische Ätiologie für diese leichteren Pneumonien bezweifelt. — Der Verdacht, daß es sich in diesem Fall nicht um eine Pneumonie, sondern um eine abgegrenzte exsudative Pleuritis gehandelt haben kann, läßt sich nicht mit voller Sicherheit zurückweisen. Die klinisch vorliegenden differentialdiagnostischen Anhaltspunkte machen meines Erachtens aber in diesem Falle die Annahme einer Pleuritis unwahrscheinlicher als einer gutartigen Pneumonie[1]).

Wenn wir die Senkungsreaktion und den klinischen Befund vergleichen, so ist es von rein praktischen Gesichtspunkten ziemlich gleichgültig, ob wir die tuberkulöse Ätiologie der vermuteten Pneumonie bezweifeln, oder sogar annehmen, daß eine Pleuritis vorgelegen haben kann. Die Senkungsreaktion liegt in diesem Fall während der ganzen Zeit auffallend tief. Zunächst beobachten wir vier Monate vor dem Ausbruch der Pneumonie zweimal eine Senkungsreaktion von 7 mm, was für eine Frau als normal gelten muß. Danach steigt die Senkungsreaktion allmählich an und liegt beim Auftreten der ersten deutlichen Anzeichen der Pneumonie wahrscheinlich zwischen 20 und 40 mm. Danach tritt deutlich subfebrile Temperatur ein und gleichzeitig steigt die Senkungsreaktion auf 51 mm, fällt aber bald wieder ab und ist in höchstens zwei Monaten auf etwa 17 mm gesunken, während gleichzeitig die physikalische Pneumonie noch weiter besteht. — Ob in diesem Fall gleichzeitig mit der normalen Senkungsreaktion notwendigerweise das Bestehen einer aktiven Tuberkulose angenommen werden muß, ist eine Frage, auf die wir in Kapitel XIII eingehen werden. Hier will ich nur die Aufmerksamkeit auf die während des ganzen Verlaufes erstaunlich niedrige Senkungsreaktion richten, welche meiner Meinung nach darauf hindeutet, daß diese klinisch vermutete Pneumonie doch nicht so bösartig war, wie man auf den ersten Blick hätte glauben können.

Mit den beiden letzten Fällen auf Tafel IV wenden wir uns wieder häufiger vorkommenden Verhältnissen zu.

Fall 65. 24 Jahre. Ber. Normalgewicht 60 kg. Heredität negativ. Symptome seit 4 Jahren, vor 3 Jahren physikalisch und röntgenologisch etwas geringerer Lungenbefund als jetzt. Subjektiv zuweilen Herabsetzung der Körperkräfte (aber volle Arbeitsfähigkeit) während der beiden letzten Jahre. Hämoptyse einen Monat vor der Aufnahme. Status: Lungen: Physikalisch leichte bis mittelschwere Veränderungen über der oberen Hälfte der rechten Lunge. Deutliche, aber wahrscheinlich leichte Veränderungen über der linken Spitze. Röntgenplatte: rechte Lunge kleine, ziemlich unscharfe Flecken in der oberen Hälfte, Verdacht auf einige kleine Kavernen. Linke Lunge: Einige kleine, scharf begrenzte Flecke in der Spitze. (Im Februar unveränderter Röntgenbefund). Kutanreaktion ziemlich stark. Allgemeinzustand objektiv gut, subjektiv bei der Aufnahme gut, später allmählich geringe subjektive Verschlechterung (am 27. September einen Tag lang Fieber und Schmerzen in der rechten Schulter). Ende Dezember Hämoptysen (zusammen etwa 80 ccm mit

[1]) Herr Prof. G. Forssell hat die Liebenswürdigkeit gehabt, sämtliche Röntgenplatten dieses Falles durchzusehen und hat sein Gutachten über den Befund abgegeben. Der Befund der ersten und letzten Platten spricht für eine typisch chronische Tuberkulose von vorwiegend indurativem Charakter. Auf der Platte vom Januar ist zwar mit großer Wahrscheinlichkeit eine pleuritische Verdichtung zu finden, aber röntgenologisch läßt sich aus den vorliegenden Platten nicht entscheiden, ob die starke Verdichtung überwiegend einen parenchymatösen oder einen pleuritischen Prozeß darstellt.

2 Tagen Zwischenraum). Die Lungen zeigten im Februar physikalisch und nach Röntgen denselben Befund wie bei der Aufnahme. Allgemeinzustand und subjektives Befinden nicht verschlechtert. Ende Februar wurde eine rechtsseitige Pneumothoraxtherapie eingeleitet und allmählich gelang eine sehr gute Kompression der Lunge. (Die geringen Steigerungen der Körpertemperatur vom März bis Juni entsprechen keinem physikalisch oder bei Röntgendurchleuchtung nachweisbaren Prozeß.) Während dieser Zeit trat eine hochgradige subjektive Besserung im Befinden der Patientin ein. Im August stellte sich Fieber und Exsudat ein, aber einen Monat später (nach der im Diagramm aufgezeichneten Zeit) war Patientin subjektiv gesund und das Exsudat verschwunden. Über der linken, nicht komprimierten Lunge hat seit Einleitung der Forlaninibehandlung, physikalisch und nach Röntgen, ein etwas leichterer Befund als bei der Aufnahme vorgelegen. In 9 Monaten nach der im Diagramm aufgezeichneten Zeit trat eine weitere Besserung im Befinden der Patientin ein (Gewicht etwa 59 kg, Sputum 0—5 ccm, Tuberkelbazillen immer negativ). Die Senkungsreaktion fiel bald nach der Exsudatbildung im August ab, und betrug schließlich 6 mm.

Dieser Fall zeigt erstens eine Verschlimmerung eines ziemlich gutartigen Prozesses. Die Senkungsreaktion steigt allmählich von etwa 15 auf etwa 40 mm. Danach tritt eine Hämoptyse ein, nach welcher die Senkungsreaktion bis auf 70 mm ansteigt. Sie fällt aber dann schnell wieder ab. Nach 5monatiger Forlaninibehandlung geht die Senkungsreaktion bis auf 9 mm herunter. — Eine Steigerung der Senkungsreaktion wird häufig vor Hämoptysen angetroffen; nicht selten können jedoch Hämoptysen eintreten, ohne daß die Senkungsreaktion vorher gesteigert war, ja, sogar während einer Verminderungsperiode. (Betrachten wir nur die Monate November—Dezember, so gilt ja das letztere in diesem Fall.) Eine starke Senkungsreaktion unmittelbar nach der Hämoptyse ist ein häufiger Befund, der wahrscheinlich auf unspezifischen Einflüssen (z. B. kleinen pneumonischen Prozessen) zu beruhen scheint.

Ob das verspätete Abfallen der Senkungsreaktion im Beginn der Forlaninibehandlung einer noch mangelhaften Kompression oder z. B. kleinen pleuritischen Reizungen oder etwa Prozessen in der anderen Lunge zuzuschreiben ist, läßt sich natürlich nicht mit Sicherheit entscheiden. Der Abfall im Juli scheint mir aber doch gegen letztere Annahme zu sprechen. (Obwohl dieser Abfall nur während einer kurzen Zeit deutlich ist, so kann man ihm doch vom prognostischen Gesichtspunkt eine wesentlich größere Bedeutung zuschreiben als der nachfolgenden vorübergehenden Steigerung.) Schließlich ist nicht zu vergessen, daß ein halbes Jahr vor dem Einleiten der Forlaninibehandlung eine Senkungsreaktion von ungefähr 15 mm beobachtet wurde. Dieses Verhalten zeigt meiner Meinung nach, daß ein in prognostischer Hinsicht im ganzen ziemlich günstiger Fall vorgelegen hat. — In dem folgenden Fall haben wir wieder Gelegenheit, das Verhalten der Senkungsreaktion bei artifiziellem Pneumothorax zu streifen.

Fall 66. 20 Jahre. Ber. Normalgewicht 56 kg. Heredität negativ. Seit einem Monat krank (Seitenstechen, Kurzatmigkeit, Nachtschweiße, Abmagerung, etwas Husten). Davor etwa $^1/_2$ Jahr lang vielleicht ab und zu geringe Müdigkeit. Status: Lungen: Rechte Lunge physikalisch mittelschwere und wahrscheinlich auch schwere Veränderungen über reichlich der oberen Hälfte, linke Lunge unsichere Zeichen leichter Veränderungen. Röntgenplatte: rechte Lunge ziemlich große diffus begrenzte fleckige Verdichtungen in der oberen Hälfte, meist im J_1 und J_2. Zwei gut walnußgroße Ringschatten. Linke Lunge verdächtige Flecken im Hilusgebiet (nicht deutlich ausgesprochen). Kutanreaktion mittelstark. Allgemeinzustand mäßig herabgesetzt, ziemlich blaß. Gleichzeitig mit den Fieberperioden im September bis Oktober Schmerzen in der rechten Thoraxhälfte. Kein Zeichen für Pleuritis. In der Zeit zwischen Oktober und Dezember stellten sich, auch physikalisch, deutliche Kavernenzeichen in der rechten Lunge ein. Keine sicheren Symptome seitens der inken Lunge. Der Allgemeinzustand der Patientin besserte sich. Neue Röntgenplatte m Dezember zeigte im großen und ganzen ein unverändertes Bild. Im Januar wurde eine rechtsseitige Pneumothoraxbehandlung eingeleitet. Schon im Februar bis März trat eine deutliche subjektive Besserung ein und auch der Allgemeinzustand der Patientin besserte sich. Im März und April, zugleich mit den Fieberperioden im Diagramm, Exsudatbildung, danach eine noch deutlichere Besserung, die dreiviertel Jahr nach der im Diagramm aufgezeicheten Zeit noch anhielt. Vollständig fieberfrei, ausgezeichnete Kompression der rechten Lunge ohne Exsudat, während der ganzen Zeit bazillenfrei. Linke Lunge physikalisch und röntgenologisch ohne Befund. Senkungsreaktion bei mehreren Untersuchungen 10 mm. Patientin wiegt aber nur 47 kg.

Es handelt sich hier also um einen Fall mit offenbar ziemlich bösartiger Tuberkulose von wenigstens überwiegend frischem Typus, bei dem eine technisch wohlgelungene Forlaninibehandlung eine deutliche Besserung im Befinden der Patientin bewirkt hat. Das Verhalten der Senkungsreaktion stimmt gut hiermit überein. Vor der Forlaninibehandlung liegt die Senkungsreaktion zwischen 60 und 100 mm und zeigt deutliche Schwankungen mit der Temperatur. Bereits vor der Einleitung der Behandlung hat sie eine gewisse Tendenz zum Abfall, aber schon 14 Tage nach Beginn der Behandlung ist sie (trotz des Fiebers) noch deutlicher heruntergegangen. Im Anschluß an die Exsudatbildung zeigt die Senkungsreaktion eine vorübergehende Steigerung, danach aber einen guten Abfall auf 20 mm (und später noch mehr). Das einzige, was in diesem Fall gegen eine nachhaltige Besserung spricht, ist das Körpergewicht. Wahrscheinlich kann man dieses als eine Zufälligkeit betrachten, es könnte aber vielleicht auch bedeuten, daß z. B. eine Darmtuberkulose vorliegt. (Bei Darmtuberkulose können, wie früher gezeigt ist, ziemlich niedrige Senkungsreaktions-Ziffern angetroffen werden, aber in diesem Falle scheint mir aus verschiedenen Gründen, u. a. auch aus dem Verhalten der Senkungsreaktion, das Vorliegen einer solchen Komplikation doch sehr unwahrscheinlich.) Daß die Senkungsreaktion nicht auf völlig normale Werte heruntergeht, kann uns ein Wink dafür sein, daß unter Umständen doch irgendwo im Körper aktive Herde noch bestehen können. Bei einem Fall, der einen so bösartigen Typus gehabt hat wie dieser, darf man sich natürlich nicht dabei beruhigen, daß die Senkungsreaktion nun nur noch 10 mm beträgt, zumal da das Körpergewicht nach der anderen Richtung deutet. Ein späteres Wiederaufflammen ist natürlich nicht ausgeschlossen.

XII. Welche pathologischen Prozesse liegen bei den Lungentuberkulösen den Ausschlägen der Senkungsreaktion zugrunde?

Über die Bedeutung chronischer Mischinfektion.

Da die Senkungsreaktion durchaus unspezifisch ist, müssen wir selbstverständlich vor Erörterung des für eine gewisse Krankheit charakteristischen Verhaltens immer solche Fälle ausmustern, bei welchen komplizierende Erkrankungen vorliegen, die auf die Reaktionsausschläge einwirken können. Bei den Lungentuberkulösen sind es von chronischen Leiden gewisse Nierenaffektionen, septische und echt-rheumatische Prozesse, sowie Lues, die meist unsere Aufmerksamkeit erheischen. Es muß aber auch gleich konstatiert werden, daß wenigstens bei einem Heilstättenmaterial auffallend selten von wirklichen praktischen Ungelegenheiten durch den unspezifischen Charakter der Senkungsreaktion die Rede sein kann. — Als Komplikation können in dieser Hinsicht auch z. B. akute Pleuritiden, sowie andere Lokalisationen der Tuberkulose als die in den Lungen mitgerechnet werden (vgl. Kap. XIV).

Aber gerade bei Erörterung der Komplikationen der Lungentuberkulose müssen wir dem Einfluß, den die vielbesprochene chronische Mischinfektion, stricto sensu, auf den Senkungsausschlag ausüben könnte, einen Augenblick unsere Aufmerksamkeit schenken. Trotz aller Arbeit, die man auf die Untersuchungen über die chronische Misch- oder Sekundärinfektion verwendet hat, scheint über ihre Frequenz und wirkliche Bedeutung für den Lungentuberkulösen noch keine Einigkeit zu herrschen. Nach einigen Verfassern wäre die Mischinfektion ebenso bedeutungsvoll wie allgemein vorkommend, andere scheinen geneigt, ihr im ganzen großen nur eine ziemlich unwesentliche Rolle zuzuerkennen. Wenn wir hinzurechnen, wie schwer es anerkanntermaßen ist, zu bestimmen, welche Fälle mischinfiziert sind, und vor allem die Virulenz oder Malignität dieser Mischinfektion im Einzelfalle zu bewerten, so dürfte daraus die Schwierigkeit, die Bedeutung der Mischinfektion für den Senkungsreaktions-Ausschlag generell zu entscheiden, deutlich hervorgehen.

Schon in meiner Arbeit (311) über die Senkungsreaktion bei Lungentuberkulose machte ich den Vorbehalt, daß die Senkungsreaktions-Ausschläge vielleicht in wesentlichem Grad nicht nur durch die Wirkung der Tuberkelbazillen, sondern auch durch die der evtl. beigemischten Mikroorganismen beeinflußt würden und von einem Versuch, diese Frage bestimmt zu entscheiden, kann auch jetzt leider keine Rede sein. Ich neige jedoch zur Vermutung, daß der Einfluß der Mischinfektion auf die Senkungsreaktion bei Lungentuberkulose im großen ganzen ein ziemlich untergeordneter oder geradezu unwesentlicher sein muß. Die eben angedeuteten Schwierigkeiten für eine Abgrenzung der mischinfizierten Fälle und eine Einschätzung derselben nach der Intensität der primären und sekundären Prozesse machen mir es jedoch unmöglich, eigentliche Beweise für diese Auffassung vorzulegen. Es scheint mir gleichwohl klar, daß wir starke Ausschläge der Senkungsreaktion auch in Fällen erhalten können, die, soweit ich es beurteilen kann, als rein tuberkulöse betrachtet werden müssen, und ich glaube mich da u. a. auf manche ganz akute Fälle von Lungentuberkulose mit ziemlich wenig verbreiteten Veränderungen, sowie auf Fälle extrapulmonärer Tuberkulose, berufen zu können. Bei Fällen von mehr chronischer Lungentuberkulose und besonders, wenn Kavernen vorhanden sind, sind die Verhältnisse in bezug auf die Mischinfektion oft schwerer zu beurteilen.

Hierbei kann die allgemein anerkannte Erfahrungstatsache herangezogen werden, daß in Fällen mit Kavernen verhältnismäßig höhere Senkungsreaktions-Zahlen anzutreffen sind, als wo solche fehlen. Dieses Verhalten kann natürlich nicht als Beweis für die Bedeutung der Mischinfektionen herangezogen werden, da ja die Kavernenbildung gerade ein Anzeichen jener wahrscheinlich rein tuberkulösen Prozesse ist, die besonders regelmäßig mit starker Senkungsreaktion einherzugehen pflegen. Nicht so selten trifft man indes auf Fälle von ausgesprochen chronischem Typus, wo sowohl das klinische Bild als der spätere Verlauf zeigen, daß der augenblicklich vorhandene exsudative Einschlag in den tuberkulösen Prozessen, von dessen Bedeutung bald die Rede sein soll, ziemlich unbedeutend sein muß, wo die Senkungsreaktion aber lange Zeit hindurch verhältnismäßig stark befunden wird. Dies gilt besonders von klinisch nicht deutlich progrediierenden Fällen, mit seit langem bestehenden Kavernenbildungen. In der Regel liegt kein Fieber vor, oft sogar eine rein normale Temperatur. Die Sputummengen und die Anzeichen von Zellzerfall überhaupt können in diesen Fällen ziemlich unbedeutend sein. Die dabei bisweilen relativ hohen Senkungsreaktions-Zahlen könnten mitunter zu der Vermutung verlocken, daß sie teilweise durch eine Mischinfektion bedingt sein könnten[1]). Gleichzeitig muß aber betont werden, daß man sich nur in relativ wenigen Fällen geneigt sieht, mit einem Effekt chronischer Mischinfektion auf die Senkungsreaktion zu rechnen.

Indes möchte ich, wie gesagt, auch weiter den Vorbehalt betreffs der Möglichkeit machen, daß mitunter vielleicht die Wirkungen einer chronischen Mischinfektion mitspielen können, wenn wir z. B. von der Intensität des Krankheitsprozesses sprechen. Allerdings mag es hinsichtlich des späteren Verlaufs der Fälle im allgemeinen als praktisch relativ gleichgültig erscheinen, ob wir einen Einfluß der Mischinfektion unterscheiden oder nicht.

Auffallend ist, daß in den jetzt schon zahlreichen Arbeiten über die Senkungsreaktion bei Lungentuberkulose, soweit ich finden konnte, die Frage der Bedeutung der chronischen Mischinfektion überhaupt nicht berührt wird. Dies ist vielleicht hauptsächlich dadurch zu erklären, daß für die meisten Verfasser der Zusammenhang zwischen der Senkungsreaktion und den pathologisch-anatomischen Typen der Lungentuberkulose soviel deutlicher war.

Über exsudative Tuberkulose und Senkungsreaktion.

Bei meinen ersten Veröffentlichungen über diese Untersuchungen hob ich als den Hauptpunkt hervor, daß akute Fälle die stärksten, chronische Fälle relativ schwächere Reaktionen geben, ferner daß der Senkungsreaktions-Ausschlag in deutlicher Beziehung zu der Aktivität steht, die dem Lungenprozeß zuzuschreiben sein dürfte, daß die Reaktionsausschläge aber auch mit der Ausbreitung der Läsionen zunähmen. Frisch-Starlinger (80) stellten die Senkungsausschläge mit den Resultaten der klinischen Klassifizierung der Fälle nach dem Schema Bard-Piery-Neumann zusammen und fanden, daß die Fälle in einer gewissen klinischen Gruppe im allgemeinen eine Senkungsreaktion von ungefähr gleichem Stärkegrad aufwiesen. „Benigne, mit Tendenz zu cirrhotischer Induration verlaufende Lungentuberkulose, sowie trockene Pleuritiden und Bronchialdrüsentuberkulosen weisen eine deutlich erhöhte, mit stärkeren Entzündungserscheinungen, vorwiegend pneumonischen und exsudativen Charakters, einhergehende, sowie zur Verkäsung führende Prozesse eine sehr stark erhöhte Senkungsgeschwindigkeit auf.“ Ein Zusammenhang zwischen dem exsudativen Einschlag der tuberkulösen Prozesse und der Größe der Senkungsreaktions-Zahlen ist dann von der Mehrzahl der Verfasser hervorgehoben worden. Dreyfuß-Hecht geben für cirrhotische Prozesse Senkungsreaktion 10—20 (?) mm für exsudative Senkungsreaktion 60—110 (?) mm an,

[1]) Ein extremes Beispiel in dieser Richtung bildet vielleicht Fall 41 (Kap. XI.) und eventuell noch einige von den 1923 am Leben befindlichen Patienten, die 1919—20 starke Senkungsreaktion aufwiesen.

und bezeichnen die produktiven Formen nur dann als gutartige, wenn die Senkungsreaktion mittelstark ist oder Neigung zur Verminderung aufweist. Tegtmeier (288), Dehoff, Asal-Falkenheim, Freund-Henschke (75), Sebök, Mathé u. a. betonen gleichfalls die direkte Beziehung zwischen dem klinisch-röntgenologisch diagnostizierten anatomischen Typus der Tuberkulose und dem Senkungsreaktions-Ausschlag, während andere Verfasser allerdings zugeben, daß im allgemeinen ein deutlicher Zusammenhang vorhanden ist, ihn aber anscheinend nicht für genügend konstant halten, um zuverlässige diagnostische Anhaltspunkte zu liefern.

Bei Versuchen, diese Frage zu beurteilen, muß man meiner Meinung nach fürs erste die Schwierigkeiten berücksichtigen, die sich in vielen, vielleicht in der Mehrzahl der Fälle einer sicheren Entscheidung der pathologisch-anatomischen Natur des Prozesses auch durch die vollendetste Röntgentechnik entgegenstellen. Die unvergleichlich größere Mehrzahl der Fälle von Lungentuberkulose bestehen ja ferner aus Mischformen zwischen exsudativen und produktiven Prozessen verschiedenen Alters und verschiedenen Charakters, und wie einwandsfrei man auch die typischen Fälle sowohl von theoretischen als von praktischen Gesichtspunkten nachweisen können mag, es finden sich immer zahlreiche Übergangs- und Mischfälle, für welche die Schematisierung unberechtigt weit getrieben werden muß.

Im ganzen großen muß ich betreffs der Frage des Zusammenhangs zwischen der Senkungsreaktion und den anatomischen Typen der Lungentuberkulose mit allen jenen Verfassern übereinstimmen, die meinen, daß dieser Zusammenhang im allgemeinen deutlich ausgesprochen ist; es möge aber auch betont sein, daß man die Erwartungen auf eine Übereinstimmung im konkreten Fall nicht allzu hoch spannen darf. (Schon bei dieser Gelegenheit sei hervorgehoben, daß vom praktisch-klinischen Gesichtspunkt Senkungsreaktion und Röntgenuntersuchung in besonders befriedigender Weise geeignet sind, einander zu ergänzen.)

Wenn wir von der Erfahrung ausgehen, daß man bei überwiegend exsudativen Prozessen die stärksten Senkungsreaktions-Zahlen zu erhalten pflegt, aber die Abweichungen zu erklären versucht, welche dabei vorkommen können, so darf man fürs erste nicht daran vergessen, daß die Senkungsreaktion unspezifisch ist. Wenn man indes davon absieht und vorläufig auch von der Bedeutung absieht, die chronische Mischinfektion etwa ausüben kann, so bleibt doch die Erfahrungstatsache übrig, daß wiederholte Senkungsreaktions-Proben bei einem und demselben Fall, wo wir die ganze Zeit vom gleichen anatomischen Typus sprechen müssen, nicht selten ziemlich starke Schwankungen zeigen können. Die Senkungsreaktion nimmt in erster Reihe mit der Intensität des Krankheitsprozesses zu resp. ab.

Die Intensität eines tuberkulösen Prozesses dürfte als gleichbedeutend mit dem exsudativen Einschlag desselben betrachtet werden können. Alle Erfahrungen über die Senkungsreaktion scheinen mir in die Richtung zu deuten, daß die Senkungsreaktions-Zahl im großen ganzen gerade als Ausdruck für die Intensität der exsudativen Prozesse angesehen werden kann, die sicherlich zu- und abnehmen können, ohne daß deshalb eine Veränderung des allgemeinen anatomischen Typus der Erkrankung konstatierbar zu werden braucht. Daß die Senkungsreaktion prinzipiell gerade dem augenblicklich vorhandenen exsudativen Einschlag in einem Prozeß entspricht, ist natürlich als Hypothese aufzufassen und ich bin bis auf weiteres genötigt, auf eine Vorbringung direkter Beweise für ihre Richtigkeit zu verzichten. Wenn wir uns indes bei Beurteilung des Verhaltens der Senkungsreaktion bei Lungentuberkulose dieser Erklärung bedienen, so scheint sie bei der größten Mehrzahl der Fälle zufriedenstellend zu sein. Für gewisse Fälle wird sie wohl praktisch weniger zutreffend, aber gerade bei solchen kann nicht selten die Annahme chronischer Mischinfektion naheliegen.

Um eine Erklärung zu erhalten für den Zusammenhang zwischen der eigentlichen Krankheit und dem Senkungsreaktions-Ausschlag und besonders für den scheinbaren Mangel an Übereinstimmung, auf den man dabei stoßen kann, wollen wir nun einige von den intermediären Faktoren prüfen, die diesen Zusammenhang vermitteln. Diese Fragen sind schon früher ziemlich eingehend in den Kapiteln V—VII behandelt worden und hier sollen nur in größter Kürze die Verhältnisse hervorgehoben werden, die mir bei Lungentuberkulose typisch vorzukommen scheinen.

Über Plasmaeiweiß und Erythrocyten bei Lungentuberkulose.

Im Kap. V ist bereits der allgemeine Zusammenhang zwischen der Größe des Senkungsreaktions-Ausschlages und dem, was Fåhraeus Globulinvermehrung nennt, erörtert worden. Daß eine derartige Globulinvermehrung ein regelmäßig vorkommendes Symptom bei progredienter Lungentuberkulose ist, muß als festgestellt betrachtet werden. Die weiter zurückliegenden Untersuchungen auf diesem Gebiet finden sich bei v. Moraczewski referiert. Unter diesen älteren Arbeiten möge besonders die von Andral-Gavarret erwähnt sein, der die Ansicht aussprach, daß die Fibrinmenge im Blut mit dem Fortschreiten der Krankheit zunehme (sich aber wieder vermindere, wenn starker Marasmus eingetreten ist). v. Moraczewski erwähnt weiter die im ganzen großen damit übereinstimmenden Befunde, über welche Bequerel-Rodier, Berggrün, Legrand und Biernacki berichten. — Von neueren Untersuchungen über die Plasma-(Serum-)Globuline sei dann besonders die Arbeit Alders genannt. Dieser untersuchte nur Serum und fand, daß die Globulinvermehrung von der Aktivität des primären Lungenleidens abhängig sei und daß sie als Gradmesser der Allgemeinintoxikation gelten könne.

Nach Veröffentlichung der ersten Arbeiten betreffs der Senkungsreaktion wurden die Globuline Gegenstand lebhafteren Interesses. Frisch (77) teilte schon 1921 die Resultate refraktometrischer Fibrinbestimmungen mit. Man kann sagen, daß dieselben im großen ganzen eine Kongruenz des Fibringehaltes im Blute mit dem vermuteten exsudativen Einschlag in den Krankheitsprozessen zeigten. Mit anderen Worten, Frischs Fibrinbestimmungen hatten so ziemlich dasselbe Resultat gegeben, wie seine später in Gemeinschaft mit Starlinger ausgeführten Untersuchungen mit der Senkungsreaktion, und der strenge Parallelismus zwischen den Resultaten dieser beiden Untersuchungsmethoden wird auch in der letztgenannten Arbeit (80) hervorgehoben. Peters hat ähnliche Untersuchungen ausgeführt wie Alder und gefunden, daß bei Progredienz einer Erkrankung in der Regel eine Vermehrung des Serumglobulins zu finden sei. Bircher kam gleichfalls zu Resultaten, die sich im großen ganzen mit denen Alders deckten, ebenso Durant, der sehr gute Übereinstimmung zwischen der Aktivität der tuberkulösen Prozesse und der Globulinvermehrung erhielt, und weiter Petschacher, der fand, daß die Globulinvermehrung in Proportion zu der Aktivität und Ausbreitung der Krankheitsprozesse stehe und daß die Senkungsreaktion in der Regel damit parallel gehe.

Ferner können wir mehrere Arbeiten verzeichnen, in welchen durch Flockungs- oder Fällungsreaktionen die kolloidchemischen Veränderungen in Plasma oder Serum studiert wurden, die allem Anschein nach als der Globulinvermehrung prinzipiell gleichwertig oder außerordentlich nahestehend aufgefaßt werden müssen. So hat Daranyi die Kolloidstabilität im Serum untersucht (Serum wird mit verdünntem Alkohol gemischt und nach Erwärmung im Wasserbad wird nach $^1/_2$, 1, 2, 3 und 24 Stunden die auftretende Flockung beobachtet). Daranyi hat hauptsächlich die Verhältnisse bei Tuberkulose untersucht und im großen ganzen dieselben Resultate erhalten, wie sie durch die oben genannten Globulinbestimmungsmethoden — und mit der Senkungsreaktion — erhalten wurden. Seine Untersuchungen wurden durch Duzar, Baum-Schuman, Kausz, de Jong-Wolff-Azerad und Tinozzi nachgeprüft, die anscheinend mit Daranyi übereinstimmende Resultate erhalten haben. Frisch-Starlinger haben sich, abgesehen von den Untersuchungen mit der Senkungsreaktion und von den Fibrinuntersuchungen auch einer einfachen Flockungsreaktion (nach Zusatz von gesättigter Natrium-Chloridlösung) zur Bestimmung des Globulingehalts (der Kolloidstabilität) des Citratplasmas bedient und diese besonders bei Lungentuberkulose geprüft, wo sie gute Übereinstimmung mit den Resultaten der eben genannten Untersuchungsmethoden gefunden zu haben scheinen. Über im Prinzip verwandte Untersuchungen mit ähnlichen Resultaten berichtet auch Schaffler (Untersuchungen ad modum Gerloczy mit Erwärmung des Citratplasmas nach Zusatz von Salzen) und auch Matéfy, der durch Aluminiumsulfatlösung Flockung im Serum erzeugte (vgl. Kap. VII).

Wie aus dieser Übersicht hervorgeht, dürfte es als festgestellt betrachtet werden können, daß die Vermehrung von Fibrin, Fibrinogen und Serumglobulin (oder verminderte Kolloidstabilität im Plasma und Serum) ein ziemlich konstantes Symptom der progredienten Tuberkulose ausmacht. Bemerkt sei, daß bei der Mehrzahl dieser Untersuchungen doch immer nur vom Studium einer gewissen Fraktion dieser Eiweißkörper die Rede sein kann. Da ferner die Resultate der verschiedenartigen Methoden nicht genügend miteinander vergleichbar sind, ist es noch nicht möglich zu entscheiden, ob die tuberkulöse Infektion (oder die Lungentuberkulose) eine charakteristische Globulinvermehrung erzeugt, beispielsweise, daß die Vermehrung einer gewissen Eiweißfraktion bei Tuberkulose deutlich stärker oder schwächer wäre als bei anderen krankhaften Zuständen mit Globulinvermehrung.

Wenn wir dann dazu übergehen, das Totaleiweiß des Plasmas (Serums) ins Auge zu fassen, so gelangen wir auf ein Gebiet, auf dem sich viele Meinungsverschiedenheiten geltend gemacht haben. Als charakteristisch für Lungentuberkulose wurde ein abnorm hoher, aber auch ein abnorm niedriger Eiweißgehalt des Serums (Plasmas) angegeben. An Stelle dieser einander widersprechenden Ansichten dürfte nunmehr Einigkeit erreicht sein, nachdem man zur Einsicht gekommen ist, daß „Lungentuberkulose" keine genügende Bezeichnung für alle die verschiedenartigen Zustände ist, die diese Patienten und ihr Blut aufweisen können. Es mag nun als festgestellt betrachtet werden, daß erhöhter oder normaler Eiweißgehalt im Plasma (Serum) für die Patienten bezeichnend ist, die nicht einem Zustand der ausgeprägten Kachexie verfallen sind, während herabgesetzter Eiweißgehalt der gewöhnlichste Befund bei stark marantischen Patienten ist. Besonders von den letztgenannten Zuständen war bereits früher in dieser Arbeit (Kap. VI.) die Rede.

Seit langem ist der hohe Eiweißgehalt in Serum und Plasma, der bei der Mehrzahl der Patienten mit Lungentuberkulose nachzuweisen ist, Gegenstand lebhaften Studiums geworden. „Die Bluteindickung der Tuberkulösen" wurde ein Schlagwort und man hat eine große Zahl von Vorschlägen zur Deutung der Erscheinung vorgebracht. (Sie in dieser Arbeit allseitig zu besprechen und auf ihre reichhaltige Literatur einzugehen, ist ausgeschlossen.) Die Eiweißmenge im Serum ist in der letzten Zeit u. a. von Nast, Alder, Frisch, Peters, Cieszynski, Durand, Petschacher studiert worden und das Problem der Bluteindickung bei Tuberkulose wurde gleichzeitig besonders von Meyer-Bisch behandelt. In diesen Untersuchungen wurden die gewöhnlich hohen Eiweißzahlen festgestellt. Meyer-Bisch betrachtet die Veränderungen in der Blutkonzentration als Ausdruck der Vorgänge im Wasserhaushalt des Organismus und ist u. a. der Ansicht, daß eine Vermehrung der Blutkonzentration nach einer Tuberkulininjektion einer Steigerung der pathologischen Prozesse entspricht, während eine Blutverdünnung nach demselben Eingriff, bei dem der Organismus also kein Wasser verliere, sondern retiniere, einen reparativen Prozeß andeuten solle. Während des letzten Jahres sind Untersuchungen über dieselben Erscheinungen von Brieger, Seuffer, Frisch (79) u. a. veröffentlicht worden, welche die von Meyer-Bisch ergänzen und gewisse seiner Ansichten einer Kritik unterziehen.

Gelegentlich meiner Arbeiten über die Senkungsreaktion vorgenommene eigene Untersuchungen über die „Blutkonzentration" haben das wohlbekannte Verhalten konstatieren können, daß das Plasma-Eiweiß im allgemeinen vermehrt ist. Ein gewisser Parallelismus zwischen vermehrtem Plasma-Eiweiß und gesteigerter Senkungsreaktion ist aber gleichfalls unverkennbar (vgl. Kap. VI. und VII. besonders Abb. 12, sowie die Serienuntersuchungen in den Fällen 51—66, Tafel II—IV). Der Parallelismus zwischen vermindertem Eiweißgehalt und der Senkungsreaktion bei kachektischen Zuständen tritt in den Fällen 58, 61 (vgl. Kap. VI.) deutlich hervor. In Serienuntersuchungen zeigt sich auch, daß bei Verstärkung der Senkungsreaktion auch der Hämoglobingehalt des Blutes (also die sog. Blutkonzentration) meist zunimmt und vice versa.

Es liegt kein Grund vor zu bezweifeln, daß der Wasserhaushalt bei Tuberkulösen oft bedeutenden Störungen unterworfen sein kann. Meine obenerwähnten Untersuchungen können natürlich im großen und ganzen die Ansichten, welche z. B. Meyer-Bisch verfochten hat, weder stützen noch widerlegen, aber ich kann mit Petschacher u. a. nicht unterlassen, darauf hinzuweisen, daß der im allgemeinen höhere Eiweißgehalt des Plasmas bei Tuberkulose wohl nicht bloß als ein Ausdruck für eine reine Störung im Wasserhaushalt anzusehen sein dürfte, sondern auch direkt mit Vermehrung der Globuline in Zusammenhang gebracht werden kann. — Diese Fragen sind bei Beurteilung des klinischen Verhaltens der Senkungsreaktion bei Lungentuberkulose nicht bedeutungslos. Eine Bluteindickung, die wir durch Stauung zustandebringen können (Kap. VI.), wirkt auf die Senkungsreaktion nicht oder sehr unwesentlich ein. Eine solche Veränderung der Blutkonzentration dagegen, wie wir sie z. B. im Fall 65 (Tafel IV) bei Vergleich der Probe von Ende März mit der letzten Probe im August beobachten können, ist mit höchst bedeutenden Verschiedenheiten in der Senkungsreaktion — und in der Intensität des Krankheitsprozesses — verbunden.

Betreffs der Bedeutung, welche der Anämie und der Erythrozytose bei der Lungentuberkulose beigemessen werden kann, handelt es sich um besonders schwer zu beurteilende Verhältnisse, die zum großen Teil mit der Frage der Blutkonzentration zusammenhängen. Im Kap. V ist experimentell die Größe des reinen Einflusses der Größe des Zellvolumens gezeigt, aber in Kap. VI—VII wird hervorgehoben, daß bei den hierher gehörigen Verhältnissen in vivo häufig gewisse komplizierende Faktoren hinzukommen können. Es ist wohl klar, daß wir nicht berechtigt sind, die Senkungsreaktions-Ziffer generell mit Hinsicht auf Zellvolumen (oder Hämoglobingehalt) — noch weniger hinsichtlich Erythrocytenzahl — sozusagen zu korrigieren. Diese allgemeinen Schlußsätze gelten natürlich auch für die Lungentuberkulose. Wenn wir von den ausgesprochen marantischen Zuständen absehen, dürfte jedoch die Blutbeschaffenheit bei der Lungentuberkulose in bezug auf die Störungen der Senkungsreaktions-Ausschläge im allgemeinen etwas leichter zu beurteilen sein als bei Krankheiten mit Neigung zu Ödem, eigentlichen Anämiezuständen usw.

Es kann als festgestellt und allgemein bekannt betrachtet werden, daß die Erythrocytenzahl bei manifester Lungentuberkulose ungefähr normal zu sein pflegt, oft jedoch etwas erhöht ist, ziemlich selten aber deutlich vermindert. Der Hämoglobingehalt pflegt im allgemeinen etwas geringer zu sein als die entsprechende Erythrocytenzahl und der Färbeindex ist also im allgemeinen unter 1[1]).

Die praktisch wichtigsten Resultate meiner Untersuchungen über Senkungsreaktion, Hämoglobin und Plasma-Eiweiß bei Lungentuberkulose (in Hinsicht auf den Einfluß, den der Hämoglobingehalt des Blutes auf die Größe des Senkungsreaktions-Ausschlages ausüben kann) dürften sich folgendermaßen zusammenfassen lassen.

1. Wenn ein normaler oder erhöhter Plasmaeiweiß-Wert vorliegt, aber relativ verminderter Hämoglobingehalt, so ist es möglich oder häufig geradezu wahrscheinlich, daß die erhaltene Senkungsreaktions-Zahl, lediglich auf Grund des verminderten totalen Zellvolumens im Blute, gesteigert ist. Die Größe dieser Wirkung können wir an der Hand der Abb. 9 einigermaßen abschätzen.

2. Wenn wir bei nicht-erhöhtem Plasmaeiweiß-Wert einen im Verhältnis dazu hohen Hämoglobingehalt finden, ist es wahrscheinlich, daß das erhöhte Zellvolumen eine Herabsetzung der Sedimentierung zustandegebracht haben kann, deren Größe gleichfalls mit Hilfe der Abb. 9 ungefähr abgeschätzt werden kann.

3. Was die im Kap. V ausgesprochene Vermutung hinsichtlich spezieller senkungsvermindernder Einflüsse durch jenen Faktor betrifft, den ich vorläufig als herabgesetzte Aggregabilität der Erythrocyten bezeichnet habe, so ist dieselbe vielleicht bei der Lungentuberkulose praktisch weniger wichtig als bei manchen anderen Krankheitszuständen, aber auch bei den Lungentuberkulösen ist es sicher eher Regel als Ausnahme, daß der reine Einfluß des Zellvolumens von anderen Faktoren vermindert wird.

Es ist also wahrscheinlich, daß die Reaktions-Ausschläge bei Lungentuberkulose im großen ganzen etwas durch das Zellvolumen des Blutes beeinflußt sind. Das würde dann praktisch hauptsächlich die Bedeutung haben, daß bei Fällen mit Anämie die Zahlen oft gesteigert werden. Die Ausnahmen von dieser Regel sind aber so häufig und so außerordentlich wichtig, daß die Regel kaum praktisch anwendbar ist. Ein Beleg dafür findet sich u. a. in den Serienuntersuchungen (Fälle 51—66, Tafel II—IV), bei welchen wir finden, daß Steigerungen der Senkungsreaktion häufiger mit Steigerungen als mit Verminderungen des Hämoglobins einhergehen. Wir können sagen, daß die Regel eher für die allgemeinen Verhältnisse bei Lungentuberkulose ohne Marasmus gilt, als für wiederholte Untersuchungen im Einzelfalle. Hierzu wäre nochmals an die bei Anämie mitunter erstaunlich niedrigen Senkungsreaktions-Zahlen zu erinnern (z. B. Fall 62, Tafel III).

Betreffs des der Anämie entgegengesetzten Zustandes, der Erythrocytose, muß man im Auge behalten, daß man bei Lungentuberkulose auf übernormale Erythrocytenzahlen stoßen kann, ohne daß eine nennenswerte Erhöhung des Hämoglobingehaltes im Blute vorliegt und wahrscheinlich braucht auch das Zellvolumen des Blutes dabei nicht erhöht zu sein. Wenn die Hämoglobinzahl übernormal ist, dürfte ein Einfluß auf die Senkungsreaktion in Form einer verminderten Sedimentierung zustandekommen können — falls nicht eine reine Bluteindickung vorliegt.

[1]) In diesem Zusammenhang mag auch erwähnt sein, daß Reich und Kämmerer-Geisenhofer durch Zellvolumbestimmungen sowohl nach refraktometrischen als viscosimetrischen Methoden gefunden haben, daß das derart berechnete durchschnittliche Volumen des einzelnen Erythrocyten bei Lungentuberkulose beträchtlich vermindert ist.

Den Einfluß der Erythrocytose bei Lungentuberkulose wird man besonders bei Beurteilung der Senkungsreaktions-Zahlen bei Forlaninifällen berücksichtigen müssen, worauf ich schon in meinen ersten einschlägigen Publikationen ausdrücklich hingewiesen habe. Ich fand in solchen Fällen im allgemeinen etwas höhere Erythrocytenziffern, als zu erwarten gewesen wäre (und konnte in zwei Fällen auch die Entwicklung der Erythrocytose mit zunehmendem Kollaps einer Lunge verfolgen). Diese Beobachtung brachte ich mit bekannten Erfahrungen betreffs der kompensatorischen Erythrocytose bei Sauerstoffmangel in Zusammenhang. Später habe ich gefunden, daß Bürker (41) diese Verhältnisse schon früher studiert hat und kürzlich sind sie auch durch die Untersuchungen Gutsteins bestätigt worden.

Die Bedeutung der speziellen Blutveränderungen bei Pneumothorax für die Senkungsreaktion dürfte sich am besten durch ein Beispiel beleuchten lassen: Wir denken uns einen Fall von aktiver Lungentuberkulose mit normaler Erythrocytenzahl (z. B. 4,5 Millionen) und ein wenig herabgesetztem Hämoglobingehalt (z. B. 85%), ein wenig gesteigertem Plasmaeiweiß-Wert (z. B. 9%) und ziemlich starker Senkungsreaktion (z. B. 40 mm). Danach wird Pneumothoraxbehandlung eingeleitet und führt zu vollständigem Kollaps und gutem klinischem Resultat. Ein halbes Jahr nach der ersterwähnten Senkungsreaktions-Probe (40 mm) ist die Senkungsreaktion 10 mm. Daß dies so gedeutet werden muß, daß die Krankheitsintensität sich höchst beträchtlich vermindert hat, will ich keineswegs bestreiten. Zunächst liegt dieser Verminderung der Senkungsreaktion zweifellos eine stark ausgesprochene Abnahme der früher vorhandenen Globulinvermehrung zugrunde. Gleichzeitig mit der späteren Senkungsreaktion von 10 mm finden wir einen Plasmaeiweiß-Wert von z. B. 8,5%, aber 5,5 Millionen Erythrocyten und 95% Hämoglobin. Hier hat also das Plasma-Eiweiß abgenommen, das Zellvolumen aber ist gestiegen. Jede dieser Veränderungen ist ziemlich komplizierter Natur und sie sind relativ unabhängig voneinander. Durch die Außerfunktionssetzung der einen Lunge ist ein gesteigerter Hämoglobinbedarf im Organismus und eine kompensatorische Erythrocytose entstanden. Wenn nun das Zellvolumen beim Stillstand des Krankheitsprozesses unverändert geblieben wäre, so ist es wahrscheinlich, daß die letztere Senkungsreaktion statt 10 mm etwas höher (etwa 15 mm?) geworden wäre. Wir müssen in Wirklichkeit bei Pneumothoraxfällen nicht selten mit einem Effekt auf die Senkungsreaktions-Zahlen in der angedeuteten Richtung rechnen. Es sei jedoch auch bemerkt, daß dieser Effekt kaum praktisch stärker zur Geltung kommen dürfte als im gegebenen Beispiel.

Überhaupt muß hervorgehoben werden, daß der Einfluß des Zellvolumens, wenn er selbst vielleicht mit voller Kraft zum Ausdruck kommen könnte, doch stets entschieden als untergeordneter Natur betrachtet werden muß im Vergleich zu der Wirkung, die die Globulinvermehrung des Plasmas ausübt.

Ergebnisse.

Die Annahme, daß die Intensität der exsudativen Prozesse — nebst ihrer Ausbreitung — sich in erster Linie in der Senkungsreaktion abspiegele, scheint jene Erklärung für die Größe der Reaktionsausschläge zu sein, die in der großen Mehrzahl der Fälle am meisten zutreffen wird. Die Bedeutung der chronischen Mischinfektion, stricto sensu, ist unsicher; in gewissen Fällen können wahrscheinlich Steigerungen der Senkungsreaktion, unbestimmt in welchem Grade, durch eine derartige hinzugekommene Infektion zustandegekommen sein. Betreffs der speziellen Blutveränderungen bei Lungentuberkulose ist anzunehmen, daß komplizierende Anämie oder Erythrocytose zuweilen Steigerung resp. Verminderung der Sedimentierung bewirken dürfte, aber oft, besonders wenn die Anämie bzw. Erythrocytose durch veränderte Blutkonzentration verursacht sind, kann diese Wirkung auf den Senkungsreaktions-Ausschlag von anderen entgegengesetzt wirkenden Kräften vermindert, aufgehoben oder mehr als aufgewogen werden. Die Resultate der Globulinbestimmungen und der Senkungsreaktion zeigen jedenfalls gerade bei Lungentuberkulose im großen ganzen einen auffallend ausgesprochenen Parallelismus.

XIII. Klinische Beobachtungen über die Senkungsreaktion bei Lungentuberkulose, mit besonderer Berücksichtigung ihrer prognostischen Bedeutung.

Es sind offenbar die Anhaltspunkte, welche die Senkungsreaktion in prognostischer Beziehung geben kann, welche den größten Wert der Reaktion bei Lungentuberkulose ausmachen. Bei Stellung der Prognose, im weiteren Sinne des Wortes, handelt es sich natürlich nicht nur darum, zu versuchen, den Ausgang des Falles vorauszusagen, sondern vor allem darum, die notwendige Vorstellung darüber zu erhalten, in welchem Kräfteverhältnis Infektion und Abwehrkräfte bei dem betreffenden Individuum zueinander stehen, um auf Grund dieses Aufschlusses die erforderliche Behandlung einzuleiten oder den Effekt der in Gang befindlichen oder durchgeführten Therapie zu beurteilen. Daß die Senkungsreaktion dabei nur ein Hilfsmittel sein kann und daß ebensowenig das Millimetermaß, wie das Thermometer, die Wage, die Röntgenplatte usw., sondern die Hirnrinde des Arztes die Prognose zu stellen hat, dürfte als selbstverständlich zu betrachten sein. — Die Eigenschaft „unspezifisch“ zu sein, teilt die Senkungsreaktion mit der Mehrzahl der wertvollen klinischen Untersuchungsmethoden und man dürfte es in Frage stellen können, ob eine spezifische Methode, welche alleinherrschend bleiben könnte, unter den prognostischen Hilfsmitteln für die Lungentuberkulose überhaupt denkbar ist.

Senkungsreaktion und spezifische Reaktionen.

Meine eigenen Erfahrungen auf diesem Gebiet stützen sich hauptsächlich nur auf Untersuchungen der intracutanen Tuberkulinreaktion nach Mantoux bei ein paar hundert klinischen Fällen. Ich will mich hier darauf beschränken mitzuteilen, daß die Senkungsreaktion bei starker intracutaner Tuberkulinempfindlichkeit im allgemeinen ziemlich niedrig zu sein pflegt, äußerst selten höher als 50 mm (bei Erwachsenen). Meist liegt ein Grenzwert zwischen normaler und pathologischer Reaktion vor, nicht selten aber eine rein normale Senkungsreaktion. Wenn die Senkungsreaktions-Zahl bei starker Tuberkulinempfindlichkeit relativ hoch war, pflegen allmählich sinkende Senkungsreaktions-Ziffern zur Beobachtung zu kommen — und der Zustand des Patienten bessert sich. Von einer allgemeinen Beziehung zwischen mittelstarker oder schwacher Tuberkulinempfindlichkeit und Senkungsreaktion kann man kaum sprechen.

Diese Verhältnisse sind nun von Katz-Rabinowitsch Kempner (an Erwachsenen) und von Asal-Falkenheim, Gottlieb-Heller und Bischoff-Dieren (bei Kindertuberkulose) näher studiert worden. Dabei ergaben sich durch Vergleich zwischen Senkungsreaktion und intrakutaner Tuberkulinempfindlichkeit, Komplementablenkung mit Besredkas Antigen usw., praktisch wertvolle Resultate. Wie kürzlich auch Ritter, will ich das praktisch und prinzipiell wichtige eines Vergleichens der Senkungsreaktion mit den

Ergebnissen der spezifischen Methoden stark hervorheben, was die bisher vorliegenden Einzelheiten betrifft, sei auf die genannten Arbeiten verwiesen.

Grafes (Grafe-Reinweins) Untersuchungen, die früher im Kapitel IX besprochen worden sind, mögen in diesem Zusammenhang nochmals erwähnt sein. Grafe legt einer Senkungsvermehrung nach subcutaner Applikation von 0,03—0,1 mg Alttuberkulin, durch welche keinerlei Temperaturreaktion erhalten wird, eine ungemein große Bedeutung als Aktivitätszeichen bei Tuberkulose bei. Diese Methode scheint theoretisch sehr ansprechend, aber ich muß es in Frage stellen, ob es berechtigt ist, aus einem 3—4 mm großen Unterschied zwischen nur zwei Proben so weitgehende Schlüsse zu ziehen, wie Grafe-Reinwein es getan. — Der Einwand von Vorschütz (300), daß das eingespritzte Eiweiß Senkungsvermehrung verursachen könne, scheint mir kaum berechtigt, da es erstens äußerst unwahrscheinlich ist, daß diese kleinen Eiweißmengen irgendwelchen merklichen Effekt verursachen können, besonders aber, weil es mir wahrscheinlich scheint, daß die Körpertemperatur bei einer unspezifischen Reaktion früher ansteigt als die Senkungsreaktion. — Tegtmeier (289) hat die Untersuchungen Grafes nachgeprüft und gefunden, daß deutliche Steigerungen der Senkungsreaktion nach Alttuberkulinreaktionen „mit fast an Sicherheit grenzender Wahrscheinlichkeit auf einen aktiven tuberkulösen Prozeß schließen lassen“ und empfiehlt Serienuntersuchung mit steigenden Tuberkulindosen, während Katz-Rabinowitsch Kempner, Bohland u. a. über unregelmäßigere Resultate als Grafe berichten[1]).

Senkungsreaktion und Fieber.

Im Kap. IX. ist gezeigt worden, daß Tuberkulöse auf Tuberkulininjektionen in der Regel früher mit einer Steigerung der Senkungsreaktion reagieren als mit Fieber[2]). Im Kap. X. wurde hervorgehoben, daß die Temperatursteigerung bei rein akuten Infektionskrankheiten meist früher beobachtet wird, als eine gesteigerte Senkungsreaktion, aber auch daß Beobachtungen bei einigen Krankheiten dahin deuten, daß diese Regel nicht einmal bei akuten Infektionen allgemein gültig sein dürfte.

Den Erfahrungssatz, daß die Steigerung der Senkungsreaktion frühzeitiger auftrete als das Fieber, habe ich sehr oft durch Serienuntersuchungen in klinischen Fällen von Tuberkulose bestätigt gefunden und ich hob schon in meinen ersten Publikationen hervor, daß die Senkungsreaktion bei Lungentuberkulose im großen ganzen die Heftigkeit des Krankheitsprozesses getreuer wiederspiegle als die Körpertemperatur. In der Mehrzahl späterer Untersuchungen wird diese allgemeine Erfahrung direkt oder indirekt anerkannt[3]). (Direkt bestritten scheint sie nur von Altertum und von Schellenberg-Naucke zu werden.)

---

[1]) In ablehnender Richtung haben sich jetzt auch Brünecke und Freund-Henschke (76) ausgesprochen.

[2]) Ob — oder wie — sich dies zu praktischen Zwecken ausnützen läßt, ist dann eine andere Frage.

[3]) Sterling spricht sich über diesen Punkt folgendermaßen aus: „Die Intensität fortschreitender tuberkulöser Erkrankungen beurteilen wir gegenwärtig durch Beobachtung der Temperaturkurve (als greifbares Zeichen des Fiebers). Dieser Indicator läßt im Stich in manchen Fällen von Lungentuberkulose, noch öfters geschieht das bei extra-pulmonärer Tuberkulose ..... In solchen Fällen kann die Bestimmung der Senkungsgeschwindigkeit als neues, wichtiges differentialdiagnostisches Symptom verwertet werden. Wichtig ist die Tatsache, daß im Verlauf der Tuberkulose die Senkungsgeschwindigkeit unabhängig von der Temperatur ist. Die größte Senkungsgeschwindigkeit beobachteten wir in Fällen eines fieberlosen oder höchstens subfebrilen Verlaufes, dies sowohl bei Lungentuberkulose wie bei extrapulmonärer Form. Sie entsprach den allgemeinen toxischen Symptomen, der Abmagerung und Entkräftung. Deswegen kann bei der Suche nach Zeichen aktiver Tuberkulose die Bestimmung der Senkungsgeschwindigkeit einen größeren Wert haben als die Fieberkurve.“

Bei einer akuten Infektion und anderen Zuständen kann die Senkungsreaktion in gewissem Maß als eine Begleiterscheinung des Fiebers bezeichnet werden, wenn wir auch, wie aus den im Kap. X. gegebenen Beispielen hervorgeht, in keiner Weise von einem ausgesprochenen Parallelismus sprechen können. Bei Lungentuberkulose ist der Mangel an Übereinstimmung zwischen Fieber und Senkungsreaktion merklicher als die Übereinstimmung.

Wenn wir nur von dem Verhalten zwischen pathologischer Körpertemperatur zur Senkungsreaktion einerseits und zwischen normaler Temperatur und Senkungsreaktion andererseits ausgehen, so kann als festgestellt betrachtet werden, daß bei einem durch Lungentuberkulose bedingten Fieber die Senkungsreaktion praktisch genommen immer gesteigert ist. Die Senkungsreaktion kann aber auch gesteigert sein, und zwar allem Anschein nach durch die Lungentuberkulose, trotzdem seit langer Zeit (Monate, ja Jahre) die Körpertemperatur völlig normal war.

Bei Vergleichen zwischen Senkungsreaktion und Temperatur in den Fällen 51—66 finden wir auf Tafel II bei Fall 52, daß die Senkungsreaktion bei einer allem Anschein nach nicht-spezifischen interkurrenten Bronchitis eine rasch vorübergehende Steigerung von 7 mm bis zu 25 mm hinauf zeigt, daß die Temperatur aber nur sehr unbedeutend beeinflußt ist. Im Fall 53: In den ersten Tagen des Spitalaufenthaltes (im Mai) vielleicht eine Andeutung von Temperaturerhöhung, die Senkungsreaktion ging erst einige Monate später deutlich herab und wurde während der ganzen Beobachtungszeit von mehr als 10 Monaten niemals völlig normal. Im Fall 53, und noch deutlicher im Fall 54, sehen wir wellenförmige Steigerungen der Senkungsreaktion, die nicht deutlich durch pathologische Temperaturen wiedergespiegelt werden. Betreffs des Falles 56 ist schon im Kapitel XI. der auffallende Mangel an Übereinstimmung zwischen Senkungsreaktion und Temperatur ausführlich erörtert. Dieser Fall kann als ein Beispiel dafür betrachtet werden, daß die Senkungsreaktion nicht notwendig gesteigert sein **muß**, trotzdem die Temperatur als pathologisch anzusehen ist.

Auf Tafel III begegnen wir ausschließlich Fällen mit letalem Ausgang. Im Fall 57 beträgt die Senkungsreaktion bei der Aufnahme — ohne irgendwelches Fieber — 85 mm. Während der folgenden Besserungsperiode vermindert sie sich nur auf etwa 55 mm. Die Verminderuung wird 16 Tage vor Beginn der Fieberperiode im September unterbrochen. Mit Einsetzen des Fiebers erhöht sich die Senkungsreaktion erst auf 88 mm, nimmt dann aber, unter fortdauerndem Fieber, mit einer Unterbrechung bei einer neuen Akutisierung ab und ist mehr als einen Monat nach Aufhören des Fiebers nur auf 42 mm herabgegangen. Dann vergrößern sich die Senkungsziffern, während die Körpertemperatur dauernd als afebril bezeichnet werden muß, in kurzer Zeit bis zu 78 mm und halten sich dann durch weitere 5 fieberfreie Wochen bei ungefähr 70—75 mm. Gleichzeitig mit dem Einsetzen des Fiebers (im Februar) geht die Senkungsreaktion in einer Probe ein wenig herab[1]), nimmt dann aber mit dem definitiven Überhandnehmen der Krankheit allmählich bis zu 102 mm zu. Die Annahme, daß die Senkungsreaktion in diesem Fall die wechselnde Intensität der Krankheit in auffallend deutlicher Weise wiedergespiegelt hat als die Temperaturkurve, wird u. a. durch die Schwankungen der Diazoreaktion gestützt. — Dieser Patient verhielt sich im August, Dezember und Januar betreffs der Körpertemperatur wie ein gesundes Individuum. Die Senkungsreaktion war dabei im Durchschnitt 60—70 mm.

Was den Fall 58 und den Fall 61 betrifft, wo verminderte Senkungsreaktion mit zunehmender Kachexie beobachtet wird, sei nur im Vorbeigehen hervorgehoben, daß die Senkungs-Verminderung dabei (was schon Andral-Gavarret und Biernacki betreffs des Fibrins betont haben) als ein infaustes Symptom betrachtet werden muß[2]).

---

[1]) Ein ziemlich typisches Verhalten, auf das hier nicht näher eingegangen werden kann.

[2]) Es handelt sich jedoch hier so gut wie ausnahmslos um Fälle, in welchen eine Senkungsreaktions-Untersuchung zu praktischen Zwecken niemals vorgenommen wurde. Die bei starkem Marasmus abnehmenden Senkungsreaktions-Werte sind in diesen Arbeiten übrigens im allgemeinen nicht von praktisch-klinischen Gesichtspunkten berücksichtigt worden.

Im Falle 59 ist der Verlauf der Senkungsreaktions-Kurve ja im allgemeinen auffallend wenig davon beeinflußt, ob Fieber vorliegt oder nicht. Dies scheint man besonders in den prognostisch schlechtesten Fällen beobachten zu können. Bei den Fällen 60, 61 und besonders 62 kann man sagen, daß ein ähnliches Verhalten vorliegt.

Auf Tafel IV finden wir bei Fall 63, daß die Senkungsreaktion vor der Pleuritis den bei wenig aktiven Fällen gewöhnlichen, wellenförmigen Verlauf der Senkungsreaktions-Kurve aufweist, daß die Temperatur dabei aber kaum berührt ist (vgl. die Fälle 53 und 54 auf Tafel II). Unmittelbar vor Ausbruch der Pleuritis nimmt die Senkungsreaktion deutlich (die Temperatur weniger deutlich) zu, während der Pleuritis zeigt die Senkungsreaktion ein ähnliches Verhalten, wie z. B. bei einer heftigen akuten Infektionskrankheit, aber noch 4 Monate nach Aufhören des Fiebers hat sich noch keine normale Senkungsreaktion eingestellt. Im Falle 64 kann man vielleicht sagen, daß die offenbar ungleichmäßige Temperaturkurve von September bis Dezember deutlicher als die Senkungsreaktion den in den letzten Tagen des Dezembers oder in den ersten Tagen des Januars scheinbar akut einsetzenden Krankheitsprozeß voraussagt, aber die Senkungsreaktion gab andererseits einen wichtigen Fingerzeig, daß der Fall prognostisch günstig sei. Im Januar, während die supponierte desquamative Pneumonie akut war, ist die Senkungsreaktion 40—50 mm, die Temperatur aber im allgemeinen nur leicht subfebril. Wenn wir die Senkungsreaktion und das Fieber z. B. im Oktober mit denselben Untersuchungen im Januar vergleichen, so finden wir hier ein Beispiel dafür, daß die Senkungsreaktion deutlicher und in viel klarerer Weise als die Temperaturkurve die vor sich gehenden Prozesse wiederzuspiegeln pflegt. In den beiden Forlaninifällen 65 und 66 schließlich finden wir weitere Beispiele für verschiedene oben

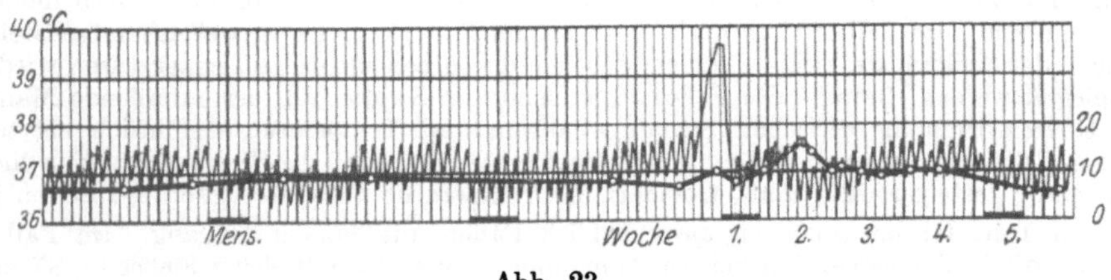

Abb. 23.

erwähnte Einzelheiten. Man beachte u. a. bei Fall 66, wie die Fieberbewegungen im September bis November ziemlich getreu von der Senkungsreaktion wiedergespiegelt werden (im Gegensatz zu den prognostisch schlechtesten Fällen). Die Temperatursteigerung dagegen, die im ersten Monat der Pneumothoraxbehandlung eintritt, ist mit einem Heruntergehen der Senkungsreaktions-Kurve vereint — und mit einem für die Prognose des Falles entscheidenden Kollaps der kranken Lunge. Beim Einsetzen der Pleuritisexsudate (im März und April) verhält sich die Temperatur und Senkungsreaktion wie bei einer interkurrenten Krankheit überhaupt.

In der Mehrzahl der auf Tafel II—IV wiedergegebenen Fälle, wie z. B. beim Fall 14 (Kap. IX) und 30 (Kap. X) sind weitere Details zu beobachten, besonders daß vorübergehende kleine Fiebergipfel einen oder ein paar Tage lang mitunter mit einer deutlich höheren Senkungsreaktion vereint sein können (z. B. Fall 55, 64, 14), daß sich derartige vorübergehende Temperaturgipfel aber meist wenig (oder gar nicht) in der Senkungsreaktion abspiegeln (Fälle 56, 63, 64, 65, 30). Daß solche Temperaturerhöhungen, die wir als praktisch bedeutungslos betrachten müssen, mitunter vorkommen können, dürfte allgemein anerkannt sein. Als ein ungewöhnlich frappantes Beispiel dafür kann der folgende Fall bezeichnet werden.

Fall 67. (Abb. 23) 32jährige Frau. Lungentuberkulose in Turbans Stad. II, von klinisch in jeder Hinsicht sehr gutartigem Typus. 8—5 Monate vor der im Diagramm wiedergegebenen Periode waren Tuberkelbazillen pos. und Senkungsreaktion 35—20 mm. Um diese Zeit im allgemeinen etwas labile oder leicht subfebrile Temperatur. Dann gute Gewichtszunahme, Tuberkelbazillen neg. seit 5 Monaten. Jetzt völlig guter Allgemeinzustand. Keinerlei Krankheitsgefühl. Keinerlei Aktivitätszeichen. Durch etwa 5 Monate vor Beginn der reproduzierten Temperaturkurve völlig normale Temperatur. Senkungsreaktion 1 Monat vor dem Diagramm 10 mm.

Diese Patientin bekam aus unbekanntem Anlaß (prämenstruell) eine dreitägige Temperatursteigerung (vgl. Abb. 23) und die Temperatur betrug dadurch etwa 48 Stunden über 39°. Die Patientin hatte dabei deutliches Fiebergefühl, aber subjektiv wie objektiv konnten außer dem Fieber keinerlei Krankheitssymptome gefunden werden. Die Veranlassung für das Fieber muß ich als gänzlich unbekannt bezeichnen (von seiten der Lungen waren bei oft wiederholten Untersuchungen keine neuen Erscheinungen zu beobachten, ebensowenig Symptome von anderen Organen. Es herrschte keine Influenzaepidemie). Am Tage nach dem Aufhören des Fiebers fühlte sie sich wieder ganz gesund und während ihres weiteren fünfwöchentlichen Spitalaufenhaltes waren keinerlei neue oder gesteigerte Krankheitszeichen zu merken. (2 Jahre nach dem Spitalaufenthalt lief ferner von der Patientin die Nachricht ein, daß sie vollständig arbeitsfähig und ihr Zustand subjektiv auf keinerlei Weise verschlechtert sei.)

Wir finden hier, daß die Senkungsreaktion vor der Fieberperiode (6 Proben im Laufe von 9 Wochen) zwischen 7 und 9 mm variiert. Am zweiten Fiebertage ist sie 10 mm. Am ersten fieberfreien Tag beträgt sie 8 mm, zwei Tage später 10 mm, aber nach weiteren 4 resp. 5 Tagen 16 resp. 14 mm, darauf geht sie rasch herunter, hält sich durch etwa 2 Wochen bei ungefähr 10 mm und sinkt dann bis 6 mm. Wenngleich schon die Senkungsreaktion von 10 mm als eine Steigerung betrachtet werden muß, so ist diese doch am deutlichsten in den Zahlen 16 und 14 mm und diese deutliche Zunahme finden wir erst 8 Tage nach dem Aufhören des Fieberzustandes (vielleicht mag sie schon ein paar Tage früher vorgelegen haben).

Daß diese Patientin a priori eine leicht gesteigerte Körpertemperatur hat, geht schon aus den im allgemeinen ziemlich stark ausgesprochenen prämenstruellen Temperatursteigerungen hervor. Die Veranlassung zu diesem kurzdauernden Fieber bis zu 39,6° muß wie gesagt als unbekannt bezeichnet werden. Es erscheint als möglich, aber keineswegs als sicher, daß sie irgendwie mit ihrer Tuberkulose in Zusammenhang gestanden sein kann. Auffallend ist, daß die Steigerung der Senkungswerte solange nach derjenigen der Temperatur kommt (vgl. z. B. den Effekt der Tuberkulininjektionen in den Fällen 13—17, Kap. IX., aber auch die Influenzafälle, Kap. X usw.).

In diesem Zusammenhang möge ferner erwähnt sein, daß man von einer deutlichen Beziehung zwischen der Senkungsreaktion und den gewöhnlichen prämenstruellen Temperatursteigerungen bei Frauen kaum sprechen kann. Frauen mit sehr stark ausgesprochenen prämenstruellen Steigerungen, bei welchen nur einige Tage nach den Menses völlig normale Temperatur beobachtet werden kann, haben keineswegs eine stärkere Senkungsreaktion als Frauen, bei welchen die prämenstruelle Temperatursteigerung kaum merklich ist. (Oder wie man fast versucht wäre zu sagen, die prämenstruellen Steigerungen sind bei starker Senkungsreaktion ungewöhnlich.) Patientinnen mit sehr bedeutenden Temperaturerhöhungen vor den Menstruationen können nicht selten eine ganz normale Senkungreaktion aufweisen und Steigerungen der Senkungsreaktion während der Menses sind gleich ungewöhnlich, ob eine prämenstruelle Temperatursteigerung vorhanden ist oder nicht.

Wir kommen hier zu dem wichtigen Umstand, daß bei „ungleichmäßiger", „leicht febriler" Temperatur oder dgl. keineswegs eine gesteigerte Senkungsreaktion vorliegen muß. Dieses Verhalten, das ich schon früher hervorgehoben, ist gelegentlich der Besprechung des Falles 56, Kap. XI, ausführlich erörtert worden und ich will hier nur wiederholen, daß in allen Fällen, in denen ich, hauptsächlich gestützt auf die Senkungsreaktion, das Vorliegen z. B. eines vorwiegend neurotisch bedingten Fiebers angenommen, der spätere Verlauf meine Diagnose niemals widerlegt hat[1]).

Betreffs der Bedeutung des Verhaltens der Senkungsreaktion zum Fieber für die Prognose der Lungentuberkulose bietet auch die tabellarische Zusammenstellung auf Tafel I mit Nachuntersuchungen nach 3—4 Jahren (Kap. XI.) Verschiedenes von Interesse. Wir können dabei zuerst die Fälle von manifester Lungentuberkulose von den sog. initialen Fällen scheiden und annehmen, daß in den Stadien II—III der Tabelle die ersteren, in den Stadien I und 0 der Tabelle (zusammen mit dem ergänzenden Material, das am Schlusse des Kap. 11 vorgelegt ist) die Fälle der zweiten Art enthalten sind, welch letztere später in einem besonderen Abschnitt besprochen werden sollen. Wir wollen hier in erster Reihe die Fälle manifester Lungentuberkulose erörtern und finden da in der Tabelle, daß alle fiebernden Fälle (F.) pathologische Senkungsreaktion aufwiesen. Wir finden ferner, daß die subfebrilen Fälle (S.) ungefähr dieselbe Größe der Senkungsreaktions-Ausschläge zeigen wie die entsprechenden mit Fieber, daß die Fälle aber, welche klinisch aus guten Gründen als aktive betrachtet wurden, trotzdem sie eine völlig normale Temperatur aufwiesen, im Durchschnitt nahezu die gleichen Senkungsreaktions-Zahlen zeigten.

Wir wollen dann ausschließlich die Fälle betrachten, (auch diesbezüglich nur in den Stadien II und III), über welche bei der Nachuntersuchung sichere Angaben darüber zu erhalten waren, ob sie nach 3—4 Jahren noch lebten oder nicht. Dieses Material besteht dann aus 260 Fällen. Davon waren 126 zur Zeit der Nachuntersuchung am Leben und 134 tot. Die durchschnittliche Senkungsreaktion für die im Jahre 1923 lebenden hatte in den Jahren 1919—20 23 mm betragen, für die dann verstorbenen 55 mm. Wenn wir diese 260 Fälle mit ausschließlicher Rücksichtnahme auf die Körpertemperatur in Gruppen aufteilen, so erhalten wir einerseits 167 Fälle, die mindestens 2 Monate völlig normale Temperatur gezeigt hatten und andererseits 93 Fälle, bei welchen mehr minder pathologische Temperaturen (F. oder S.) vorgelegen hatte[2]). Von den 167 völlig afebrilen Fällen lebten 1923 106 Patienten. Die Senkungsreaktion war bei diesen 1919—20 im Mittel 21 mm. 61 sind gestorben. Die entsprechende durchschnittliche Senkungsreaktion war 44 mm. Von den 93 fiebernden Fällen leben im Jahre 1923 20 Patienten. Die Senkungsreaktion war bei denselben 1919—1920 durchschnittlich 32 mm. 73 sind gestorben. Die durchschnittliche Senkungsreaktion war 64 mm.

Sämtliche nach 3—4 Jahren lebenden Patienten hatten, wie eben erwähnt, eine durchschnittliche Senkungsreaktion von 23 mm aufgewiesen. Unter diesen war die Mittelzahl für die afebrilen 21 mm, für die 1919 fiebernden Patienten 32 mm. Auf dieselbe Weise können wir die Mittelzahl für sämtliche verstorbenen (55 mm) mit der Mittelzahl für diejenigen unter ihnen, die 1919—20 völlig afebril waren (44 mm) und für die fiebernden (64 mm) vergleichen.

---

[1]) Moro hat vor kurzem auf die Bedeutung der Senkungsreaktion für die Feststellung einer habituell hohen Körpertemperatur hingewiesen.

[2]) Dabei ist zu bemerken, daß die Untersuchung 1919—20 besonders auf afebrile Fälle gerichtet war. In äußerst wenigen Fällen mit pathologischer Temperatur ist das Fieber als ganz zufällig zu betrachten. Ich war schon im Jahre 1920 besonders bemüht, alle komplizierten Fälle, zu denen auch z. B. die Pleuritiden gerechnet wurden, auszumustern.

Wir finden also schließlich, daß die 1919—20 fiebernden Patienten, die nach 3—4 Jahren noch lebten, im Durchschnitt eine deutlich niedrigere Senkungsreaktion (32 mm) aufwiesen als die rein afebrilen Fälle, die in derselben Zeit gestorben waren (44 mm).

Wenn wir diese Erfahrungen aus der Nachuntersuchung mit denen vergleichen, die wir aus den Serienproben (Fälle 51—66) erhalten hatten, so dürfte dies eine hinreichende Illustration für die allgemeine Erfahrung ausmachen und es dürfte der Schlußsatz zulässig sein, daß die Senkungsreaktion im allgemeinen ein wertvollerer Ausdruck für die Prognose der Fälle ist als die Temperaturkurve.

Es ist ja eine wohlbekannte Tatsache, daß das Fieber bei Lungentuberkulose eine unregelmäßige Erscheinung ist. Vom prognostischen Standpunkt muß man ja der leicht subfebrilen Temperatur nicht selten eine ebensogroße Bedeutung beimessen wie dem eigentlichen Fieber und bei der sozusagen quantitativen Einschätzung des Fiebers sind ja die Verhältnisse überhaupt sehr kompliziert und oft schwer zu beurteilen. — Die Senkungsreaktion erlaubt in höherem Grad und auf weit einfachere Weise als die Körpertemperatur eine direkte quantitative Bewertung der Intensität des pathologischen Prozesses und zwar sehr oft durch eine einzige Probe. Durch diese Probe wird dann allerdings nur der augenblickliche Zustand ausgedrückt, aber für die Prognose der Lungentuberkulose ist dies erstaunlich oft ausreichend. — Ich will hierzu nur daran erinnern, daß in der Tabelle auf Tafel I jeder Fall nur mit einer einzigen Senkungsreaktions-Probe registriert ist.

Die Bedeutung einer Wiederholung der Senkungsreaktions-Probe muß jedoch nachdrücklich hervorgehoben werden. Sicherlich kann man gerade der absoluten Größe der Senkungsreaktions-Zahl im allgemeinen eine große Bedeutung beimessen (vgl. z. B. — Kap. XI — die mit gesteigerter Senkungsreaktion gleichmäßig steigende Anzahl von Todesfällen!), oft gibt aber eine Veränderung, resp. eine ausgebliebene Veränderung, in einer wiederholten Senkungsreaktions-Probe einen äußerst wertvollen Zuschuß zur Kenntnis der absoluten Größe der Zahlen. Auch hierbei liegt es nahe, allgemeine Vergleiche mit der Körpertemperatur anzustellen. Ich will mich da hauptsächlich darauf beschränken, das Verhalten bei völlig normaler Temperatur zu erörtern. Die prognostisch gute Bedeutung einer solchen Temperatur wird in hohem Grad eingeschränkt, wenn die Senkungsreaktion gleichzeitig pathologisch ist — sofern die Senkungsreaktion nicht in deutlicher Verminderung begriffen ist und allmählich auf einen niedrigen Wert herabsinkt. Wenn dagegen die Senkungsreaktions-Zahlen während der Fieberfreiheit keine Verminderungstendenz zeigen, und ganz besonders, wenn sie die Neigung zeigen, zuzunehmen, so ist das ein wichtiger Fingerzeig, daß sich auch der Krankheitsprozeß in derselben Weise verhält — und im letztgenannten Fall pflegt oft Fieber zu folgen. Normale Temperatur, auch durch lange Zeit, bedeutet bei der Tuberkulose ein weit weniger wertvolles Anzeichen für ein Aufhören des Krankheitsprozesses als eine normale Senkungsreaktion.

Mit der bisher gegebenen Darstellung ist hauptsächlich beabsichtigt, die Vorzüge der Senkungsreaktion vor der Temperaturmessung zu beleuchten und zwar besonders vom Standpunkt der Prognose der Lungentuberkulose[1]). Wenngleich ich nun der Ansicht bin, daß dies im allgemeinen gilt, will ich natürlich keineswegs behaupten, daß es sich immer und ausnahmslos so verhält. Wenn wir unsere Erwartungen auf die Senkungsreaktion so hoch spannen würden, daß wir die Prognose stets in direkter Proportion zur Größe der Senkungsreaktions-Zahl stellen würden, und dann besonders ohne Rücksicht darauf, ob Fieber vorliegt oder nicht, so würden wir nicht selten Enttäuschungen zu erleben haben. Das geht übrigens auch aus der Nachuntersuchung des Materials in der Tabelle auf Tafel I hervor. Wir finden hier, daß — unter den Fällen mit starker Senkungsreaktion — die fiebernden und subfebrilen im allgemeinen eine verhältnismäßig größere Anzahl von Todesfällen aufweisen als die völlig afebrilen Fälle. (Vgl. die Ausnahmefälle der Nachuntersuchung Nr. 41, 43, 48, 46, 47 und vielleicht 40)[2]).

Als Beispiel für Verhältnisse, wo die Temperaturmessung praktisch wichtiger ist als die Senkungsreaktion, können manche rein akut einsetzende Fieberzustände angeführt werden. Im Beginn einer akuten fieberhaften Krankheit kann die Senkungsreaktion ja durch ein paar Tage normal sein, obzwar Fieber vorliegt. Dergleichen dürfte jedoch kaum vorkommen können, wenn das Fieber von einem tuberkulösen Prozeß bedingt ist, wohl kann es aber bei rein akut einsetzenden Fieberzuständen Lungentuberkulöser eintreffen, daß eine vorher mittelstarke oder schwach pathologische Senkungsreaktion später zunimmt als die Körpertemperatur. Ob dies auch der Fall sein kann, wenn das Fieber ausschließlich durch die tuberkulöse Infektion bedingt ist, halte ich für unsicher, es scheint mir aber durchaus möglich, daß z. B. bei einem plötzlichen Durchbruch des Virus in ein Blutgefäß und eine dadurch bedingte akute hämatogene Verbreitung die Steigerung der Temperatur früher erfolgen kann als die der Senkungsreaktion.

In diesem Zusammenhang mag hervorgehoben werden, welche Bedeutung es hat, bei gewissen klinischen Fällen die Senkungsreaktions-Prüfung im Beginn akut einsetzender Fieberzustände vorzunehmen. Wenn ein vorher fieberfreier Patient, bei dem die Senkungsreaktion früher untersucht und für normal oder am höchsten mittelstark befunden worden, plötzlich Fieber bekommt, muß man eine neuerliche Senkungsreaktions-Prüfung vornehmen, womöglich in den ersten 24 Stunden nach dem Einsetzen des Fiebers. Zeigt sich bereits da eine deutlich stärkere Senkungsreaktion als in der Probe vor dem Fieber, so scheint mir diesem Verhalten bis zu einem gewissen Grad prognostisch Bedeutung in ungünstiger Richtung beizumessen zu sein. Ist die Senkungsreaktion dagegen im Vergleich zur früheren Probe nicht gesteigert (ganz besonders, wenn sie normal ist) so kann dies als ein Fingerzeig dahin angesehen werden, daß das Fieber vielleicht durch einen interkurrenten Prozeß bedingt ist. War die Senkungsreaktion schon vor dem Fieber stark, so sind die Verhältnisse schwerer zu beurteilen. (Hier scheint eine Verminderung der Senkungsreaktion mit dem Einsetzen des Fiebers vielleicht eher als ein prognostisch schlechtes Zeichen aufzufassen zu sein.)

---

[1]) Daß bei praktischer Beurteilung der Intensität eines Infektionsprozesses der Senkungsreaktion in der Regel eine größere Bedeutung zukommt als dem Fieber, scheint von den Gynäkologen u. a. jetzt allgemein anerkannt zu sein.

[2]) Bei dieser Gelegenheit möge indes auch eine scheinbar widersprechende Erfahrung hervorgehoben werden. Einer Senkungsreaktions-Zahl von z. B. 30 mm kann oft bei afebrilen eine prognostisch ernstere Bedeutung zuzuschreiben sein als bei fieberhaften Fällen. Als eine Art Beweis dafür kann insofern auf die Resultate der Nachuntersuchung verwiesen werden, als diejenigen nach 3—4 Jahren noch lebenden Patienten, die bei der Senkungsreaktions-Prüfung Fieber hatten, eine durchschnittliche Senkungsreaktion von 32 mm aufwiesen, während bei den völlig afebrilen Fällen, die letal verliefen, die entsprechende Zahl 44 mm war.

Ferner wäre zu erwähnen, daß mitunter deutlich sukzessive Verminderungen der Senkungsreaktion während eines bestehenden Fieberzustandes beobachtet werden können. Eine derartige Erscheinung kann ein Anzeichen von zunehmender Kachexie sein, es kann aber auch bedeuten, daß die Intensität des Prozesses infolge vermehrter Reaktionskraft des Organismus abnimmt. Im konkreten Fall dürfte selten ein Zweifel aufkommen können, welche dieser Deutungen zutrifft.

Nach dem Aufhören des Fiebers, das durch eine akute Infektionskrankheit bedingt ist, geht die Senkungsreaktion allmählich zum Normalwert herab, wenn keine Reste der akuten Krankheit vorliegen und der Patient sonst gesund ist. Wir müssen uns jedoch von den Fällen 11—30 (Kap. IX und X) her erinnern, daß dieses Heruntergehen meist weitaus längere Zeit braucht, als die Körpertemperatur zu ihrer Stabilisierung bedarf. Bemerkt sei auch, daß die Senkungsreaktion, wenn sie auch, wie gesagt, mitunter schon während des bestehenden Fiebers abnehmen kann, doch ebensooft, wenigstens bei kurzdauernden, akuten Fieberzuständen, ihre höchsten Werte erst nach Aufhören des Fiebers erreicht und ihr Abstieg erst beginnt, wenn schon viele Tage normale Temperatur herrschte. Eine sehr starke Senkungsreaktion pflegt jedoch bald, im allgemeinen etwa eine Woche nach Aufhören des Fiebers, beträchtlich abgenommen zu haben, während es dann oft lange Zeit (bis zu etwa 2 Monaten) dauern kann, bevor normale Senkungsreaktion erreicht wird. Bei derartigen Fällen liegt oft keinerlei Anlaß vor, etwas anderes anzunehmen, als daß rein reparative Prozesse vor sich gehen.

Zur Beurteilung des prognostischen Wertes der Senkungsreaktion bei Lungentuberkulose ist es natürlich wichtig, diese Verhältnisse zu kennen, sowohl mit Hinsicht auf interkurrente Fieberzustände als auf tuberkulöse Prozesse. Es scheint jedoch, eigentümlich genug, als ob bei Tuberkulosepatienten (wenn ein pathologischer Prozeß wirklich zum Stillstand gekommen ist) die Senkungsreaktion oft die Neigung zeigen würde, sich rascher zu stabilisieren als nach abgelaufenen akuten Infektionskrankheiten bei sonst gesunden Menschen. Es ist jedenfalls zu widerraten, bei Lungentuberkulose einem vorhergehenden Fieberzustand eine allzugroße Bedeutung beizumessen, wenn die Senkungsreaktion erhöht ist, und besonders ist in solchen Fällen durch wiederholte Senkungsreaktions-Proben zu konstatieren, ob die Reaktion im Rückgang begriffen ist. (In den wiedergegebenen Kurven der Fälle 11—17 [Kap. IX], 18—30 [Kap. X] und in den Fällen 51—66 auf Tafel II—IV sind zahlreiche Beispiele für die hier erörterten Verhältnisse zu finden.)

Bei dieser Gelegenheit möchte ich schließlich betreffs der Frage „wie oft soll man im allgemeinen die Senkungsreaktion untersuchen“, meine Meinung dahin aussprechen, daß für die Mehrzahl der Tuberkulosefälle die Senkungsreaktions-Prüfung mit einer Zwischenzeit von 1 Monat für den praktisch-klinischen Bedarf völlig hinreichend ist. Wird dabei eine unerwartete Veränderung entdeckt, so ist es indiziert, die Probe zu wiederholen oder bei dem betreffenden Patienten eventuell die Zwischenzeiten auf zwei Wochen oder in einzelnen Fällen sogar noch mehr zu vermindern. Dasselbe muß natürlich auch für die Fälle gelten, die allgemein klinisch eine besondere Aufmerksamkeit verlangen, aber andererseits gibt es natürlich Fälle, wo ohne Nachteil wesentlich längere Zwischenzeiten als 1 Monat angewendet werden können. Gerade die Temperaturverhältnisse können oft die Anregung zu einer neuerlichen Senkungsreaktions-Probe geben — eine normale Temperatur bedeutet aber ebensowenig wie eine subfebrile oder eine fieberhafte, daß die Senkungsreaktions-Probe überflüssig ist.

Senkungsreaktion im Verhältnis zu anderen unspezifischen, prognostisch wichtigen Momenten.

Nach der obigen, ziemlich eingehenden Erörterung des Verhaltens der Senkungsreaktion zum Fieber muß das Verhalten zu den übrigen mehr oder weniger prognostisch wertvollen Faktoren mehr summarisch gehalten werden.

Was zunächst die Art und Ausbreitung der Lungenprozesse betrifft, so ist das, was darüber zu sagen wäre, in den Hauptzügen bereits im vorigen Kapitel auseinandergesetzt worden. Hier möge nur auf die Verteilung der Fälle in der Tabelle auf Tafel I aufmerksam gemacht sein. Wir sehen, daß die Senkungsreaktions-Zahlen im allgemeinen mit stärkerer Lungenläsion (vor allem aber mit dem Aktivitätsgrad) zunehmen. Daß die prognostische Bedeutung schwerer Lungenveränderungen selbstverständlich nicht übersehen werden darf, geht beispielsweise aus der Verteilung der Todesfälle in gewissen Senkungsreaktions-Klassen der Tabelle hervor. — Die oben betonte Bedeutung der Senkungsreaktion zusammengehalten mit Temperaturmessung gilt natürlich noch mehr der Senkungsreaktion vereint mit der Lungenuntersuchung[1]). Hier möchte ich auch in Übereinstimmung mit mehreren anderen Verfassern nochmals die bedeutungsvolle Hilfe hervorheben, welche die Senkungsreaktion bei der Deutung der Röntgenplatten gewähren kann. — Daß die Senkungsreaktion durch Vergleich mit den Resultaten anderer Untersuchungen erhöhte Bedeutung erhalten kann, dafür finden wir weitere Beispiele bei Vergleichen mit der Diazoreaktion, dem Körpergewicht, den Sputummengen.

Zwischen Diazoreaktion und Senkungsreaktion läßt sich nicht selten eine deutliche Korrelation merken. 31 Fälle der Tabelle auf Tafel I wiesen andauernd eine positive Diazoreaktion auf. Diese sedimentierten im Mittel 80 mm mit Variationen von (30 —) 45 bis 120 mm. Von den sämtlichen Fällen der Tabelle mit einer Senkungsreaktion von etwa 60 mm hatten 20%, von denen mit 80 mm Senkungsreaktion, 33% und von denen mit 100 mm Senkungsreaktion hatten 60% eine positive Diazoreaktion. Ich will ferner nur meine in einer früheren Arbeit ausgesprochene Vermutung wiederholen, daß eine starke Senkungsreaktion nahezu ausnahmslos früher zu finden sein dürfte als eine andauernd positive Diazoreaktion. Später war ich in einigen Fällen in der Lage zu beobachten, daß bisweilen nicht kachektische Fälle mit einer (mitunter ziemlich lange Zeit) positiven Diazoreaktion, aber relativ niedriger Senkungsreaktion anzutreffen sind, und daß der Verlauf in solchen Fällen erstaunlich günstig sein kann.

Unter anderem erinnere ich mich einer Frau mit sehr starken Lungenveränderungen, aber gutem Allgemeinzustand und einer Senkungsreaktion von nur 10—15 mm, die häufig deutlich positive Diazoreaktion aufwies, z. B. viermal hintereinander mit je 1 Monat Intervall. Diese Patientin wurde nach mehr als einem Jahr in noch besserem Gesundheitszustand befunden; sie war während dieser Zeit ununterbrochen arbeitsfähig gewesen und bei ziemlich gutem Wohlbefinden. Solche Fälle sind jedoch natürlich selten.

---

[1]) Der unvollständige Parallelismus zwischen dem Grad und der Ausbreitung der Lungenläsionen und der Senkungsreaktion wird von Poindecker-Sieß nachdrücklich mit den Worten hervorgehoben: „Sehr wichtig ist die Tatsache, daß zwischen der Schwere des objektiven Lungenbefundes und der Senkungsreaktion keine Übereinstimmung besteht. Wir beobachteten Fälle mit verhältnismäßig geringfügigem Befunde und hoher Senkungsreaktion, dagegen auch ausgedehnte kavernöse Lungenerkrankungen mit ganz normalen Sinkwerten. Gerade in diesem Verhalten scheint nun der Hauptwert der Senkungsreaktion für die Beurteilung eines Lungentuberkulosefalles gelegen zu sein."

Bei den Fällen 51—66 auf Tafel II—IV kann man beobachten, wie starke Senkungsreaktion und positive Diazoreaktion oft zusammenfallen. Besonders deutlich ist dies ja bei Fall 57 zu sehen.

Gewisse von den Prozessen, die sich in der Menge und in der Beschaffenheit des Sputums ausdrücken, können natürlich auch durch Steigerungen der Senkungsreaktion zum Ausdruck kommen, aber hierbei ist ja oft der Mangel an Übereinstimmung nahezu gleich groß. Wenn die Sputummengen groß sind, kann das akute Stadium der Krankheit seit langem vorüber sein und die Senkungsreaktion ist mitunter ziemlich niedrig. — Ein Zusammenhang zwischen Senkungsreaktion und dem Befund von Tuberkelbazillen im Sputum soll später in diesem Kapitel erwähnt werden.

Zwischen Senkungsreaktion und Körpergewicht ist oft ein deutlicher, im großen ganzen aber ziemlich mangelhafter Parallelismus zu finden. Oft kann man beobachten, daß einer vorübergehenden Steigerung der Senkungsreaktion nur eine Gewichtsverminderung entspricht, es ist aber nicht selten, daß man in Zeiten guter Gewichtszunahme Steigerungen in der Senkungsreaktion findet, und starke Senkungsreaktion ist (auch bei Lungentuberkulose) nicht selten bei völlig gutem Ernährungszustand vorzufinden, ebenso wie normale Senkungsreaktion bei stark abgemagerten Patienten vorkommen kann. Daß bei derartigen Fällen die größere prognostische Bedeutung der Senkungsreaktion zukommt, braucht kaum hervorgehoben zu werden.

Beim Vergleich zwischen dem Verhalten der Pulsfrequenz und der Senkungsreaktion gelten, mutatis mutandis, ähnliche Verhältnisse wie beispielsweise beim Vergleich mit dem Körpergewicht oder dem Fieber. Besonders sei der Parallelismus zwischen Pulsfrequenz einerseits und der labilen Körpertemperatur andererseits in ihrem Verhältnis zur Senkungsreaktion hervorgehoben. Die beiden ersteren können ja vorwiegend neurotisch bedingt sein. Übrigens wäre hinsichtlich der Pulsfrequenz nebstbei zu bemerken, daß sich bei Herzfehlern (einigermaßen vielleicht auch bei anscheinend gut kompensierten) auch bis zu einem gewissen Grad senkungshemmende Einflüsse geltend machen können.

Was schließlich alle jene Faktoren betrifft, die man unter der Bezeichnung Allgemeinzustand des Patienten zusammenzufassen pflegt, so ist von mancher Seite die Ansicht ausgesprochen worden, daß diese in der Senkungsreaktion besonders gut zum Ausdruck kommen sollten. Wenn unter Allgemeinzustand der allgemeine Eindruck von Krankheit oder Gesundheit verstanden sein soll, den der Patient macht, so muß ich gegen diese Behauptung protestieren. Es ist allerdings richtig, daß die meisten Patienten mit starker Senkungsreaktion nicht gesund aussehen, sowie daß bei solchen mit normalen Werten im allgemeinen das Gegenteil der Fall ist, aber auch von dieser Regel finden sich außerordentlich zahlreiche und charakteristische Ausnahmen. (Weiterhin muß hervorgehoben werden, daß bei starker Kachexie ja die Senkungsreaktions-Zahlen abnehmen.) Wenn dagegen jener „Allgemeinzustand" des Organismus gemeint ist, von dem wir äußerst wenig sehen, aber in gewissen Teilen durch unsere klinischen Untersuchungsmethoden ein besseres Urteil bekommen können, so scheint es mir berechtigter zu sagen, daß sich dieser im ganzen gerade in der Suspensionsstabilität des Blutes am besten wiederspiegle.

Senkungsreaktion bei initialen Fällen.

In diesem Kapitel ist bisher in erster Reihe das Verhalten der Senkungsreaktion bei manifester Tuberkulose erörtert worden. Bei der sog. Phthisis incipiens sind natürlich prinzipiell gleichartige Regeln gültig. Die Erfahrung, daß man am ersten Tage oder sogar in den ersten Tagen vieler akuter Infektionen oft eine normale Senkungsreaktion vorfindet, darf man natürlich nicht auf das Frühstadium von Lungentuberkulose übertragen wollen. Nahezu mit demselben Recht, wie man sagen kann, daß die „Lungentuberkulose" nicht einen Krankheitszustand bedeutet sondern eine Vielheit von solchen, gilt auch, daß „Tbc. pulm. incipiens", so wie diese Bezeichnung im allgemeinen verwendet wird, Krankheitszustände der verschiedensten Beschaffenheit umfaßt, die nur gemeinsam haben, daß die Lungenveränderungen von sehr geringer Ausbreitung sind oder sich geradezu dem Nachweis entziehen. Als „Phthisis incipiens" werden mindestens ebensooft Fälle durchaus gutartiger (nicht selten geheilter) Tuberkulose als solche wirklicher Frühstadien der progredierenden Lungentuberkulose diagnostiziert. Das Material der Nachuntersuchung, über welche ich hier berichten will, kann am ehesten aus initialen Fällen in der angedeuteten weiteren Bedeutung des Wortes bestehend charakterisiert werden.

Die hierher gehörigen 94 Fälle sind im Kapitel XI vorgelegt, teils in der Tabelle auf Tafel I, teils am Schluß desselben Kapitels. Fürs erste ist betreffs dieses Materials hervorzuheben, daß es genau ausgemustert ist (aber diese Musterung wurde vor Beginn der Nachuntersuchung bewerkstelligt). Dabei wurden zunächst alle deutlich komplizierten Fälle ausgeschaltet (ihre Anzahl dürfte jedoch kaum 5 überstiegen haben). Ferner wurden alle jene in ein höheres Stadium eingereiht, bei welchen die Lungenveränderungen so deutlich ausgesprochen waren, daß bezweifelt werden konnte, ob ihre Einregistrierung als Stadium I berechtigt sei. Dabei wurde einesteils mitunter vielleicht unnötig streng vorgegangen, andererseits wurde auch auf solche Lungenveränderungen Rücksicht genommen, die erst einige Monate nach Entnahme der Senkungsreaktions-Probe entdeckt worden waren. (Im Stadium II (III) der Tabelle finden sich sicherlich nicht wenige Fälle, deren Einreihung als Stadium I formell berechtigt gewesen wäre. (Mit derselben Strenge ist das ergänzende Material durchgesiebt. Als bezeichnend dafür, wie enge die Grenzen für das „Stadium I" gezogen wurden, kann angeführt werden, daß keiner dieser Fälle aktiv genannt werden konnte. Es sind also so gut wie ausschließlich solche Fälle, die klinisch völlig gutartig schienen, aus denen dieses Material besteht. Bei ungefähr 10 von diesen 94 Fällen muß die Diagnose Lungentuberkulose (und überhaupt das Vorliegen jeder eigentlichen Krankheit) als sehr unwahrscheinlich betrachtet werden. (Aber auch diese waren von Spezialisten als der Heilstättenbehandlung bedürftige Fälle von Lungentuberkulose angesehen worden.) Bei keinem der 94 Fälle war die Diagnose im Jahre 1919—20 durch Tuberkelbazillenbefund bestätigt, aber in der Mehrzahl der Fälle mußte sie auf Grund von Röntgenbefunden usw. als praktisch so gut wie sicher betrachtet werden. Man kann also sagen, das Material bestand aus stark verdächtigen oder sicheren Fällen von Lungentuberkulose von sehr geringer Ausbreitung, ohne deutliche klinische Anzeichen für eine aktive Erkrankung.

Nun zeigt die Nachuntersuchung, daß drei von diesen 94 Fällen $1^1/_2$—2 Jahre nach Entnahme der Senkungsreaktions-Probe an einer progredienten Lungentuberkulose gestorben sind. Die Senkungsreaktion war bei diesen drei 22 bis 40 mm gewesen und zu dieser Zeit war sogar die Diagnose bei allen dreien von erfahrenen Ärzten als so unsicher betrachtet worden, daß zu ihrer Klarstellung Tuberkulininjektionen vorgenommen wurden. (Es muß hinzugefügt werden, daß keine deutliche Anhaltspunkte dafür vorliegen, daß durch die Tuberkulininjektion ein Schaden verursacht worden wäre.) Diesen Fällen kann einer, mit Senkungsreaktion von derselben Größe, angereiht werden, der allerdings nicht letal verlief, in welchem der Zustand des Patienten sich aber hochgradig verschlechterte. Mit voller Sicherheit kann man ferner sagen, daß für keinen von den 83 Patienten mit einer Senkungsreaktion von höchstens 15 mm ein Todesfall verzeichnet werden muß. Die große Mehrzahl bezeichnet sich als subjektiv gesund und über keinen ist eine Mitteilung über deutliche Verschlechterung eingelaufen. Ich muß aber auch von neuem hervorheben, daß die Ergebnisse der Nachuntersuchung in Hinsicht auf Verschlechterungen (und besonders solchen im Lungenstatus) nicht auf Beweiskraft Anspruch machen können. Betreffs der 7 anderen Fälle mit Senkungsreaktion von 17—33 mm im Jahre. 1919—1920 sei erwähnt, daß drei von ihnen sich im Jahre 1923 als subjektiv frei von Krankheitssymptomen bezeichneten, während vier über Symptome berichteten, die auf Lungentuberkulose zurückgeführt werden können.

Diese Ziffern deuten ja auf eine beträchtliche prognostische Bedeutung der Senkungsreaktion auch hinsichtlich der initialen Fälle. Als Versager können die 7, (eventuell nur 3?) Fälle mit relativ hoher Senkungsreaktion gerechnet werden, in welchen die Patienten nicht starben oder im Jahre 1923 nicht merklich verschlechtert befunden wurden; aber die Senkungsreaktion bei diesen (17—33 mm) war nicht so hoch, daß nicht mit dem Eintritt einer wesentlichen Verbesserung gerechnet werden konnte (vgl. Fall 54, Kapitel XI) — und ferner kann diese gesteigerte Senkungsreaktion natürlich auch auf einer übersehenen Komplikation beruht haben. Als besonders bezeichnend dürfte man es dagegen betrachten können, daß die drei Todesfälle gerade bei jenen Patienten eintrafen, welche die stärkste Senkungsreaktion in diesem Material aufwiesen.

Es muß vielleicht als günstiger Zufall angesehen werden, daß die Angaben über diese 83 Patienten mit normaler oder niedriger Senkungsreaktion so gut ausfielen. Es wäre natürlich nicht ausgeschlossen gewesen, daß sich auch unter ihnen ein Todesfall ereignet hätte. Die „Voraussage" der Senkungsreaktion gründet sich natürlich ausschließlich auf den Zustand bei Entnahme der Probe und auch wenn die Prognose dabei erstaunlich oft in zutreffender Richtung gestellt werden kann, so ist z. B. eine später eintretende Verschlechterung ja keineswegs ausgeschlossen (vgl. z. B. Fall 32).

Im ganzen genommen, dürfte man jedoch aus der Nachuntersuchung schließen können, daß später eintretende akute schwere Verschlechterungen selten sind, wenn die Senkungsreaktion niedrig war. Ich kann in meinem gesamten Material nur ein Gegenstück zu Fall 32 finden und keinen einzigen Fall, wo eine niedrige Senkungsreaktion bei einer sicheren beginnenden Tuberkulose oder bei einem darauf verdächtigen Fall vorgelegen und wo später, soviel ich weiß, eine bösartige Tuberkulose konstatiert worden wäre.

Ein anderer, nur gerade dieses Material von klinisch gutartig erscheinenden Fällen betreffender Schlußsatz ist indes, das schon eine Senkungsreaktion von nur etwa 20 mm in einem solchen Fall gewissermaßen als eine ernstere Mahnung betreffs einer möglicherweise schlechten Prognose betrachtet werden muß, als eine Zahl von derselben Größe bei einem Fall mit ausgebreiteten Lungenveränderungen.

Besonders bei den initialen Fällen muß der Wert der Senkungsreaktion natürlich nicht bloß vom prognostischen, sondern auch vom rein diagnostischen Gesichtspunkt betrachtet werden. Diese Fragen sollen in einem folgenden Kapitel näher behandelt werden. Mit der Erörterung der Senkungsreaktion als Diagnostikum bei Tuberkulose hängt in gewissem Maße die Frage zusammen, die wir zunächst besprechen wollen, aber ich glaube doch, daß auch sie eher unter die Rubrik der Prognose gehört.

Schließt eine normale Senkungsreaktion aktive Tuberkulose aus?

Bei Beurteilung dieser Frage muß daran festgehalten werden, daß als rein normale Senkungsreaktion höchstens 3 mm bei einem Mann, höchstens 7 mm bei einer Frau angesehen werden kann, daß aber Grenzwerte von etwa 5 resp. 10 mm nicht selten bei Personen anzutreffen sind, die gesund erscheinen.

Schwieriger ist es festzustellen, was man unter aktiver Tuberkulose verstehen soll. Sogar bei den Versuchen die oben gestellte Frage zu beantworten, sind in der Literatur der letzten Jahre so weit verschiedene Auffassungen über diesen Punkt vorgekommen, daß der eine unter aktiver Tuberkulose nur fieberhafte Tuberkulose versteht, während der andere glaubt, daß eine positive Tuberkulinreaktion eine solche Diagnose zuläßt. Nicht einmal, wenn man zu der Unterscheidung zwischen „biologisch aktiver" und „klinisch aktiver" Tuberkulose seine Zuflucht nimmt, scheint mir eine völlig adäquate Definition des Begriffes gegeben zu sein. Die meisten dürften unter klinisch aktiver Tuberkulose ungefähr dasselbe verstehen wie fortschreitende Tuberkulose. Dies scheint mir jedoch einerseits vielleicht eine etwas zu enge Begrenzung zu sein und andererseits kann zweifellos physikalisch oder röntgenologisch mitunter ein „Fortschreiten" des Prozesses während einer Zeit festgestellt werden, in der sich, biologisch genommen, nur rein regressive Prozesse abspielten.

Als bezeichnend für das Verhalten der Senkungsreaktion in Hinsicht auf die oben gestellte Frage möchte ich vorerst drei Fälle aus meinem im Kapitel XI publizierten Material vorbringen.

Fall 53 (Tafel II) kann als ein Fall mit abklingender Aktivität bezeichnet werden. Eine Aktivitätsperiode hatte zweifellos wenigstens unmittelbar vor dem Spitalsaufenthalt vorgelegen, die Temperatur ist die ganze Zeit normal, Tuberkelbazillen waren aber im Sputum noch positiv, als so niedrige Senkungsreaktions-Ziffern wie 9 mm zu beobachten waren. Fall 56 (Tafel II) muß auch von dem hier vorliegenden Gesichtspunkt erörtert werden. Hier wurden Senkungsreaktions-Zahlen von 5—7 mm gleichzeitig mit einer ziemlich deutlich pathologischen Temperatur beobachtet. Es liegen jedoch keine objektiv nachweisbaren Zeichen vor, daß diese Temperatur nicht als wesentlich neurotisch bedingt zu bezeichnen wäre. Fall 64 (Tafel IV) ist, soviel ich mich erinnern kann, der einzige Fall, den ich überhaupt beobachtet, wo es den Anschein hat, als ob aktive Tuberkulose deutlich mit normaler Senkungsreaktion einhergegangen wäre, aber auch in diesem Fall lassen sich Gründe gegen eine solche Annahme geltend machen, gerade für die Zeit der normalen Senkungsreaktion. So finden wir, daß die Temperaturlabilität erst gleichzeitig mit den letzten zwei Senkungsreaktions-Zahlen von 7 mm (anfangs September) beginnt. Ferner ist zu merken, daß Tuberkelbazillen im Sputum in drei Proben kurz vorher negativ waren und positiver Bazillenbefund wurde erst etwa 6 Wochen später nachgewiesen. Im Vorbeigehen sei hervorgehoben, daß die Senkungsreaktion in allen diesen 3 Fällen die gute Prognose auffallend deutlich zum Ausdruck gebracht hat.

In diesem Zusammenhang sei ferner an die Resultate der Nachuntersuchung betreffs des Verlaufes der Fälle mit niedriger Senkungsreaktion (Schluß des Kapitels XI) erinnert. Dabei fand sich, daß von 60 Patienten mit manifester Lungentuberkulose (Stadium II—III) und Senkungsreaktion unter etwa 10 mm (Männer) nur 5 binnen 3—4 Jahren starben. (Wenn auch das Stadium I mitgerechnet wird, so erhält man gegenüber diesen 5 Todesfällen statt 55 mindestens

100 lebende.) Daß man bei keinem dieser 5 letalen Fälle zur Zeit der Prüfung der Senkungsreaktion das Vorliegen einer aktiven Tuberkulose annahm, ergibt sich schon aus der Art der Einreihung der Fälle in die Tabelle auf Tafel I; und aus den im Kapitel XI mitgeteilten Berichten über diese Fälle dürfte hervorgehen, daß auch der spätere Verlauf nicht zeigte, daß notwendig eine aktive Tuberkulose zur Zeit der niedrigen Senkungsreaktion angenommen werden muß. (Nur bei einem oder zwei von diesen 5 Fällen war die Senkungsreaktion ganz normal.)

Außerdem möchte ich erwähnen, daß ich überhaupt niemals Tuberkelbazillen im Sputum bei einem Patienten vorgefunden habe, wenn die Senkungsreaktion ungefähr gleichzeitig völlig normal war, aber schon bei 4—6 mm (resp. 8—11 mm für Frauen) kann ein solcher Befund, wenn auch ziemlich ungewöhnlich, doch nicht als selten bezeichnet werden. (Schätzungsweise kann vielleicht sogar 1 von 20 Patienten mit Lungentuberkulose und Senkungsreaktions-Ausschlag von solcher Größe Tuberkelbazillen positiv im Sputum aufweisen.)

In diesem Zusammenhang sei schließlich daran erinnert, daß durch Komplikationen einige spezielle senkungshemmende Einflüsse vorkommen können (vgl. Kapitel VII und betreffs Skrofulose Kapitel XIV). Es muß jedoch auch hervorgehoben werden, daß solche praktisch bei der Lungentuberkulose der Erwachsenen eine sehr geringe Rolle spielen und man dabei meist von ihnen absehen kann.

Auf Grund des vorgelegten Materials kann sich jedermann seine eigene Auffassung über die vorliegende Frage bilden oder seine frühere Auffassung bestätigt finden. Viele sind vielleicht geneigt zu glauben, daß aktive Tuberkulose und normale Senkungsreaktion eine häufige Konstellation sind. Es sei mir aber doch erlaubt zu betonen, daß ich (mit der Ausnahme, die vielleicht von dem oben berührten Fall 64 gebildet wird) bei meinen Untersuchungen niemals Fälle angetroffen habe, wo ein derartiges Zusammentreffen zweifellos existierte und äußerst wenige Fälle, wo ein starker Verdacht darauf vorlag. Damit sei natürlich keineswegs behauptet, daß eine normale Senkungsreaktion bei aktiver Tuberkulose absolut undenkbar wäre und noch weniger, daß eine normale Senkungsreaktion allein einen Beweis dafür ausmache, daß eine Therapie unnötig wäre. Andererseits dürfte es doch nicht unberechtigt sein, ziemlich deutliche Anhaltspunkte für die Annahme einer „aktiven“ Tuberkulose zu verlangen, wenn die Senkungsreaktion völlig normal ist.

Die oben vorgelegte Frage ist in den letzten Jahren von verschiedenen Verfassern in sehr ungleicher Weise beantwortet worden. — In meinen ersten Publikationen sprach ich die Vermutung aus, daß eine normalen Senkungsreaktion wahrscheinlich eine aktive Tuberkulose ausschließen dürfte. Frisch-Starlinger äußerten sich auf dieselbe Weise (und machten den wichtigen Zusatz, daß eine Senkungsreaktions-Zahl von weniger als 20 mm einen echt phthisischen, pneumonischen oder exsudativen Prozeß ausschließen lassen dürfte). Katz meinte, daß normale Werte einen Beweis dafür ausmachten, daß ein latenter tuberkulöser Prozeß oder überhaupt keine Tuberkulose vorliege. Poindecker-Sieß sind — mit Vorbehalt bez. fibröser Spitzen-Hilustuberkulose — der Ansicht, „daß für die Diagnose, ob aktive oder inaktive Phthise, die Feststellung der Senkungsreaktion von ausschlaggebender Bedeutung ist“. Poindecker-Sieß äußern sich ferner: „Man kann sich ja vorstellen, daß auch von einem ganz kleinen Lungenherde, dessen geringgradige Gewebsdestruktion in der Senkungsreaktion nicht zum Ausdruck kommt, bei einem allergischen Individuum so starke Überempfindlichkeitserscheinungen ausgelöst werden, daß man praktisch von einer aktiven Tuberkulose sprechen muß". Starling ist der Ansicht, daß normale Senkungsreaktion aktive Tuberkulose unbedingt ausschließt. Mehr minder direkt sprechen sich noch andere Verfasser über ähnliche Erfahrungen aus (in der allerletzten Zeit z. B. Raykowski und Johansson).

Während des letzten Jahres sind indes viele Verfasser aufgetreten, die mehr minder nachdrücklich hervorgehoben haben, daß normale Senkungsreaktion nicht eine aktive Tuberkulose ausschließe. Besonders lebhaft wird dies von Moral betont, doch scheint von all seinen vorgebrachten Beweisen nur ein Fall einigermaßen seine Ansichten zu stützen. (Betreffs der Hervorhebung Morals, daß normale Senkungsreaktion eine organische Krankheit nicht ausschließe, will ich nur bemerken, daß dergleichen soviel ich mich erinnern kann, nie behauptet worden ist.) Die Unrichtigkeit seiner Behauptung, daß bei beginnender Lungentuberkulose eine normale oder nur geringe Beschleunigung der Senkungsreaktion ohne prognostische Bedeutung wäre, dürfte u. a. aus den eben mitgeteilten Nachuntersuchungsergebnissen hervorgehen. Schließlich müssen wir bei Beurteilung der Angaben Morals nicht übersehen, daß dieser Verfasser die Grenzen zwischen normaler und pathologischer Senkungsreaktion bei etwa 18 mm setzt. – Wieder andere beantworten die gestellte Frage verneinend, sprechen sich aber vorsichtiger aus und meinen im allgemeinen, daß normale Senkungsreaktion nicht unbedingt aktive Tuberkulose ausschließe (Spieß, Krimphoff, Tegtmeier, Freund-Henschke, Berg u. a.). Einige von den Vertretern dieser Auffassung führen als einzigen Beweis für eine aktive Tuberkulose an, daß sich im Sputum Tuberkelbazillen vorgefunden hätten[1]).

Die vorliegende Frage scheint nicht auf allgemein gültige Weise beantwortet werden zu können, da weder über die Definition des Begriffes aktive Tuberkulose Einigkeit herrscht, noch darüber, inwieweit durch die gewöhnlichen klinischen Untersuchungsmethoden ein Beweis für oder gegen eine solche Diagnose zu erbringen ist. Aus den obigen Angaben und der Übersicht der vorliegenden Literatur kann man, wie mir scheint, jedoch mit Recht schließen, daß bei völlig normaler Senkungsreaktion ein gleichzeitiges Vorhandensein einer aktiven Tuberkulose, im allgemein klinischen Sinne des Wortes, zum mindesten als unwahrscheinlich anzusehen ist und auch bei den Grenzwerten der Senkungsreaktion dürfte ein deutlicher solcher Befund praktisch ungewöhnlich sein. Es scheint mir nicht unberechtigt anzunehmen, daß unter den vorhandenen unspezifischen Untersuchungsmethoden im allgemeinen die Senkungsreaktion die meiste Bedeutung hat, wenn die Frage beantwortet werden soll, ob aktive Tuberkulose vorliegt oder nicht.

Literaturübersicht.

Der allgemein prognostische Wert der Senkungsreaktion bei Lungentuberkulose ist nun in einer großen Anzahl von Arbeiten bestätigt worden. Von früher zitierten Verfassern mögen die Namen Frisch - Starlinger, Katz, Dreyfuß - Hecht, Sterling, Poindecker - Sieß hier wieder genannt sein. Die Senkungsreaktion wird als ein feiner Indikator für die Aktivität bzw. Progredienz einer tuberkulösen Erkrankung bezeichnet und der Reaktion wird ein bestimmter Wert für deren Prognose zugeschrieben. „Die Senkungsreaktion bietet wichtige Anhaltspunkte für die Erkennung okkulter Herdreaktionen und Richtlinien für die Durchführung einer spezifischen Behandlung. Die Bestimmung der Senkungsreaktion ist in der Praxis leicht auszuführen und sollte bei keiner Lungenuntersuchung unterlassen werden" (Poindecker-

---

[1]) Ich kann in diesem Zusammenhang nicht unterlassen auf die Wichtigkeit einer sorgfältig durchgeführten Technik bei der Senkungsreaktions-Probe hinzuweisen. Die allermeisten methodischen Fehler bringen zu kleine Ausschläge mit sich.

Sieß). — Wir müssen uns darauf beschränken, weiterhin die Namen Schürer-Eimer, Bohland, Dehoff, Delhaye, Freund-Henschke, Kovacs, Krimphoff, Mathé, Müller, Oske, Petschacher, Raykowski, Schellenberg-Naucke, Schmidt, Sebök, Spies, Tegtmeier, Torday, aufzuzählen, welche alle die Senkungsreaktion bei Lungentuberkulose im großen ganzen prognostisch wertvoll gefunden haben. Die zuletzt publizierten Erfahrungen sind im allgemeinen nicht weniger günstig als die in den früheren Arbeiten vorgelegten. Zöckler z. B. schließt seine Zusammenfassung mit den Worten: „Der Hauptwert der Senkungsreaktion liegt in der Feststellung der Intensität eines Prozesses. Die Beobachtung dieser Reaktion während der Krankheitsdauer gibt uns einen sicheren Fingerzeig, um von der Prognose ein einigermaßen klares Bild zu erhalten.“ Am kritischsten äußern sich Moral, Altertum und Schellenberg-Naucke, welche jedoch der Methode keineswegs einen praktischen Wert absprechen.

Viele Verfasser (Dreyfuß-Hecht, Katz-Rabinowitsch Kempner, Schneider u. a.) heben besonders den Nutzen der Senkungsreaktion bei Beurteilung der Forlaninifälle hervor. Katz-Rabinowitsch Kempner sagen z. B.: „Die Veränderungen der Senkungsreaktions-Werte gehen so parallel mit einer Verschlechterung oder Besserung der Krankheitsprozesse, daß bei dieser eingreifendsten Behandlung der Tuberkulose die Senkungsreaktion vielleicht ihre größte praktische Bedeutung für die Prognosenstellung besitzt.“ — Diese Bedeutung will ich keineswegs bestreiten, möchte aber auch daran erinnern, daß die schönen Zahlen in solchen Fällen mitunter ein wenig Kunstprodukt sein können (vgl. Kapitel XII) und daß natürlich zufälligeEinflüsse Steigerungen der Senkungsreaktion verursachen können, die nicht selten prognostisch bedeutungslos sind.

In einem Vortrag in der Vereinigung der Lungenheilanstaltsärzte, Sitzung vom Mai 1923, spricht sich Ritter u. a. folgendermaßen aus: „Oft waren die positiven Ergebnisse des Ausfalls der Senkungsreaktion prognostisch von überraschender Bedeutung.“ „Soviel ist mir heute schon sicher, daß wir gerade bei der Lungentuberkulose in der Senkungsreaktion ein wichtiges und brauchbares klinisches Hilfsmittel haben, das auch verhältnismäßig einfach anwendbar ist, um uns ein Bild von dem Einfluß der Lungentuberkulose auf den Körper zu verschaffen. Denn darauf kommt es bei Beurteilung einer Lungentuberkulose doch in allererster Linie an, nicht auf die Feststellung des Befundes; gleichgültig, ob wir das durch physikalische oder Röntgenuntersuchungen tun.“ Ritter konstatiert ferner die mangelhafte Zuverlässigkeit der Temperaturmessung und des Körpergewichts und meint: „Die Senkungsreaktions-Probe, die bei zweckmäßiger Einrichtung in der Sprechstunde ausführbar ist und schon nach 2 Stunden ein Ergebnis liefert, ergänzt diese beiden Untersuchungsarten in glücklicher Weise.“ In der darauffolgenden Diskussion berichten auch Klare, Dehoff, Rabinowitsch Kempner, Keutzer, Schüler, Schellenberg, Hecht, Gottlieb und Wiese über ihre im ganzen günstigen Erfahrungen über den prognostischen Wert der Senkungsreaktion. In ähnlicher Weise äußerten sich in einer Diskussion auf dem Nordischen Tuberkuloseärztekongreß im Juli 1923 de Besche, Berg, Löwenhielm und Wallgren, während Lindhagen und Leffler hauptsächlich über diejenigen Fälle berichteten, bei welchen sie weniger gute Übereinstimmung gefunden hatten.

Die Mehrzahl der auf diesem Gebiete arbeitenden Verfasser hebt natürlich auch die Schwäche der Senkungsreaktion hervor. Dabei wird hauptsächlich einerseits betont, daß die Senkungsreaktion unspezifisch ist, andererseits daß sie nur den augenblicklichen Zustand des Organismus ausdrückt. Daß der Wert der Senkungsreaktion ebensowohl überschätzt als unterschätzt werden kann, ist selbstverständlich, und zweifellos kommen Fälle vor, die vom rein praktischen Standpunkt als Versager betrachtet werden müssen, natürlich besonders dann, wenn man der absoluten Größe der Zahlen eine allzu große Bedeutung beimißt. Die Nachteile des unspezifischen Charakters der Senkungsreaktion sind jedoch — und dabei kann man sich meines Erachtens auf eine einstimmige Erfahrung berufen — praktisch genommen und besonders hinsichtlich der Prognostik der Lungentuberkulose keineswegs so groß und treten keineswegs so häufig in Erscheinung, als man es sich vielleicht a priori vorstellen möchte. Daß die Reaktion ferner nur den gegenwärtigen Zustand ausdrückt, muß man gleichfalls immer im Auge behalten, aber welche Untersuchungsmethode ermöglicht es uns, allein für sich häufiger und leichter die künftige Entwicklung vorauszusagen?

Ergebnisse.

Die Senkungsreaktion ist ein wertvolles Hilfsmittel bei Beurteilung der Bösartigkeit einer Lungentuberkulose zur Zeit der Untersuchung und damit in der Regel zur Stellung der Prognose. Durch wiederholte Senkungsreaktions-Proben sowie durch Vergleiche zwischen den Resultaten, die z. B. Röntgenuntersuchung und spezifische Methoden gegeben, kann der Wert der Reaktion gesteigert werden.

Bei Beurteilung der Intensität des Krankheitsprozesses kann sich die Senkungsreaktion in zahlreichen Fällen als die bedeutungsvollste unter den gewöhnlichen Untersuchungsmethoden zeigen. In dieser Arbeit wird die Senkungsreaktion diesbezüglich besonders mit der Körpertemperatur verglichen. Unter unseren Hilfsmitteln zur Unterscheidung der gutartigen von der bösartigen Tuberkulose dürfte die Senkungsreaktion (neben der Röntgenuntersuchung) im großen ganzen als die praktisch wichtigste bezeichnet werden können.

Bei völlig normaler Senkungsreaktion ist ein gleichzeitiges Vorkommen progredierender Lungentuberkulose zum mindesten sehr unwahrscheinlich. Eine normale oder schwach pathologische Reaktion pflegt einen gutartigen Verlauf der Krankheit anzukündigen. In den Fällen mit schlechter Prognose pflegt dagegen selbst vom allerersten Beginn der Krankheit an, auch in Zeiten scheinbar sehr beträchtlicher Besserung, wenn alle anderen Zeichen auf einen inaktiven Krankheitsprozeß deuten können, doch sehr selten eine normale Senkungsreaktion vorzukommen. Den pathologischen Senkungsreaktions-Werten kann, im ganzen ungefähr proportionell zur Größe der Ziffer, eine prognostisch ernste Bedeutung beigemessen werden, aber man darf dabei nicht den unspezifischen Charakter der Reaktion vergessen.

XIV. Die Senkungsreaktion bei Kindertuberkulose und bei extrapulmonärer Tuberkulose.

Senkungsreaktion bei der Tuberkulose im Kindesalter.

Daß für den Zusammenhang zwischen der Krankheit und dem Senkungsreaktions-Ausschlag im Kindesalter im großen ganzen dieselben Gesetze gelten wie bei Erwachsenen, ist jetzt bereits durch viele Arbeiten über das Verhalten der Senkungsreaktion bei Kindertuberkulose festgestellt.

Als charakteristisch für die frische hochaktive Primäraffektion der Lunge geben Asal-Falkenheim eine ziemlich starke Senkungsreaktion an [50—70 (?) mm].

Eine Reihe von Verfassern hat bei Lungentuberkulose der Kinder überhaupt ähnliche Verhältnisse gefunden wie bei Erwachsenen. Dehoff (54) z. B. gibt für reine Cirrhosen 6—15 (?) mm, für nodöse Prozesse etwa 20—35 (?) mm und für exsudative resp. produktiv verkäsende 40—90 (?) mm an.

Über die Einwirkung der Bronchialdrüsentuberkulose auf die Senkungsreaktion sind Erfahrungen an Kindermaterial nun schon in zahlreichen Arbeiten vorgelegt. Rokay, der seine Untersuchungen auf afebrile Fälle beschränkte, fand die Senkungsreaktion ebenso wertvoll für die Aktivitätsdiagnose wie bei der Lungentuberkulose. Bei Senkungsreaktion unter 7 mm lag im allgemeinen ein völlig inaktiver Prozeß, bei Senkungsreaktion über 12 mm ein aktiver Prozeß vor. Rokays Zahlen gehen ziemlich selten über 35 mm hinaus. Dehoff hat umfassende Untersuchungen der Senkungsreaktion bei Kindertuberkulose angestellt und sagt u. a.: „Bei der Beurteilung der Bronchialdrüsentuberkulose gelingt es mit Hilfe der Senkungszahl, aktive und latente Prozesse, die voneinander abzugrenzen, oft auch mit Hilfe der Röntgenplatte nicht möglich ist, zu entscheiden. Es ist dies um so wesentlicher, als uns hierfür keine bessere Methode zur Verfügung steht.“ Dehoff bezeichnet als charakteristisch für die ausgesprochen aktive Hilustuberkulose eine Senkungsreaktion von etwa 15—25 (?) mm. Über ähnliche Erfahrungen berichten Asal-Falkenheim, Gottlieb, Rennebaum, Wallgren u. a., die einstimmig die Senkungsreaktion als ein ausnehmend wichtiges Hilfsmittel zur Beurteilung der Bronchialdrüsentuberkulose rühmen.

Einen bedeutungsvollen Beitrag zur Kenntnis des klinischen Verhaltens der Senkungsreaktion, besonders bei Kindertuberkulose, scheinen mir Asal-Falkenheim durch ihre Heraushebung der Skrofulose als eine Kategorie für sich geliefert zu haben. Die skrofulösen Kinder zeigten nicht selten normale Senkungsreaktionen, auch dort, wo man eine pathologische Zahl erwartet hätte. Diese Verfasser sind offenbar der Ansicht, daß „die skrofulöse lymphatisch-exsudative Gewebe- oder Stoffwechselanomalie“ eine Art von senkungshemmendem Einfluß ausübt, und zwar so charakteristisch, daß der niedrigen Senkungsreaktion ihrer Meinung nach diagnostischer Wert für die exsudative Diathese beigemessen werden kann[1]). Ob dieser supponierte senkungsvermindernde Einfluß so stark ist, daß z. B. eine komplizierende akute Krankheit oder eine bösartige Tuberkulose nicht mehr deutlich durch eine Steigerung der Senkungsreaktions-Zahlen bemerkbar wird, scheint mir jedoch vorläufig noch nicht entschieden. — Weise konnte ähnliche Beobachtungen machen wie Asal-Falkenheim. — Auffallend ist, wie häufig jene Verfasser, die

[1]) Asal-Falkenheim haben das Serumeiweiß auch refraktometrisch bestimmt und die von ihnen angeführten Ziffern scheinen keine Hydrämie anzudeuten (vgl. Kap. VI), sondern eher hohe Eiweißziffern. Als charakteristisch für die Blutbeschaffenheit bei Skrofulose geben diese Verfasser eine erhöhte Kolloidstabilität und eine auffällige Labilität des Wasserhaushaltes an.

der Senkungsreaktions-Wert für die Beurteilung beispielsweise der Bronchialdrüsentuberkulose oder Knochentuberkulose lebhaft hervorgehoben wird und Asal-Falkenheim weisen auch darauf hin, daß die im allgemeinen leicht zu erkennenden Skrofulosefälle den praktischen Wert der Senkungsreaktion nicht erschüttern können[1]).

Meine eigenen Erfahrungen über Senkungsreaktion bei Kindertuberkulose (etwa 150 Fälle) stehen in Übereinstimmung mit den nun vorgelegten und mit denen, die beim Studium der Lungentuberkulose bei Erwachsenen ge-normale Senkungsreaktion gleichzeitig mit aktiver Tuberkulose vorgefunden haben wollen, als Beweis dafür gerade Fälle aufführen, bei welchen offenbar Skrofulose vorgelegen hat. Daß indes diese „Versager" nicht zahlreich oder stark hervortretend sind, geht ja deutlich aus all den Arbeiten hervor, bei welchen wonnen wurden. — Über Skrofulosefälle habe ich keine hinreichenden eigenen Erfahrungen für eine eingehendere Erörterung. — Bei Fällen reiner Bronchialdrüsentuberkulose habe ich konstatieren können, daß die Senkungsreaktion nach dem Aufhören einer Aktivitätsperiode, auch wenn sie mitunter ziemlich stark war (etwa 50 mm), ziemlich rasch abnimmt und etwa binnen zweier Monate unter 10 mm hinuntergehen kann. — Es ist natürlich eine Erscheinung von sehr großer praktischer Bedeutung, wenn eine Senkungsreaktion von z. B. 15 mm bei einem 10jährigen Kind wirklich für dasselbe eine schlechtere Prognose andeutet als z. B. die Ziffer 6 mm, aber dieses Problem scheint mir wenigstens als noch nicht ergründet bezeichnet werden zu müssen.

Das eigene hierher gehörige Material bestand zum allergrößten Teil aus Fällen, die im gewöhnlichen klinischen Sinn nicht deutlich aktiv waren, und ich habe bei denselben festzustellen versucht, ob die Kinder mit deutlicher hereditärer Belastung im Durchschnitt stärkere Senkungsreaktion aufwiesen als diejenigen, bei welchen nichts von einer Tuberkulose der Eltern oder Geschwister bekannt war. Es scheint mir, als ob mitunter eine derartige Tendenz zu merken wäre, aber das Material ist nicht ausreichend, um mehr als höchstens eine Vermutung in dieser Richtung zu gestatten. Es ist natürlich nur durch Nachuntersuchung an einem großen und sorgfältig untersuchten Material auf eine Lösung dieser Fragen zu rechnen. Man muß aber gleichzeitig sagen, daß es ja theoretisch nicht ganz undenkbar erscheint, daß eine Person mit tuberkulöser Belastung, die z. B. im Alter von 20 Jahren an Lungentuberkulose erkrankt, während der Wachstumsjahre eine völlig normale Senkungsreaktion aufweisen kann, und zwar auch dann, wenn man eine rein endogene Reinfektion voraussetzt.

Im folgenden haben wir Gelegenheit, noch einige Formen von Tuberkulose im Kindesalter zu berühren.

[1]) In der vorliegenden Literatur über Senkungsreaktion bei Tuberkulose (etwa 70 Arbeiten) habe ich nur eine (von Völker) gefunden, in welcher der praktische Wert der Reaktion bestritten wird. Völker hat die Senkungsreaktion bei Kindertuberkulose, besonders bei chirurgischer, untersucht und scheint u. a. nicht die eigenartigen Verhältnisse der Skrofulosefälle erkannt zu haben. Dieser Verfasser ist zwar der Ansicht, daß eine Senkungsreaktion über 15 mm stets einen pathologischen Prozeß bedeutet, meint aber, daß er auch durch andere Methoden diesen Prozeß immer nachweisen konnte.

Senkungsreaktion bei der Tuberkulose extrapulmonärer Lokalisation.

Zunächst sei daran erinnert, daß sich eine akute Pleuritis oft ungefähr wie eine interkurrente akute Infektionskrankheit verhält (vgl. z. B. Fall 63, Tafel IV, u. a.). Ob am ersten Tage einer akuten Pleuritis eine normale Senkungsreaktion anzutreffen ist, scheint mit aber höchst zweifelhaft. Die Senkungsreaktions-Zahlen, die nicht selten ein sehr hohes Maximum erreichen können (jedoch kaum über 80—90 mm bei einer unkomplizierten sog. idiopathischen Pleuritis ?), stehen im allgemeinen in ziemlich gutem proportionellen Einklang mit der Intensität des Krankheitsprozesses. In leichten Fällen und besonders, wenn das eigentlich akute Stadium vorüber ist, trifft man mitunter eine erstaunlich niedrige Senkungsreaktion (etwa 10 mm) an. — In mehreren Fällen (und besonders bei Pneumothoraxbehandlung, wo nicht selten gleichzeitig mit Exsudat Normalwerte vorkommen) habe ich konstatieren können, daß die Senkungsreaktion niedrige Werte erreicht hat, bevor noch das Exsudat verschwunden war. — Ähnliche Verhältnisse scheinen mir für tuberkulöse Perikarditiden zu gelten (hinsichtlich welcher ich aber nur über eine Erfahrung von einigen wenigen Fällen verfüge) und ebenso für Peritonitiden. In einigen Fällen der letztgenannten Art habe ich gleichzeitig mit ausgesprochenem, lange Zeit bestehendem Fieber relativ niedrige Senkungsreaktionen (etwa 25 mm) finden können — und einen wenigstens vorläufig günstigen Verlauf. Eine tuberkulöse Meningitis schließlich kann wahrscheinlich eine ziemlich starke Senkungsreaktion veranlassen, aber eigene Erfahrungen in zwei Fällen (Kinder) deuten dahin, daß auf solche Werte, vom praktischen Standpunkt, nicht als auf etwas Konstantes zu rechnen ist.

In nahem Zusammenhang damit steht vielleicht die Frage über die Senkungsreaktion bei der allgemeinen Miliartuberkulose. Über den Einfluß dieser Krankheit, in ihren verschiedenen Formen, liegen bisher nur äußerst spärliche Untersuchungen vor, und die typischen Verhältnisse der Reaktion wie ihr praktischer Wert müssen hier noch als unbekannt bezeichnet werden.

Schon in meinen ersten Publikationen fand ich nach Beobachtungen in einigen Fällen, daß der ziemlich gesetzmäßige Zusammenhang zwischen der Senkungsreaktion und der Intensität des Krankheitsprozesses sich offenbar nicht auf die Lungentuberkulose beschränkt und sprach die Vermutung aus, daß sich die Senkungsreaktion vielleicht auch bei anderen Tuberkuloseformen als praktisch wertvoll erweisen würde. Betreffs der extrapulmonalen Organtuberkulose verschiedener Lokalisation sind nun reichliche und ziemlich einstimmige Erfahrungen in dieser Richtung veröffentlicht.

Zunächst sei betreffs der Kehlkopftuberkulose darauf hingewiesen, daß es natürlich oft prinzipiell unmöglich ist, durch die Senkungsreaktion eine direkte Vorstellung über den Grad der Bösartigkeit dieser Krankheit zu bekommen, da ja gleichzeitig meist Lungentuberkulose vorzuliegen pflegt. Damit sei jedoch keineswegs gesagt, daß die Senkungsreaktions-Prüfung in diesen Fällen wertlos wäre. Der Charakter des Prozesses im Larynx ist ja oft derselbe wie in den Lungen und nach Probeexcisionen und pathologisch-anatomischen Untersuchungen in einigen derartigen Fällen habe ich auch die Diagnose auf maligne resp. auf gutartige Tuberkulose bestätigt sehen können, die durch die Senkungsreaktions-Ziffern (bisweilen im Gegensatz zum übrigen klinischen Bild) angedeutet war. — Im Vorbeigehen sei ferner an die in gewissen Fällen relativ niedrigen Senkungsreaktions-Ziffern bei Darmtuberkulose erinnert (vgl. Kapitel VI; Senkungsreaktion bei Kachexie, und z. B. Fall 61).

W. Löhr (183), Hilarowics, Simó, Frostell, Johansson, Haller, Rothe sowie auch Sterling, Dehoff, Tegtmeier, Rennebaum u. a. betonen den praktischen Wert der Senkungsreaktion bei Beurteilung der Fälle mit Knochen- (und Gelenks-)Tuberkulose. Die Zahlen weisen im ganzen großen den gewöhnlichen Parallelismus mit der Intensität der Prozesse auf, weshalb ihr Zutreffen oft erst aus dem späteren Verlauf der Fälle hervorgeht. Der Methode wird allgemein ein nicht unwesentlicher diagnostischer sowohl wie prognostischer Wert betreffs dieser Tuberkuloseformen beigemessen — wobei jedoch die Äußerung Johanssons, daß die stärksten Reaktionen eher auf septische Prozesse als auf Tuberkulose deuten, unterstrichen werden muß. Hierher gehörige differentialdiagnostische Probleme sollen in einem späteren Teil dieser Arbeit berührt werden. — Viele Verfasser heben hervor, daß eine gesteigerte Senkungsreaktion schon vor irgendwelchen anderen klinischen Zeichen z. B. eine kommende Abscedierung anzukündigen pflegt, daß die Senkungsreaktions-Zahlen eine wertvolle Hilfe zur Beurteilung der Indikationsstellung für eine Therapie sowie des Effekts einer solchen geben.

Johansson äußert sich in einer Zusammenfassung seiner Erfahrungen über die Senkungsreaktion bei Knochen- und Gelenkskrankheiten der Kinder (etwa 200 Fälle, die allermeisten tuberkulöser Natur, mit sehr sorgfältiger klinischer Beobachtung) u. a. folgendermaßen: „Die Probe ist von Wert, einerseits als Differentialdiagnostikum, andererseits für die Bestimmung der Aktivität einer tuberkulösen Affektion und für die Prognosenstellung ..... Die größte Bedeutung hat die Senkungsreaktion meiner Ansicht nach für die Entscheidung, wann man eine tuberkulöse Skelettaffektion als ausgeheilt betrachten können soll. Finde ich — womöglich auf Grund wiederholter Untersuchungen — bei einem anscheinend klinisch ausgeheilten Prozeß vom Normalen abweichende Werte, so sehe ich darin Anlaß zu dem Verdacht, daß der Prozeß immer noch im Fortgang begriffen ist, wonach der Fall demgemäß behandelt werden muß, während man bei normalen Werten berechtigt ist, den Fall als klinisch inaktiv zu betrachten."

Verschiedene Verfasser haben Fälle von Urogenitaltuberkulose untersucht. Es erscheint wahrscheinlich, daß die Senkungsreaktion sich dabei prinzipiell so verhält wie bei einer anderen Tuberkulose, d. h. die Intensität des Krankheitsprozesses zum Ausdruck bringt, aber das vorliegende Material scheint mir allzu knapp, um bisher weitgehende spezielle Schlußsätze zu erlauben.

Schließlich sei erwähnt, daß in der Literatur einzelne Angaben darüber vorliegen, daß die Senkungsreaktion bei Hauttuberkulose niedrige, mitunter auffallend niedrige Ausschläge zu zeigen pflegt.

XV. Über den diagnostischen Wert der Senkungsreaktion hauptsächlich für die Lungentuberkulose.

Senkungsreaktion bei nichttuberkulösen Lungenerkrankungen.

Zuerst mögen hier in Kürze und von rein praktischen Gesichtspunkten die typischen Verhältnisse der Reaktion bei einigen der gewöhnlichsten nichttuberkulösen Lungenerkrankungen angeführt werden, hauptsächlich auf Grund eigener Erfahrungen. Es sei da erwähnt, daß man bei leichten, akuten, katarrhalischen Affektionen der Luftwege — sog. Erkältungsbronchitiden u. dgl. — oft eine geringe Steigerung der Senkungsreaktion antreffen kann. Diese Zunahme — selten mehr als 5—10 mm — pflegt in der Regel schon nach einigen Tagen, spätestens nach ein paar Wochen verschwunden zu sein, wenn auch Husten und andere Symptome noch weiter, mitunter durch viele Monate, fortbestehen mögen (vgl. z. B. Fall 52, Tafel II, und Kapitel XI.), bei welchem die Senkungsbeschleunigung jedoch stärker ausgesprochen war. Hier lag indes eine deutliche diffuse Bronchitis vor. Bei akuten Bronchitiden, mit deutlichen physikalischen Veränderungen, aber auch ohne daß ausgesprochenes Fieber vorzuliegen braucht, kann man bisweilen einer ziemlich starken Senkungsreaktion (30—50 mm oder sogar mehr?) begegnen. Diese hohen Ziffern pflegen jedoch sehr rasch zurückzugehen. Ich habe eine Senkungsreaktion von 5 mm (Mann) zwei Wochen nach einer Zahl von 52 mm beobachtet, in einem Fall, der allem Anschein nach nur als eine akute Bronchitis zu bezeichnen war, bei dem aber Fieber und wesentlich herabgesetztes Allgemeinbefinden vorlagen. (In solchen Fällen liegt jedoch nicht selten der Verdacht auf eine okkulte Bronchopneumonie nahe.) Die Diagnose akute Bronchitis umfaßt natürlich Fälle von sehr wechselnder Krankheitsintensität, bei welchen auch die Ätiologie durchaus nicht einheitlich ist. Die Steigerung der Senkungsreaktion, die im allgemeinen nur für das rein akute Stadium als charakteristisch anzusehen ist, wird, wie gesagt, in der Mehrzahl der Fälle ziemlich unbedeutend — und nicht selten ist sie überhaupt schwer nachzuweisen.

Auch unter der Rubrik chronische Bronchitis fallen ja sehr verschiedenartige Krankheitszustände. Als charakteristisch für die weitaus größte Mehrzahl der Fälle von chronischen Bronchitiden, Emphysem, Asthma bronchiale usw. muß indes eine völlig normale Senkungsreaktion oder ein Grenzwert bezeichnet werden und dasselbe gilt für die reinen Bronchiektasiefälle. Meine eigene Erfahrung über die hier berührten Krankheiten gründet sich auf Untersuchungen von mindestens 100 Fällen[1]). Natürlich findet man bei solchen Patienten hier und da pathologische Zahlen, z. B. bei akuten Exazerbationen, rein interkurrenten Krankheitszuständen oder Komplikationen von mehr chronischer Art (z. B. Tuberkulose), aber als typisch für diese Lungenerkrankungen muß, wie gesagt, eine niedrige, meist völlig normale Senkungsreaktion angegeben werden. Ähnliche Erfahrungen sind jetzt von vielen Verfassern vorgelegt worden, z. B. von Katz, Spies, Freund-Henschke und (nach Untersuchungen an Kindermaterial) von Dehoff und Rennebaum.

Vom praktischen Gesichtspunkt ist dies natürlich besonders betreffs der Bronchiektasiefälle von Interesse. Es ist oft auffallend, wie niedrige Senkungsreaktion diese Fälle zeigen. — Ich habe sogar völlig normale Senkungsreaktion bei Sputummengen über 100 ccm per 24 Stunden gesehen (ohne Anzeichen dafür, daß irgendwelche senkungshemmende Einflüsse mitspielten). Es muß aber auch hervorgehoben werden, daß pathologische Ziffern vorkommen können. In zwei Fällen mit Fieber und beträchtlich hergenommenem Allgemeinzustand habe ich Senkungsreaktions-Zahlen von 30—60 mm gefunden. Bei solchen Fällen drängt sich natürlich der Verdacht auf tiefergreifende Prozesse auf.

[1]) Erwähnt sei, daß z. B. bei Stauungsbronchitiden (mit Herzinsuffizienz) ziemlich komplizierte Verhältnisse entstehen können, wobei der Senkungsreaktions-Ausschlag mitunter schwer praktisch zu verwerten ist.

Freund-Henschke haben in einem Fall von Bronchiektasie eine Senkungsreaktion von 90 (?) mm und in einem anderen Fall 13 (?) mm gefunden. Sie scheinen in Anbetracht dieser beiden Befunde nicht die Ansicht anderer Verfasser über eine normale oder niedrige Senkungsreaktion als das für diese Krankheit charakteristische zu teilen. Betreffs des ersten Falles möchte ich das Bestehen von Pneumonie, Absceß oder einer anderen septischen Komplikation vermuten, wobei das Vorhandensein von Bronchektasien natürlich kein Hindernis für eine starke Senkungsreaktion ausmacht. Der zweite scheint mir so bezeichnend für den praktischen Wert der Senkungsreaktion (zur Abgrenzung gegen Tuberkulose, sowie bei Beurteilung eines Prozesses überhaupt), daß ich mir erlaube ihn (mit der gewöhnlichen Umrechnung der Senkungsreaktions-Zahlen) wörtlich nach Freund-Henschke zu zitieren: „Ein recht interessantes Beispiel dieser Art bildet ein Patient mit latenten Herden im rechten Oberlappen und Bronchiektasien im rechten Unterlappen. Klinisch fanden sich rechts unten klingende und feuchte, größtenteils großblasige Rasselgeräusche. Die Auswurfmenge war recht erheblich und typisch münzenförmig. Röntgenologisch fanden sich Ringschatten im Herzleberwinkel. Die Senkungsreaktion betrug 13 (?) mm. Die Phrenicusexhairese führte zu einer außerordentlich günstigen Beeinflussung der Bronchiektasien. Der seit langem bestehende Auswurf hörte allmählich ganz auf, die Geräusche über dem rechten Unterlappen verschwanden. Die Senkungsreaktion betrug kurz vor der Entlassung 1 (?) mm.“

Bei akuten Pneumonien liegt dagegen, soviel ich nach eigenen Untersuchungen an etwa 20 Fällen und den Angaben der Literatur finden konnte, ausnahmslos eine sehr starke Senkungsreaktion vor. — Auch die Größenverhältnisse dieser hohen Ziffern untereinander scheinen im ganzen großen in Proportion zur Intensität des Prozesses zu stehen. — Ich habe auf dem Höhestadium akuter Pneumonien, ob croupöser oder Bronchopneumonien, niemals eine Senkungsreaktion unter 80 mm angetroffen, meist wurden Ziffern über 100 mm erreicht. Fall 29 (Kapitel X.) bildet ein Beispiel, aus dem z. B. die rasche Zunahme der Reaktion in den ersten Krankheitstagen hervorgeht (vgl. auch Fall 24 im selben Kapitel). Die ausgebreitete croupöse Pneumonie ist vielleicht jene Krankheit, welche die stärkste Senkungsreaktion von allen gibt (beispielsweise 126, 128, 130 mm nach 1 resp. 2 und 24 Stunden).

Bei Greisen z. B. kommt es ja nicht selten vor, daß Pneumonien mit äußerst unbedeutender Einwirkung auf die Temperaturkurve verlaufen. Mitunter kann die Senkungsreaktion dabei für die Stellung der Pneumoniediagnose wertvoll sein, wobei man jedoch keinesfalls vergessen darf, daß nicht vor dem Tag nach dem Einsetzen der Pneumonie auf starke Reaktion und erst nach weiteren zwei bis drei Tagen auf die allerhöchsten Zahlen zu rechnen ist. Wenn die Krankheit also nicht allzu nahe von ihrem Beginn steht, dürfte, soweit ich finden konnte, eine Senkungsreaktion unter 30 mm eine Pneumonie von nennenswerter Ausbreitung mit Sicherheit ausschließen und jede Zahl unter 60—80 mm gegen eine solche sprechen. Für die Pneumoniediagnose können nicht selten wiederholte Proben mit so kurzen Intervallen wie 1—3 Tage einen besseren Einblick in den Krankheitsverlauf geben. Dabei muß man indes im Auge behalten, daß die gesteigerten oder verminderten Senkungsreaktions-Zahlen etwas später auftreten als die Veränderungen im primären Krankheitsprozeß; die Latenzzeit der Senkungsreaktion dürfte jedoch nicht mehr als 24—48 Stunden betragen. Nach dem Ablauf der Krankheit sind die sehr hohen Senkungsreaktions-Zahlen ziemlich rasch verschwunden — wenn nicht Komplikationen vorliegen — und allmählich stellt sich wieder normale Senkungsreaktion ein.

Hier möge auch erwähnt sein, daß ich bei einigen Fällen von Lungenabsceß die Senkungsreaktion als praktisch wertvoll befunden habe, teils für die Diagnose (hohe Ziffern), teils für die Beurteilung des Effektes der Pneumothoraxtherapie. Für die Beantwortung der Frage, inwiefern inveterierte Lungenabscesse auf die Senkungsreaktion einwirken, liegt bisher nur ein sehr spärliches Material vor, es erscheint aber, u. a. auf Grund des Vergleiches mit anderen Lokalisationen chronisch septischer Prozesse, wahrscheinlich, daß auch in solchen Fällen auf eine ziemlich starke Senkungsreaktion gerechnet werden muß. Ferner haben ein paar Fälle von Lungengangrän eine sehr starke Senkungsreaktion gezeigt. — Schließlich sei erwähnt, daß meine Beobachtungen über gummöse Lues im allgemeinen sowie von metastasierenden malignen Tumoren darauf deuten, daß solche Erkrankungen regelmäßig von einer starken Senkungsreaktion gefolgt zu sein pflegen, was wahrscheinlich auch für ihre Lokalisation in der Lunge gilt.

Über die Senkungsreaktion als Diagnostikum.

Eigentlich ist es natürlich immer eine Diagnose, die durch eine Senkungsreaktions-Probe angestrebt wird — ein Diagnostizieren des Vorhandenseins gewisser Krankheitsprozesse und ihrer Intensität — und der Reaktion muß außer dem prognostischen oft auch ein nicht unbedeutender differentialdiagnostischer Wert zuerkannt werden. Natürlich hat aber weder der positive noch der negative Ausschlag eine allgemein gültige Beweiskraft, wenn es sich darum handelt, zu entscheiden, ob Tuberkulose vorliegt oder nicht. Die klinischen Untersuchungsmethoden, die solche Beweise — von praktischem Wert — bieten, sind ja leicht gezählt und durchaus nicht ausreichend. Ebenso sicher ist indes, daß im konkreten Krankheitsfall die Senkungsreaktion sehr häufig einen Beitrag zum allgemein klinischen Bild liefern kann, der für den Arzt, der Erfahrungen über die Reaktion besitzt, von einem wesentlichen, rein diagnostischen Wert ist.

Auch von diesem Gesichtspunkt scheint mir die Senkungsreaktion zutreffend mit der Temperaturmessung zu vergleichen zu sein (sowie mit dem in dieser Arbeit nicht näher berührten leukocytären Blutbild). Daß die Senkungsreaktion für die Prognose der Lungentuberkulose im großen ganzen wertvollere Anhaltspunkte gibt als das Verhalten der Körpertemperatur, ist im vorhergehenden hervorgehoben worden und diese praktische Bedeutung der Senkungsreaktion scheint mir auch — vielleicht in noch höherem Grad — hinsichtlich der Diagnose zu gelten. Im Kapitel XIII (und im Anschluß an Fall 56 im Kapitel XI) sind diese Verhältnisse betreffs der Lungentuberkulose ziemlich eingehend erörtert und oben wurden die typischen Verhältnisse der Senkungsreaktion bei den gewöhnlichsten Lungenerkrankungen nichttuberkulöser Natur skizziert. Eine detaillierte Erörterung des praktisch-diagnostischen Wertes der Senkungsreaktion würde demnach, scheint mir, allzu viele Wiederholungen und selbstverständliche Vorbehalte mit sich bringen, so daß hier von einer solchen abgesehen werden kann. Natürlich muß die Reaktion — wenn es sich um Tuberkulose handelt — immer als wertvoller für die Prognose als für die eigentliche Diagnose bezeichnet werden.

Nicht zum mindesten kann man dies von der Frühdiagnose der Tuberkulose sagen. Bei Veröffentlichung meiner ersten hierher gehörigen Untersuchungen hob ich hervor, daß bei Verwertung der Senkungsreaktions-Zahlen für solche

Fälle vorsichtig zu Werke gegangen werden muß und im Prinzip möchte ich dies auch weiter aufrecht halten. Im allerersten Beginn einer Infektionskrankheit liegt, wie die später ausgedehnten Untersuchungen noch deutlicher zeigen konnten, für den praktischen Gebrauch oft — theoretisch vermutlich immer — eine normale Senkungsreaktion vor. Wie aus meinem eigenen in der Tabelle auf Tafel I vorgelegten Material und aus einer großen Zahl von Zusammenstellungen anderer Verfasser hervorgeht (vgl. z. B. Ritters Vortrag mit der folgenden Diskussion), weist die Mehrzahl der Fälle von Lungentuberkulose im sog. Stadium I normale Senkungsreaktion oder einen Grenzwert auf. Daß die Ausbreitung des Prozesses eine gewisse Bedeutung für die Größe des Senkungsreaktions-Ausschlages hat, muß man immer im Auge behalten, aber noch mehr muß man daran festhalten, daß es gerade die akuten Krankheitsprozesse sind, die besonders die Erhöhung der Senkungszahl verursachen.

Der pathologischen Senkungsreaktion muß in einem auf Tuberkulose verdächtigen Fall stets eine große Bedeutung beigemessen werden, wenn nicht völlig deutliche Komplikationen, welche diese Senkungsbeschleunigung verursachen, nachweisbar sind. In den sog. Frühfällen trifft man indes sehr häufig auf Senkungsreaktions-Zahlen von der Größe, die ich als Grenzwerte bezeichnet habe. Es ist natürlich durchaus unberechtigt, nach einem solchen Ergebnis zu sagen: „Nicht deutlich pathologisch", und auf Grund davon die Tuberkulose auszuschließen. Diese Senkungsreaktions-Zahlen bedeuten sicherlich einen sehr wichtigen Fingerzeig betreffs einer guten Prognose für den Fall, wenn sie aber konstant sind, so stützen sie eher den Verdacht auf einen tuberkulösen Krankheitsherd, als daß sie ihn widerlegen. Normalzahlen schließlich können praktisch oft eine außerordentlich gute Hilfe sein, wenn die Diagnose Tuberkulose ausgeschlossen werden soll, aber nur in gewissen, ziemlich seltenen Fällen kann man sie, im Verein mit anderen Untersuchungsergebnissen, als einen Beweis gegen diese Diagnose betrachten.

Der diagnostische Wert der Senkungsreaktion hinsichtlich der Lungentuberkulose ist nun, natürlich mit Vorbehalten in den angedeuteten Richtungen, von der Mehrzahl der auf diesem Gebiet arbeitenden Verfassern — beispielsweise Katz, Dreyfuß-Hecht, Dehoff, Freund-Henschke, Schmidt, Bohland — hervorgehoben worden und ähnliche oder im ganzen sogar weniger reservierte Äußerungen liegen in den früher erwähnten Arbeiten vor, in denen das Verhalten der Reaktion bei der chirurgischen Tuberkulose behandelt ist.

Die Senkungsreaktion ist der Einschränkung unterworfen, daß ihre Resultate kritisch beurteilt werden müssen, eine Einschränkung, die ja für klinische Untersuchungsmethoden wohl nicht vereinzelt dasteht. Man dürfte es indes als festgestellt betrachten können, daß die Reaktion bedeutungsvolle Beiträge zu unserer allgemeinen Kenntnis der Tuberkulose liefern kann, sowie auch für die praktisch-klinische Beurteilung des einzelnen Krankheitsfalles.

Additional information of this book

(*Die Senkungsreaktion; 978-3-662-27417-0*) is provided:

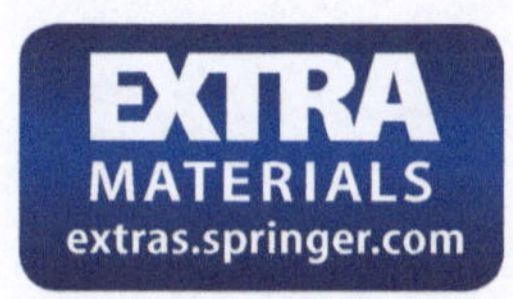

http://Extras.Springer.com